夫有医术，有医道，术可暂行一时，道则流芳千古。董氏针灸非一方一法，一穴一术，乃自成体系的针灸流派，堪称针道。

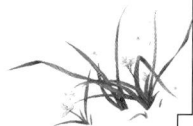

董氏奇穴针灸学

（第二版）

主编◎杨朝义

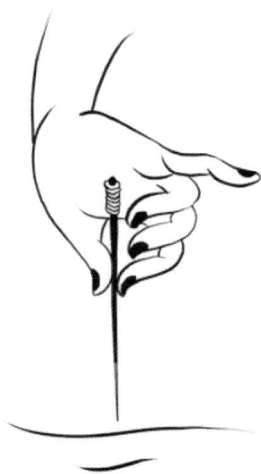

中国健康传媒集团

中国医药科技出版社

内容提要

本书作者长期精研践行董氏奇穴，深有体会，结合他人经验，全面细致地讲解了董氏奇穴的穴位及确有疗效的疾病治疗方案，且穴位附以彩色真人图谱，内容全面翔实，图片清晰直观。本书适合董氏针灸研究者、广大针灸师、中医院校学生、针灸爱好者参考阅读。

图书在版编目 (CIP) 数据

董氏奇穴针灸学 / 杨朝义主编 . -- 2 版 . -- 北京：中国医药科技出版社 , 2025. 5. -- ISBN 978-7-5214 -5240-2

Ⅰ. R245

中国国家版本馆 CIP 数据核字第 2025Y431N7 号

美术编辑 陈君杞
版式设计 友全图文

出版 **中国健康传媒集团** | 中国医药科技出版社
地址 北京市海淀区文慧园北路甲 22 号
邮编 100082
电话 发行：010-62227427 邮购：010-62236938
网址 www.cmstp.com
规格 710 × 1000mm $^1/_{16}$
印张 23
字数 413 千字
初版 2018 年 10 月第 1 版
版次 2025 年 5 月第 2 版
印次 2025 年 5 月第 1 次印刷
印刷 北京盛通印刷股份有限公司
经销 全国各地新华书店
书号 ISBN 978-7-5214-5240-2
定价 **98.00** 元

获取新书信息、投稿、为图书纠错，请扫码联系我们。

编 委 会

主　编　杨朝义

副主编　陈　盛　龚昶竹

编　委　（按姓氏笔画排序）

　　　　刘秀丽　李颖慧

　　　　张维慧　鞠龙秀

再版前言

《董氏奇穴针灸学》自出版至今6年有余，已是第10次印刷，经过了6年多与读者的面世时间，结识了诸多良师益友，并提出了诸多宝贵建议，故而从中收获了诸多，在此感谢同道们的宝贵建议。同时余又经过了6年多的临床成长，在教学与临床过程中对董氏针灸也有了诸多的新认识和思考，感觉第一版内容有待进一步完善与提高，为使本书更加实用，更有效地应用于临床，故对本书进行重新修订。

再版主要的内容更新有以下几个方面的特点。

一是穴位图片的更新，本版中的图片更加清晰，拍摄角度更准确，定位更规范，使读者能将文字与穴位图片有效结合，准确地定准穴位。

二是在穴位应用方面也有了诸多的新收获，通过临床实践的验证，对董氏奇穴的穴性及功效有了更精准、更全面的认识，通过临床实践与学员反馈，拓宽了诸多穴位的临床新用途。

三是治疗篇内容上也有了较大的改动，再版所罗列的治疗病种紧密围绕董氏针灸用穴为核心，摒弃了原版中董氏针灸治疗不甚理想的病证，增添了近些年临床验证的一些优势疾病，且对用穴进行了更全面且深入的分析，让读者能知其然并知其所以然。

四是本版又增加了余在临床中治疗的部分经典案例，所举病案皆是余在临床亲治病案，所选取的病案均是临床常见病，多是用穴精少、疗效满意，具有一定的代表性，对临床治疗有所启发。

另外本书中还有以下几个方面的内容需要明确说明，以便读者在阅读本书时能更准确地理解其内容。

第一个方面需要明确说明的是，关于原著内容中"解剖"一词的问题。董氏针灸中的"解剖"既是董氏针灸中独具特色的部分，也是具有很大争议的一部分内容，因此很有必要进一步明确说明。余根据董氏针灸学特节中对这一方面已有相关的阐述，为了能让读者真正明确董氏针灸原有穴位数目，故余将董师亲笔所著的《董氏针灸正经奇穴学》一书中穴位进行了统计和总结，并在书后列出了附录，以供大家参考。

　　本书的写作及再版旨在能够有效普及弘扬董氏针灸，能让更多从事针灸临床工作者了解、学习、运用董氏针灸。本书通俗易懂、内容全面，重在临床运用，希望能达到使读者一看就明白、一学就会、一用就灵的目的。

杨朝义

2025 年 2 月

目 录

理论篇

临床篇

理论篇

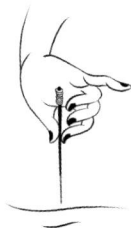

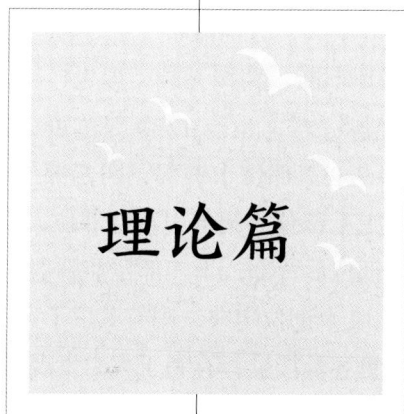

董氏奇穴针灸学

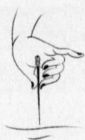

第一章
董氏针灸理论体系

第一节　董氏针灸取穴思想

一、董氏奇穴穴位分布

传统针灸穴位是以十二经络和奇经八脉的形式而贯穿存在，穴位离不开经络，穴位以经络而存在。而董氏针灸之穴位则有别于传统针灸，分别以 12 个部位而设穴，全身 700 余穴，分别散布于手、臂、足、腿、耳及头面等处，虽然不如十二经脉之循环不断，相接无端，但也广泛分布于全身，规律而简单，易于定穴，如同经脉一样，也有 12 个部位可分，分别是：一一部位手指背，二二部位手掌部，三三部位小臂部，四四部位大臂部，五五部位足趾部，六六部位足掌部，七七部位小腿部，八八部位大腿部，九九部位耳朵部，十十部位头面部，十一部位后背部，十二部位前胸部。

董氏针灸穴位是以 12 个部位定穴，则有其以下意义：一是便于学习运用，这对于针灸初学者来说更容易接受，有利于大力发展推广；二是董氏针灸通过以 12 个部位方式定穴，说明了董氏针灸是以全息论的形式而发挥用穴，任何一个部位可代表整体，因此任何一个部位的穴位可治疗全身疾病。

董氏针灸穴位分布除了以 12 个部位形式设穴之外，其穴位的定穴还有一大特点，那就是大多数穴位多在筋骨边缘或筋骨之上，针刺时多紧贴骨缘、肌腱或直接扎在筋骨上，如一一部位穴位多紧贴骨缘而进针，正筋穴、正宗穴完全扎在筋上，曲陵穴紧贴筋而针，灵骨穴、火主穴、门金穴皆在两骨之叉骨缝上，等等，不胜枚举。

二、董氏针灸穴位命名

孙思邈在《千金翼方》中曰："凡诸孔穴，名不徒设，皆有深意。"确实言之有理，在传统腧穴中各个穴名各有其含义，有关腧穴命名含义的解释在古代文献中多有记载，对穴名的理解有助于腧穴部位的记忆和功能的掌握。

古人对腧穴的命名，取义十分广泛，可谓是上察天文，下观地理，中通人事，远取诸物，近取诸身，正如著名医家高式国老先生在其所著的《针灸穴名解》一书中所言："其命名，或因在外，或取其事功，或喻之以物象等等不一。用二三字义，表明其体用性能，而定其名称。非信口偶然者也。若云必表而出之，虽圣人而有所不能。"古人可谓用心良苦。

董氏针灸的穴位命名如同传统针灸腧穴一样，每个穴位的命名也有其含义，理解了穴名之含义对穴位的定位、穴性及临床运用有重要的指导作用。

（一）根据部位而命名

通过穴位所在的部位而确定穴位名称，如正会穴、正筋穴、灵骨穴、肩中穴、侧三里穴、耳环穴等，均是根据穴位所在的位置而命名，通过穴位之名称就可以确定穴位之位置，便于记忆。

（二）根据其功用而命名

1. 以五行而命名

由于董师非常重视五行学说在临床上的运用，所以董氏针灸穴位中以五行命名的穴位非常多，如木穴、木炎穴、火膝穴、土水穴、火串穴、火陵穴、火山穴、火包穴、木妇穴、木斗穴、木留穴、水曲穴、水仙穴、金耳穴、土耳穴、水通穴、水金穴、金林穴、金五穴等，皆以五行来命名，通过相关五行言明了穴位所作用的脏腑。如木穴、木炎穴应于肝，故临床治疗应于肝胆；如水金穴，从穴名可知，本穴作用于肺肾二脏，适宜于肾不纳气之虚喘，针刺此穴可有滋补肾水、补子以实母之效，凡是病关乎二脏者，均可取用。其他各相关穴位依然具备相同之含义，以火命名者作用于心，以金命名者作用于肺，以此类推均有此意。

2. 以藏象理论而命名

藏象学说是中医基本理论内容之一。"藏"是指藏于体内的内脏，包括五脏六腑和奇恒之腑（脑、髓、骨、脉、胆、女子胞）。由于五脏是所有内脏的中心，故是"藏"之所指，实际上是以五脏为中心的五个生理病理系统。"象"是这五个生理系统的外在现象和比象。其含义有二：一是指表现于外的生理病理现象，如肝病者，两胁下痛引少腹，令人善怒等；二是指内在以五脏为中心的五个生理病理系统与外在自然环境的事物与现象类比所获得的比象，如心气通于夏,"南方赤色,如同于心"等。董氏针灸也极为重视藏象学说的运用,可贯穿于整个董氏针灸的运用中,在穴位命名中也运用到了藏象学说的理论,如天黄穴、明黄穴、其黄穴、眼黄穴、火菊穴、制污穴等。

3. 以主治功能而命名

通过穴位的临床作用功效而直接命名,如妇科穴、脾肿穴、肝门穴、肠门穴、心门穴、失音穴、感冒一穴、感冒二穴、通肾穴、通胃穴、通背穴、肾关穴等一系列穴位。比如妇科穴,就是以治疗妇科病为用;失音穴就是治疗失语类疾病;脾肿穴就是治疗脾脏肿大;肝门穴作用于肝,治疗肝病,这类穴位以此类推,均是表达的相关治疗功效,从穴位名称就可明确其治疗作用,这种命名较为直接,极有利于记忆和临床运用。

4. 以部位与功用相结合的方式命名

这类穴位是通过穴位所在与其功效两方面的结合而定名,通过穴位名称就可明确所在的部位,并且能够明确穴位的功效。如手解穴,一是说明了穴位在手上,二是说明了其临床功效,能够解针刺的不良现象;指肾穴,首先言明了穴位在手指上,再就是表明了其功效作用于肾。此类命名不但明确了穴位所在部位,而且还明确了作用功效,这种定穴更有利于学习和临床运用。

(三)根据数字而命名

董氏针灸穴位很重视以数字法定穴名,如三重穴、三江穴、三金穴、二角明穴、九猴穴、七星穴、六快穴、七快穴、十二猴穴等,均是以数字而定穴名,这些数字之命名也有较强的理论性,最主要的是说明了一组穴位是由几个穴点组成,或是由几条穴线组成。

董氏针灸穴名的取用皆有一定的意义,在学习的时候,应当明确各穴位名称之含义,明确穴位的命名,易于掌握穴性和其功效,有助于学习记忆和临床运用。

三、董氏针灸穴位之取用原理

(一)暗影与青筋在董氏针灸中的运用

这种取穴法是既独具特色又行之有效的方法,其取穴原理是根据"有诸内,必行诸外"的特性而发挥运用。当人体有疾病时,往往会在身体某一部位出现外在变化,即有暗影、青筋出现。青筋就是怒张的静脉,其形状特别明显，颜色呈特别的紫蓝，也称之为瘀络。多见于肘、胭窝、膝、小腿外侧、手及足部位。董师认为，顽症痼疾多有相关反应，所以临床中应该注重察络的运用，若能及时正确地处理，顽症痼疾可愈在顷刻之间。

董师在长期的临床实践中对此总结出了一定的规律和经验，有些疾病之反应点会在一定部位出现，有些穴位因此而被发现：如大间、小间、浮间、外间穴治疗疝气，疝气者常在这几个穴区中出现相应的瘀络，而就此针之也能获得很好的疗效；如肩背痛时常在重子、重仙部位出现瘀络。若肩背痛时在重子、重仙部位有瘀络出现，就此而针之，立见其效；再如咳喘患者，会在水金、水通部位出现瘀络，就此而针之，可使咳嗽、喘憋等症状迅速而解；中风后遗症腿脚发凉无力时常于木火位置出现瘀络反应，因此针之可有特效，如当年董师治疗某国际友人中风后遗症的病案，就是很好的例证。这样的用穴还有诸多，不一一例举，可参考穴位注解运用。

（二）全息理论观取穴运用

全息论在针灸学中有重要的意义，首次提出相关理论的则是原山东大学全息生物学研究所所长，于1973年确定了第二掌骨全息论的临床运用，第二掌骨则是人体的一个缩影，可分为了头、颈、上肢、肺、肝、胃、腰、足，当人体的某一个部位有病时，在第二掌骨的对应位置可出现压痛，就此在这一位置施以相应的治疗就会获得很好的疗效。同理，在其他手指及身体各个部分也有与第二掌骨侧相同对应的分布规律。这就是中医自身之整体理论观，中医认为每一个局部均与整体相关，每一个局部皆能反映全体，也皆能治疗全身。所以才有了现代的头针、面针、舌针、眼针、耳针、腹针、脐针、掌针、足针等多种局部针法诞生。也正是全息论在针灸学中广为运用，才使得时下针灸百花争鸣，更加灿烂夺目。董氏针灸更是全息论较早的使用者，在董氏针灸中处处包含着全息理论的具体运用原理。

董氏针灸在穴位取穴方面就包含着多层次的全息理论运用，董氏针灸的穴位分布于人身十二个部位，任何一个部位皆能独立治疗全身疾病，这完全符合了人体处处皆为人之缩影的设穴思想，在人身整体中任何一个独立部分，都缩影着整体的信息，诸多特效奇穴的创立，均与此原理相关，如同传统的第二掌骨全息理论的临床运用。如董氏针灸的水通、水金穴作用于肺肾，这是因为此部位全息倒像之肺及气管所在处，其全息正像则为下焦之肾脏所在，亦故以"肺""金"而命名。并且同类性质作用的穴位在人身不同部位有其分布，如手指上有指五金、指千金穴，手臂上有手五金、手千金穴，在下肢有足五金、足千金穴；如手指有指驷马穴、下肢有足驷马穴，这也是全息论的一个具体体现。

董氏针灸与传统针灸在定穴方面有极大的不同之处，传统针灸所有的经穴均为一点一穴，而董氏针灸穴位多为组穴而存在，一个穴位是由两个或三个点组成，凡董氏针灸的重要穴位均为这一特性，如木穴、妇科穴、木炎穴、三其穴、上三黄穴、足驷马穴、三泉穴、心三通穴（通关穴、通山穴、通天穴）、肾三通穴（通肾穴、通胃穴、通背穴）、三重穴、外三关穴等，这一点完全不同于传统针灸，在董氏针灸中这种两针或三针并列的方式组成，被称为倒马针法，这种取穴就是凭借全息的作用，全体互应的结果，有上针治上焦、中针治中焦、下针治下焦的作用。当某些脏腑疾病，尤其慢性脏腑疾病，牵涉多脏腑的时候，运用这种倒马组穴就有很好的功效。这种组穴就自然蕴含着全息的理论，整体合用，全体照应，故作用强大，是深层次全息理论的具体运用。

（三）体应针法取穴运用

《灵枢·终始》中言："手屈而不伸者，其病在筋，伸而不屈者，其病在骨，在骨守骨，在筋守筋。"后在《行针总要歌》中有更明确的记载："人身寸寸皆是穴，但开筋骨莫狐疑，有筋有骨傍针去，无骨无筋须透之。"在这里已经明确地提及贴骨贴筋取穴法之用，当代针灸大家杨甲三教授也提出了三边三间取穴法，三边即指骨边、筋边及肉边，也即贴筋、贴骨及贴肉的运用。但在传统针灸取穴中没有形成更完善的理论，在临床中尚没有得到有效推广。而董氏针灸对此运用得非常成熟，发挥尽致，且形成了系统而完善的理论，称之为"体应针法"，在临床中被广泛运用。

体应针法包括"体应体"和"体应脏"运用。即以体治体，又称为"体体对应"，可分为以骨治骨、以筋治筋、以脉治脉、以肉治肉、以皮治皮；"体应脏"即以体治脏，又称为"体脏对应"，可分为以皮治肺、以肉治皮、以脉治心、以筋治肝、以骨治肾。具体内容可总结如下。

1. 以骨治骨，以骨治肾

以骨治骨法的运用，就是紧贴骨边缘或抵骨进针，这种操作法的具体运用早在《内经》中有了较为详细的运用记载，在《灵枢·官针》篇中言："输刺者，直入直出，深内之至骨，以取骨痹，此肾之应也。"本句是说直刺而入，直针而出，且要将针深刺至骨的附近，用来治疗骨痹病。因为肾主骨，所以这是与肾脏相应的针刺法。在这里已经明确说明了治骨病要刺之骨，因肾主骨所以也能应于肾，从而贴骨抵骨也能治疗肾。同时在本篇还提出了"短刺法"治疗骨痹的运用。其载曰："短刺者，刺骨痹，稍摇而深之，致针骨所，以上下摩骨也。"所言的意思是慢慢进针稍摇动其针而深入，在近骨之处将针上下轻轻捻转。短是接近的意思，故称短刺，治骨痹等深部病痛。这种针法可用于肱骨外上髁炎、肱骨内上髁炎、桡骨茎突炎、足跟痛、强直性脊柱炎、颈椎病等骨痹病。在西医学中也有"骨膜传导作用"，针刺抵骨或者贴骨，通过骨膜传导，以治疗骨病。由此说明，贴骨或抵骨针刺法，不仅符合中医理论，也符合西医学之理论。董氏针灸对此形成了一套完整的体系理论，提出了贴骨抵骨治骨而应肾。如一一部位穴位，几乎是贴骨进针法；再如四花穴组紧贴胫骨边缘进针以治骨病，被称为削骨针法；如中九里穴深刺至骨以治骨病；还如灵骨穴、大白穴均贴骨缘，增强了穴位作用疗效，扩大了治疗范围，等等，不再一一而举。这种贴骨或抵骨针法具有很强的实效性，在临床运用甚广，是体应针法中运用最广的一种方法。

2. 以筋治筋，以筋治肝

以筋治筋法相当于古法中之刺筋法，在《黄帝内经》中也有相关记载，《灵枢·官针》篇曰："关刺者，直刺左右尽筋上，以取筋痹，慎无出血，此肝之应也。"本句所言是指在患处两端关节的肌腱附着部直刺并避免出血的刺法。因肝主筋，故本法应肝而治疗与肝有关的筋痹之疾患。在这里已经明确说明了治筋病要刺之筋，因肝主筋所以也能应于肝，从而贴筋刺筋也能治疗肝。同时在本篇还提出了"恢刺法"治疗筋痹的运用。其载曰："恢刺者，直刺傍之，举之前后，恢筋急，以治筋痹也。"本法主要用于治疗筋痹、肌腱拘紧、活动受限、疼痛等，也可以治疗肌腱损伤、腱鞘囊肿及关节炎等。其运用是在病患肌腱处直刺进针，也可以斜刺进针，并让患者升举活动肌肉，同时捻转提插针体，使筋肉拘急松弛，功能得到恢复。也就是说在古代有专一的治筋针法，其所言的关刺与恢刺法就是治筋病之刺法。董氏针灸根据其相关理论提出了以筋治筋的运用，以筋治筋的操作要点是直接刺在筋上，或是贴筋进针，其用穴也有明确相关的具体运用，如正筋、正宗穴完全扎在筋上以治疗筋病具有特效。再如针刺曲陵穴时紧贴大筋（肱二头肌）治疗肩周炎、肘臂拘挛及手拘挛不伸等筋病，正如《灵枢·终始》言："手屈而不伸，其病在筋……在筋守筋。"

3. 以肉治肉，以肉治脾

以肉治肉相当于古法中的刺肉法，在《黄帝内经》中也有相关的具体运用，这种刺法相当于《内经》中的浮刺、分刺、合谷刺等不同刺法。《灵枢·官针》篇言："合谷刺者，左右鸡足，针于分肉之间，以取肌痹，此脾之应也。"这种刺法多是在肌肉丰厚处进行针刺，是在患病局部向左、右两侧外方斜刺，直接针在肌肉上，好像鸡爪的形状。肌痹又名肉痹，指以肌肤证候为突出表现的痹证。合谷刺刺于分肉之间，又脾主肌肉，故应合脾气而用于肌肉痹证等治疗。《素问·长刺节论》曰："病在肌肤，肌肤尽痛，名曰肌痹。"用合谷刺治疗肌肉疼痛、肌肤顽麻等证具有确实的疗效。董氏针灸对此明确了运用，以肉治肉，以肉应脾。如在大腿肌肉丰满处的足驷马穴可治疗肌肉萎缩及肌肉损伤等疾病；再如在肌肉丰满处的四四部位肩中穴、云白穴、李白穴、上曲穴、下曲穴均可以治疗肌肉萎缩、肌肉无力及小儿麻痹后遗症等疾病。

4. 以脉治脉，以脉治心

以脉治脉相当于古法之刺脉法，在《黄帝内经》中也有相关的具体运用，这种刺法相当于《灵枢·官针》之豹纹刺法，其载曰："豹纹刺者，左右、前后针之，中脉为故，以取经络之血者，此心之应也。"心主血脉，刺中血络出血可祛瘀生新，即使无出血也可宣泄经络中的邪气，使气血调和从而令瘀血得除，邪热得解。董氏针灸非常重视刺络放血疗法，刺血以疏通血脉，使气血得行。刺血疗法用于治疗心脏病尤为有效，临床上于肘窝、四花中穴、四花外穴刺血，可以治疗心脏病重症。董氏针灸进一步完善总结，通过穴位针刺发挥了以脉应脉的治疗运用。通过贴着血管进针治疗血管疾病。例如人宗穴、地宗穴能调节血液循环，可用于治疗心脏病及血管硬化等疾病，火硬穴下有太冲脉，治疗重症心脏病甚效。传统针灸将太渊穴定为八会穴之脉会，用于治疗血管疾病，这一理论的运用就是以脉治脉的具体体现。

5. 以皮治皮，以皮治肺

以皮治皮相当于古法之刺皮法，在《黄帝内经》中也有具体的相关运用，这种刺法相当于《灵枢·官针》之半刺法，其载曰："半刺者，浅内而疾发针，无针伤肉，如拔毛状，以取皮气，此肺之应也。"半刺即浅刺于皮肤，针刺浅，出针快，犹如拔毫毛的一种刺法，主要用于皮肤病及宣散浅表邪气。肺主皮毛，故半刺与肺相应。另外九刺法中之毛刺法也是浅刺，以浅治浅、以皮治皮的运用，如皮肤病中的皮肤针叩刺治疗皮炎、湿疹、带状疱疹、斑秃等皆是以此为具体运用。董氏针灸对此进一步归纳总结，取穴中也运用了以皮治皮的理论。如水金穴、水通穴针刺时沿皮浅刺，治疗咳喘等肺部疾病，再如制污穴点刺出血治疗皮肤伤口不愈合，就是以肺治皮肤的具体运用。

体应针法在董氏针灸中形成了系统性理论，在取穴中运用独到，强调了针刺用穴以贴筋、贴骨、应肉、应脉、应皮而用，掌握这一用穴原则，就能明确董氏针灸取穴之内涵，以达灵活取穴用穴之目的。

（四）对应取穴法在董氏针灸中的运用

《灵枢·官针》载："巨刺者，左取右，右取左。"《素问识·缪刺论》曰："盖左病刺右，右病刺左，交错其处，故曰缪刺。"巨刺及缪刺均指出了一种远端取穴的操作方法，两种方法均是左病刺右、右病刺左，左右交叉取穴的施治方法。这是因为经络气血内外左右相倾移，有病时或左盛右虚，或右盛左虚；经与络之间又会有经盛络虚或经虚络盛。采用交叉取穴是为了调整左右气血的偏盛偏衰。这种针法均源于《黄帝内经》，是针灸学中的重要针刺法。在《标幽赋》中言："交经缪刺，左有病而右畔取；泻络远针，头有病而脚上针。"这两种刺法后来逐渐演变为一种特效远端取穴针刺法。董氏针灸对此极为重视，根据其理论形成了董氏针灸取穴之大法，一般远离病患处取穴，且多是左病取右，右病取左，即对应取穴。而反观时下传统针灸治疗痛证多以局部取穴形成了鲜明的对比，局部取穴一般具有取穴多、见效慢、难以治本的缺点。这种左病右取、右病左取的远端取穴法，具有取穴少、见效快、疗效高、安全且易于操作的优点。

在董氏针灸中常用的对应取穴可总结为以下10种方法。对此简述之，以供大家参考。

1. 等高对应取穴法

等高对应取穴法主要是根据经络具有对称性的原理而用，经脉左右相同，因此左边有病针刺右侧的穴位，右边有病用左侧部位的穴位来治疗，《素问·阴阳应象大论》言："……以右治左，以左治右。"如左侧肩痛，可针刺右边的肩中穴，同理右侧肩痛就针刺左侧的肩中穴。在传统针灸中也常常用之，如左侧肘关节痛针刺右侧的曲池穴，右侧的肘关节痛针刺左侧的曲池穴。也就是一侧的某个部位有病，就可以针刺对侧的对应部位，这种取穴法最常用于痛证的治疗，是各种对应取穴法中最简单、最基本，也是极为常用的一种行之有效的远端取穴法。这种取穴原理在古代医学中记载得非常详细、全面，以上所言的"缪刺"及"巨刺"皆是左右对应取穴的基本运用。如《素问·调经论》云："病在于左，而右脉病者，巨刺之。""身形有痛，九候莫病，则缪刺之。"《灵枢·官针》云："八曰巨刺，巨刺者，左取右，右取左。"可见，这种对应取穴古医家总结了丰富的系统理论和积累了深厚的实践经验。

2. 前后对应取穴法

前后对应也是人体基本对应之一，前后相对，阴阳相对，如临床中广用的前后相配用穴就是其中的一种，前后部位相对应取穴更是精准的用穴，如颈项强痛取用承浆穴，再如临床中根据腰痛部位可取用对应的气海、石门、关元等相关穴位，胸痛、心痛取用至阳等穴位，皆是根据了前后对应的用穴原理。在董氏针灸中也常用其理论，如呕吐可取用与口部相应的总枢穴，也是以前后对应为基础理论。

3. 头足对应取穴法

这一对应取穴法就是临床所言的头有病而脚上针，脚上有病而头上针的一种运用。所用就是指人体最高之头部与人体最低处足部的对应，最典型的当是头顶之百会与脚底之涌泉形成对应关系，董氏针灸在这一对应具体运用中也有典型的运用实例，如董氏针灸中的上瘤穴治疗头部疾患就是典型的头足对应取穴运用，足跟痛可取后会穴治疗也是以对应关系为基础。临床可根据这种相对应关系灵活取穴，合理运用。

4. 头骶对应取穴法

这是将头部与尾骶形成的一种对应关系，如传统针灸中长强穴治疗癫痫病，就是以这一对应为基础下的用穴，在董氏针灸中也有典型的头骶对应取穴运用的实例，如用头部后会穴治疗对应的腰骶痛，用头部的冲霄穴治疗头痛等，都是以头骶对应为基础的用穴理念。

5. 手足顺对取穴法

这一对应取穴法就是将上肢与下肢顺向并列，以肘对膝为中心对应点，可有下列部位相对应：即肩对髋、上臂对大腿、肘对膝、下臂对小腿、手对足的相互之对应。如当某一个部位有病，就可以在其对应的部位用针，若当膝关节疼痛时，就可以选择肘关节相对应的穴位治之，同样是肘关节部位疼痛，可在膝关节相对应的穴位用之。这种手足顺对取穴在临床中用之较为广泛，无论传统针灸，还是董氏针灸皆是常用之法，如髋关节部位疼痛，可在对侧取用肩中穴治疗；如小腿酸胀疼痛，可取小臂上火腑海穴治疗，同样小臂疼痛，可取小腿的侧三里穴、侧下三里穴治疗，脚踝疼痛可取手踝部位相应穴位，手踝部位疼痛，可取脚踝相应部位穴位，等等，皆是根据这种对应原理取穴的运用。

6. 手足逆对取穴法

这一取穴法是将上肢与下肢呈逆向排列的对应运用，将会出现以下的相互对应：即肩部与足对应、上臂与小腿对应、肘关节与膝关节对应、下臂部位与大腿部位对应、手与髋关节对应。在董氏针灸中也有诸多的运用，如用大腿部中九里穴治疗下臂部位的疼痛，大臂部位的肩中穴治疗小腿部位疼痛，手上的中白穴治疗髋关节部位疼痛，都无不包含着手足逆对的原理在其中。

7. 手躯顺对取穴法

在人身不仅有上下肢的对应关系，而且还有上下肢与躯干的对应关系，手躯顺对就是将上肢自然下垂与躯干呈顺向并列对置，则将会出现以下相对应的关系：上臂与胸脘及背部对应、肘与腰对应、下臂与下腹（小腹）及腰骶部对应、手与阴部对应。在临床中也常用与此相对应部位穴位施以治疗，在董氏针灸中也有诸多的相关具体运用，如用五间穴治疗疝气等生殖系统疾病甚效，妇科穴、还巢穴治疗妇科疾病特效，肘部的心门穴治疗与之对应的腰痛特效；下臂部手五金穴、手千金穴治疗腹痛、肠炎等，皆包含着手躯顺对取穴的原理。

8. 手躯逆对取穴法

这一对应取穴法就是将上肢与躯干呈逆向并列的对应关系，则会出现以下与之相对应的关系：即手与头部对应、手腕与颈项对应、小臂与胸脘及背部对应、肘与腰对应、上臂与下腹及腰骶部对应、肩与阴部对应。临床可根据其相对应的部位施以治疗，在董氏针灸中也有诸多的实际相关运用，如胸脘部位有病可取与之相对应的小臂部位穴位施以治疗，小臂部位的火串穴、火陵穴、火山穴、火腑海穴可治疗胸闷、心悸等胸部疾病，肩部对应阴部，如可用肩部的天宗穴、云白穴等治疗妇科、生殖系统疾病，这些所用皆有与此相关理论的运用。

9. 足躯顺对取穴法

不仅上肢有与躯干的对应，而且下肢也有与躯干的对应，将下肢与躯干顺向并列对应，就有以下的对应关系：即大腿与胸脘及背部对应、膝部与腰部对应、小腿与下腹及腰骶部对应、足与阴部对应。临床可以根据其对应部位施以相应的治疗，董氏针灸在这一对应具体运用中也有很多的临床实际运用，如大腿部之驷马穴对应于胸部，可用于肺及胸部疾病的治疗，用小腿部位穴位可治疗与之对应的小腹部疾病，如用四花下穴、腑肠穴与足千金穴、足五金穴治疗腹痛、腹胀及腹泻等疾病，阴部有病取用足部的穴位治疗，如用木妇穴、海豹穴治疗妇科病，这些所用就有其中的相关理论。

10. 足躯逆对取穴法

有足躯的顺对运用，也有足躯逆对的用穴，足躯逆对就是将下肢与躯干部呈逆向排列，由此可有以下对应之关系：即足与头部对应、脚踝与颈项部对应、小腿与胸脘及背部对应、膝与脐及腰对应、大腿与下腹及腰骶部对应，在临床中可以根据其对应关系选取相应穴位施以治疗，董氏针灸中也有与之相关的对应用穴，如用足踝部之正筋穴、正宗穴治疗颈项部疾病，上瘤穴、门金穴、火主穴等治疗头部疾病，小腿部位之阴陵泉穴、肾关穴及足千金穴、足五金穴等治疗与之对应的肩背痛等，均有与之对应关系的运用原理。

上述 10 种对应取穴法应当根据患者的基本情况灵活合理地运用，用于治疗痛证尤为适合，在用一般方法取穴疗效不佳的情况下可考虑这一用穴方法。在临床中以同名经关节部位对应关系最为确切，在临床具体运用时最主要的是要抓住这一点。当非关节部位对应取穴时，应结合其他相关理论，一般不应单纯地对应取穴思维用穴，若是在对应之部位有明确的反应变化，如发青、发乌之瘀络，或有压痛及结节等变化出现，就可以运用这一取穴原则。这种反应点的对应运用也可不用直接固定穴位，只根据病变部位之相对应部位找敏感反应点即可，以此方法用之，往往可获得显著疗效。若在小臂某一部位出现疼痛，可以在对侧小腿部位按压寻找反应点，若在小腿部位找到其反应点，就此针之，就可以获得显著疗效。若是单纯一味地运用对应取穴法，往往收效不佳，所以在运用对应取穴法时应全方位地考虑选穴原则，才是获得疗效的保障。如用正筋穴、正宗穴治疗颈项部疾病，这一取穴的运用主要是根据足躯逆对选穴，但这又不是唯一的选穴原理，又因二穴处在足太阳膀胱经上，且在筋上，足太阳行于颈项，以筋治筋，故用之极效；比如传统针灸中长强穴可治疗癫狂痛，这一取穴的运用主要是根据头骶对应取穴思想，但又非唯一理由，又因长强穴是督脉之穴，督脉入脑，有镇静安神的作用，由此才发挥出了治疗本病的功效。所以在用对应取穴时必须全方面地考虑，一般不可单纯地对应，若是单纯的对应就会成为人身寸寸皆是穴的情况，疗效就不佳。若能合理正确地运用，用穴正确，往往一穴能立起沉疴，会有效如桴鼓之作用。

第二节　董氏针灸之针法

董氏针灸其优势性主要在于作用疗效强大和易于学习、便于操作，这三个方面之优势皆与董氏针灸之针法有着密不可分的关系。作用疗效强不仅仅是其穴位的功效强大，而是与其特殊针法相互作用的结果。董氏针灸操作时仅采用正刺、斜刺、皮下刺，当针刺后一般仅施以平补平泻手法操作配合董氏针灸之特殊针法即可达到临床疗效，无须复杂的补泻手法，而传统针灸针刺则需要各种较为复杂的补泻手法的配合。

董氏针法具有易学、易操作的特点，若掌握了董氏针法，能正确合理地运用这些针法，多能立起沉疴，即可达到应有的疗效。董氏针法别具一格，自成一派，针法与穴位完全融为一体，优势针法的运用起到了事半功倍之效。这些董氏特有的针法因其简单易用、作用可靠，目前也被广泛用于传统针灸临床中，并且得到了大量临床患者的验证。就其综合归纳，可将董氏针法总结为四种特效针法，分别为动气针法、倒马针法、牵引针法、刺血针法。

一、动气针法

动气针法是董氏针灸针法中用之最为广泛的一种针法，易学易用，用之能够明显提高疗效。目前本针法不仅在董氏针灸中被广为运用，而且在传统针灸中也被广为运用，在传统针灸中称之为"运动"针法。特别是在一针疗法和痛证治疗中尤其突出，近几年一针疗法广为运用，这与动气针法的普及至关重要，一针疗法若离开了动气针法，其疗效则将会大大地降低。目前新诞生的一些针法，如平衡针、浮针、黄帝内针等均需配合这种针法的运用，只是在名称上和其形式上有区别而已。

（一）什么是动气针法

动气针法就是当针刺得气后，通过让患者施以病患处特殊活动，其症状便可立即缓解，以达治疗目的的一种有效方法。

当施以针刺得气后，让患者在其患处施以特殊的活动来牵引其气，起到动引其气之意。即在某个穴位进针得气后，边行针边令患者活动患处的方法，若使病痛之处立即缓解，表示所用之穴已发挥应有的效能。

（二）作用意义

（1）最主要的作用是提高临床治疗效果。

（2）起到检验治疗效果的作用。

（三）具体操作方法

（1）首先根据病证决定针刺治疗用穴。

（2）当针刺得气后，一边捻针一边让患者在其病患处施以相应的动气方法。

（四）动气针法具体操作注意事项

（1）因其需要在病患处施以活动，故针刺用穴一般不在病患处。

（2）用穴尽量少，穴位越少疗效越好。

（3）反复运用动气，当每次行针时都要同时配合动气针法的运用。

（4）用好检验治疗效果的作用。

（5）可同时结合其他针法（如牵引针法、倒马针法）并用，以提高治疗效果。

（6）活动时患者应尽可能地以自主活动为佳，若患者不能自主活动，可由他人帮助被动活动。在动气时应从小幅度逐渐加大力度，尽可能做到缓慢大幅度的活动，其动气运用时一定要根据患者之病患采用相应的活动。

（7）动气针法不仅仅用于肢体痛证，而且也可以用于诸多疾病中，如胸闷憋气，可让患者用力慢慢深呼吸；如鼻塞，针刺后让患者用力用鼻子呼吸；如牙痛，针刺后可让患者对合患牙；再如神志类疾病，可让患者通过意念法来施以一种特殊动气。总之，动气方法可有多样性，需要正确有效地运用。

二、倒马针法

（一）什么是倒马针法

倒马针法就是在同一个部位（董氏针灸）或者在同一经脉（传统针灸）上相邻的两穴或三穴以并列的方式运用，以加强疗效的一种特殊针法。

严格来说，倒马针并不属于一种针法，而是属于一种配穴法，但是为了便于学习与运用，将其归为针法中。一般根据病证取用主穴，再在这一穴位的前面或（和）后面加用一至两针，这种方法类似于古代针灸中的傍刺法、排针刺法。

（二）倒马针的作用意义

倒马针的运用具有联合、协同、强化效应，能极大地提高作用疗效，减少了散列式用针。

这种倒马针法的运用，较之散列的多针效果强大，起到了相辅相成、相互为用、协同加强的功效，也即 1 加 1 大于 2 的效能。

（三）倒马针的具体操作

（1）首先确定针刺的主穴，如灵骨穴。

（2）然后在同一部位或同一条经脉的邻近穴位再取其加强针，如大白穴。这样就形成了灵骨穴与大白穴的倒马针组合。这是两针并用的小倒马针，如常用的木穴、妇科穴、足千金穴与足五金穴等，皆属于两针并用的小倒马针。大倒马针就是三穴同用，也是倒马针的最主要运用形式，董氏针灸中最重要的穴位多是三针并用的大倒马针。如指三重穴、指肾穴、足三重穴、上三黄穴、指驷马穴、足驷马穴、外三关穴、三泉穴等穴组，皆是三针倒马针并用。

（四）倒马针法具体操作注意事项

（1）倒马针用穴必须是在同一经脉（传统针灸）或者同一部位（董氏针灸）相邻的用穴操作用针。

（2）倒马针在运用时先针刺主针，再取用配针，如取用灵骨穴与大白穴，灵骨穴是主针，针刺时先针灵骨穴，后针大白穴；再如足驷马穴，中驷马穴是主穴，针刺时先针中驷马穴，再针上驷马穴与下驷马穴。

（3）在倒马针运用中可同时配用其他针法，如与动气针、牵引针等相结合。

三、牵引针法

（一）什么是牵引针法

牵引针法就是在病患处两端选择有治疗作用的两穴，形成了相互牵引之意。

牵引针法一般是由两针组合而成，主针一般称之为治疗针，多在健侧取穴，配针一般在患侧的四肢末端（有时也在病患处用针）取穴。

（二）牵引针法的作用意义

牵引针具有疏导（上下用穴）、平衡（左右用穴）、协同（一是推动作用，二是牵引作用）的作用，起到了事半功倍之效。

（三）牵引针法的具体操作

（1）一般是先在健侧远端取穴为治疗针。如右侧的太阳经型坐骨神经痛，此时先取左侧（健侧）的腕顺一穴为治疗针。

（2）再于患侧的远端选取相关穴位为牵引针。如上面所举的病案，先在健侧（左侧）取用了治疗针，那么再在患侧（右侧）取一相关穴位为牵引针。如取束骨。

（3）当两针针刺得气后，再在两侧同时捻针，形成相互牵引之意。

（四）牵引针法的注意事项

（1）牵引针法多数是在病患两端用穴，但是也有一些牵引针在患处用穴，如手指痛，既可以在健侧取用五虎一穴为治疗针，也可以在患侧取用五虎一穴为牵引针；再如鼻炎时，可取用鼻子局部的迎香为牵引针；耳鸣、耳聋时，取用听宫或听会为牵引针。

（2）针刺时先取主穴（治疗针），再取配针（牵引针）。

（3）牵引针法可同时配合运用动气针法、倒马针法，可一同运用，如上面所举的病案。

四、刺血针法

刺血疗法虽然自古就有，但是董氏针灸之刺血疗法独具特色，为董氏针灸的精华内容之一。董师认为"久病必瘀，怪病必瘀，重病必瘀，痛病必瘀，难病必瘀"。正如《内经》言："久痹不去身者，使其血络，尽出其血。"祛一分瘀血，存一分生机。在临床应当不忘刺血之法，需要刺血者一定先刺血，祛除瘀滞，使经脉得通，然后再施以毫针刺。如果一些疾病经针刺一定时间后其效不佳，此时应当在相关区域寻找瘀络点刺放血，使恶血邪气尽出，久年沉疴痼疾往往可霍然而愈。

（一）董氏针灸刺血的特点

（1）董氏奇穴刺血则是以瘀络为主，而非单纯的穴位点。

（2）董氏奇穴刺血多数远离病患处，正合乎古法正统之"泻络远针"，较少在局部刺血，效果卓著而确切。

（3）董氏奇穴刺血可遍布全身，尤其背部与胸腹部区域皆以刺血为用，一般不施以毫针治疗。

（4）董氏奇穴刺血有一定的规律可循，某一类疾病可在某一区域点刺放血。

（二）董氏针灸常用刺血区域

（1）肘腕部、腘窝部

①肘窝部瘀络刺血：心脏病、肺病、急性呕吐、肩周炎。

②腘窝部刺血：颈肩腰腿痛、急性肠炎、高热、疗、疖、痈、疮、头痛、高血压、痔疮。

（2）四花中、外区域

四花中、外区域瘀络刺血：心脏病、肺病、胃病、坐骨神经痛、肩臂痛、偏头痛、高血压、高血脂、精神疾病等。

（3）太阳穴、耳尖穴、金津、玉液

①太阳穴区域刺血：头痛、头晕、高血压、面瘫、面痛、面肌痉挛、眼疾、慢性支气管炎、哮喘、食管病变等。

②耳尖及耳背区域瘀络刺血：高热、面部疾病、皮肤病、头痛、失眠等。

③金津、玉液刺血：失语、呕吐、咽喉疾病、中风、休克、严重心脏病等。

（4）内踝区域（三阴交、照海区域）

内踝区域瘀络（三阴交、照海区域）刺血：男女生殖系统疾病。

（5）足三重区域（外踝区域瘀络）

外踝区域（足三重区域瘀络）刺血：偏头痛、耳鸣、耳聋、乳腺疾病、腰痛、坐骨神经痛等。

（6）胸部、背部相关区域

可参阅十一部位背腰部与十二部位胸腹部穴位。

（三）刺血的注意事项

1. 一定做好消毒工作

刺血部位一定做好消毒，杜绝感染，刺血工具一定选用一次性刺血针具。

2. 出血量

需要根据患者的病情、年龄、性别、体质等综合情况而定其出血量，一般来说达到血色变而止即可。

3.治疗间隔

其间隔也与上面所言的出血量的问题相同，一定根据不同患者不同的疾病综合情况来决定。一般来说，急证、实证间隔时间较短，如急性炎症、感冒等，可1~2天刺血一次；慢性病间隔时间相对来说长一些，如类风湿关节炎、慢性腰腿痛、慢性胃病、高血压、高血脂等可间隔1~2周刺血一次；一般的疾病多数以每周1~2次为宜。

4.治疗禁忌

（1）凡是有凝血功能障碍、血小板低下、血友病、出血性紫癜等患者禁忌刺血。

（2）孕妇不宜刺血；新产妇不宜刺血；经期不宜刺血。

（3）大出血患者禁忌刺血。

（4）空腹及过度劳累者不宜刺血。

（5）禁忌刺动脉。

第三节　董氏针灸针刺特点

一、重视针刺深浅

针刺深浅是针灸针刺操作中非常重要的一个环节，针刺深度的不同在临床中有着至关重要的作用，既关乎着临床疗效的好坏，又对临床安全性起到直接作用，所以历代针灸临床对此极为重视。董氏针灸也毫不例外，甚至更加强调了针刺深度的重要性，不仅要求临床操作中要严格规范操作，而且在诸多的穴位中明确地提出了不同针刺深度主治功效不同，这是在传统针灸穴位中所没有涉及的，由此可见董师针刺之严谨性，穴位运用细腻而精准。在董氏针灸中的穴位下常提及针刺深浅不同、主治有别的运用。如大间穴、小间穴，大间穴正下1分为心脏分支神经，正下2~2.5分则为大小肠神经；小间穴正下1分治心脏，2~2.5分为肺分支神经；大白穴针4~6分深，治坐骨神经痛，用三棱针治疗小儿气喘、高热及急性肺炎；人士穴针5分深治疗气喘、手掌及手指痛、肩臂痛、背痛，针深1寸治疗心脏病、心跳；地士穴针深1寸治疗气喘、感冒、头疼、肾亏，针深1.5寸治疗心脏病；人士穴针深5分治疗感冒、气喘，针深

8 分治臂肿，针深 1.2 寸治肝、胆、脾病；水愈穴浅刺出黄水者治疗肾病，深刺出黑血者治疗手腕、手背痛，等等。以此要求用穴在董氏针灸穴位运用中可谓是处处可见，仅举以上相关例用，而探其之内涵。在实际临床运用中，虽然多数穴位并没有明确其针刺深浅之区别运用，但是在临床运用时则应当注意，根据疾病之需求恰到好处地针刺到相应深度。可以说，董氏针灸穴位无不贯彻针刺深浅之理。那么在临床中如何做到合理的针刺深度呢？只要掌握好以下相关原则，便可在临床中合理灵活地掌握好针刺应有深度。

（一）依据疾病性质定深浅

热证、虚证需要适当浅刺，寒证、实证需要适当深刺；新病轻证宜适当浅刺，久病顽症痼疾需要适当深刺。《灵枢·终始》言："脉实者，深刺之，以泄其气，脉虚者，浅刺之，使精气无得出。"新病病浅故宜浅刺，当久病入里则宜深刺。董氏针灸常常以此为用，某些热证常选择较浅穴位（如背部穴位或末梢穴位）刺血为用，寒证久病多选择肌肉深厚的部位（大腿、肘部、腹部）深刺久留针。

（二）依据疾病部位与穴位远近定深浅

一般来说，穴位与疾病部位距离越远，针刺深度相对就宜深；距离病变部位越近，针刺深度相对就宜浅。如大、小间穴与心脏和大小肠距离而言，距心脏近，治疗心脏疾病时针刺宜浅，一般要求针刺 1 分即可，当治疗大小肠疾病时针刺宜稍深，可针刺 2 ~ 2.5 分深。如当针刺足三里治疗下肢疾病时可直刺 1 寸深左右即可，治疗肠胃疾病时要针刺到 1 ~ 1.5 寸深，当治疗心脏病时要求针刺 1.5 ~ 2 寸深，当治疗头面部疾病时要求针刺至 2 寸以上。

（三）依据患者体质、体格定深浅

一般肥胖、强壮、肌肉发达者，宜深刺；身体消瘦、虚弱、肌肉脆薄者，宜浅刺。青壮年宜深刺，婴幼儿、老年人宜浅刺。所以《灵枢·终始》中言："凡刺之法，必察其形气。"

（四）依据季节、时令定深浅

《灵枢·终始》中言："春气在毛，夏气在皮肤，秋气在分肉，冬气在筋骨，刺此病者，各以其时为齐。故刺肥人者，以秋冬之齐；刺瘦人者，以春夏之齐。"一般是春夏宜刺浅，秋冬宜刺深。

二、注重合理的留针

留针就是当针刺后，将针留置于穴位内，以加强及持续发挥作用，从而达到应有的治疗目的。由此可见，留针是针灸治病发挥作用的重要因素，合理的留针则关乎着临床疗效的好坏。在临床治疗时，是否留针，留针时间的长短，必须因人、因效、因病、因时、因穴等多种情况而定。

（一）因人而定

治疗疾病无论中西医皆要根据患者个体基本情况而定，这是治疗疾病最基本的要素之一，首先因人而异，因此留针时间的长短第一要素与治疗对象有关，要针对不同的个体确定留针时间的长短，不是千篇一律，这是最基本的原则之一。留针时间的长短要根据患者的年龄、体质、疾病的性质、病情的轻重以及对针刺的敏感性等综合因素来确定。一般来说，婴幼儿不留针，或者稍留针，儿童要根据年龄大小适当延长或者缩短，老年人、体质虚弱者留针时间宜短，青壮年则需要适当延长留针时间，轻症新病宜适当缩短留针时间，重症久病宜适当延长留针时间。

（二）因效而定

针刺的根本目的就是解决患者之病痛，当针刺后若病痛已解，就没有必要再继续留针，若还没有达到治疗需求，那么根据患者的基本情况（如年龄、病情、穴位）决定是否留针，并确定留针时间的长短。一般来说，脏腑疾病留针时间宜长，一般留针时间为30~60分钟，或者更长一些，经络疾病留针时间宜短，一般留针数分钟至半小时左右，甚或达到疗效即可出针，对于一些顽症痼疾可适当延长留针时间，尤其对一些危急重症，疼痛剧烈的患者以达一定疗效为目的。

（三）因病而定

《灵枢·经脉》篇言："热则疾之，寒则留之。"这就是说，对于热证，不留针或留针时间短，对里证和虚证，一般要留针或者适当延长留针时间。《灵枢·终始》篇曰："刺热厥者，留针反为寒；刺寒厥者，留针反为热。"《灵枢·根结》篇说："气滑即出疾，其气涩则出迟；气悍则针小而入浅，气涩则针大而入深，深则欲留，浅则欲疾。"这就是说彪悍滑利，其人易脱于气，不宜久留；相反，气涩迟钝，则宜久留以致气。

（四）因时而定

《灵枢·终始》篇言："春气在毛，夏气在皮肤，秋气在分肉，冬气在筋骨。刺此病者，各以其时为齐。故刺肥人者，以秋冬之齐；刺瘦人者，以春夏之齐。"春夏人之阳气在表，宜浅刺少留或不留针；秋冬阳气在里，应深刺而久留。

可见针刺后留针不留针，或者留针时间长短可与多个方面的因素有关，以上几个方面都是牵及针刺后该不该留针，或留针时间长短的决定性因素，那么留针时间长短有没有一定的规律性呢？一般留针多久才最为适宜呢？对此有两种学说可指导留针时间的长短。

一是根据《灵枢·五十营》中的理论："二十八脉，……漏水下百刻，以分昼夜。……气行十六丈二尺……一周于一身，下水二刻。"指出气血运行一周，需时二刻，一昼一夜为一百刻，则二刻为0.48小时，为28分钟40秒。二是根据《灵枢·营卫生会》的记载："营在脉中，卫在脉外，营周不休，五十而复大会，阴阳相贯，如环无端。"营卫一昼一夜在人体运行50周，以24小时1440分钟计算，即28分钟48秒循环一周。

因此从上述两点来看，留针时间一般不能低于28分钟48秒的时间，主要指的是脏腑病，所以脏腑病留针时间一般都在30分钟以上。在临床中，经络病留针时间一般为20~30分钟，而脏腑病留针时间稍长，多在40分钟左右。

三、一般不在患处用针

时下针灸多是以患处及阿是穴用针为主，使得针灸功效难以真正发挥，疗效难以保障。现在针灸临床尤其治疗某些痛证多仅在疼痛部位施以针刺，扎的整个患处是针，这完全违背了针灸的真正治疗原则。局部取穴具有扎针多、痛苦性大、见效慢、风险性大、难以治本等多种不足。董氏针灸强调远离病患处用针，董氏针灸穴位主要在四肢部用针，胸腹部及腰背部主张刺血为用，且刺血非治疗局部病，其用皆是治疗远端病，尤其动气针法的广泛运用，就非常鲜明地强调了不在患处用针，一般不但不在患处用针，而且还主张健侧（患侧的对侧）用针，远离病患处用针，具有用针少、见效快、安全性高（以四肢用穴为主，远离脏腑器官），且标本兼治等众多优势特点，这也是董氏针灸优势特点之一。

四、针刺用穴有先后之分

董氏针灸一大特色就是倒马针组穴运用，一组穴中有主穴与配穴之区分，如灵骨穴、大白穴，灵骨穴为主穴，大白穴为配穴。所以在针刺时，一般先针灵骨穴，再针大白穴。若当三穴倒马针组合时，大多数一般先针中间一穴，再上下分别取穴，如足驷马穴，先针中驷马穴，再分别针上、下驷马穴。如上三黄穴，也是先针中间之明黄穴，再分别针天黄穴、其黄穴。但是这也不是绝对的，如三泉穴，先针下泉穴，再针中泉穴，最后再针上泉穴。

另外也常根据"先针无病为之主，后针有病为之应"的针法原则，临床针刺时先针健侧之穴为主穴，再针患侧的穴位为相应之穴，具有相辅相成、相得益彰之效，其中董氏针法中的牵引针法就是根据这一理论而确立的。传统针灸一般多是先针患侧用穴，再针健侧用穴，董氏针灸完全与此相反。

一般在治疗前，常规先确立正确的处方，处方中有主针，有配针，先针主针之后，患者病痛明显缓解或者完全消失，那么配针就没有必要再用，所以一定先针主穴，后针配穴。

第四节　董氏针灸与经络

董氏针灸自被推广以来即迅速传遍了世界各地，并得到了针灸界的高度认可，这是因为董氏针灸具有确切的疗效和完整的理论体系。有了完整的理论体系既能够正确地指导于临床，更能够进一步地深入研究和广泛推广。董氏针灸功效性不可否认，正因为其确切作用，才得以被针灸界高度认可，也才有今天欣欣向荣的局面。学习、运用董氏针灸绝不可否认传统针灸学的理论，可以说没有传统针灸之存在，也就没有董氏针灸之诞生，因此要真正掌握董氏针灸，学好用好董氏针灸，就必须首先要掌握好传统针灸学的理论。因为董氏针灸的诞生与传统针灸学密不可分，二者之间关系紧密相连。最有说服力的是董师在世所编写的《董氏针灸正经奇穴学》一书，书中董师非常明确地指出了为"正经之奇穴"，奇穴的发现与运用，补充了传统针灸之不足，从系统理论上进一步完善，从用穴思路上进一步拓宽，从实践中进一步总结，使得针灸之理论更为完善，用穴上更为宽广，治疗上更为实用。可见，可谓是董氏针灸确为十四经穴的延伸与完善，董氏针灸诸多穴位的发现及运用皆是以传统针灸理论为指导下而诞生的。但是现在很多传承董氏针灸之门人，完全否认董氏针灸与传统针灸之间的关系，而将董氏针灸与传统针灸完全孤立开来，单纯以穴位作用而言，纯以奇穴为奇用，这完全是错误的理念，这不是实实在在地传承董氏针灸，而是完全扼杀董氏针灸之发展。并不是承认了董氏针灸与传统针灸之间的紧密联系性，就降低了董氏针灸之价值，相反更加体现出了董氏针灸之重要性和董师对针灸博大精深的深入研究。只有与传统针灸有效地结合学习研究运用，才能真正学好、用好、发展好董氏针灸，对传统针灸的学习越深入，那么对董氏针灸的学习也会更明确，所以在学习董氏针灸之前最好先掌握好传统针灸之基础，打好了传统针灸之基础再学习董氏针灸不仅事半功倍，而且更能够深入领悟，真正明确其理，做到真正掌握，才能灵活运用于临床。传统针灸最核心的内容则是经络与腧穴，经络是传统针灸之灵魂，要想做好针灸首先必须掌握好经络内容，正如宋代著名针灸学家窦材在《扁鹊心书》中所言："学医不知经络，开口动手便错。"掌握经络是首当其冲的事。经络其重要性早在《灵枢·经脉》中就已说得非常明确，其言："经脉者，所以能决死生，处百病，调虚实，不可不通。"意思是说十二经脉可以决定人的生死，用来调整人体的虚实和治疗百病。

董氏针灸与经络之间存在着非常密切的关系，在各个方面都有着千丝万缕的联系，明确经络与董氏针灸间的关系对学习董氏针灸是不可缺少的内容，从以下几个方面简谈二者之间的关系。

一、董氏针灸设穴思想与经络之关系

在前面的"董氏针灸用穴原理"章节已谈及了关于董氏针灸穴位设穴的取用理论，正是基于以上理论之认识，董师才逐渐创立了这些奇穴，这些取穴的理论多是以传统经络理论指导为前提，通过穴位的具体临床运用就可以完全明确这一特点。例如治疗急性肝病的肝门穴，其穴处于小肠经脉循行线上，中医认为肝病多湿，小肠为分水之官，小肠主液所生病，所以有利湿退黄的作用，肝门穴位于手臂小肠经中央，既合经络，又合全息治中焦肝病之理，所以此穴的取用就是以经络理论为重要指导；正筋穴、正宗穴治疗颈项部及背部两板筋部位拘急疼痛有特效，这一组穴位完全是在足太阳膀胱经上，所治疗的病变位置均是足太阳经所过，并且本穴组还有很强的活脑部之气血的作用，这是因为足太阳膀胱经"其直者，从颠入络脑"，因此以上所用首先是经脉所过的理论；其门穴、其角穴、其正穴能治疗便秘、脱肛及痔疾，其穴位处于手阳明大肠经上，所以治疗以上相关疾病仍是经络理论指导下所用；人士穴、地士穴、天士穴可治疗肺病及心脏疾病，尤其是心肺病，其穴组是在手太阴肺经与手厥阴心包经之间，也是经络理论的基本作用；火主穴、火硬穴能治疗头顶痛、咽痛、张口不灵、生殖系统疾病等，以上功效均是根据经络循行而发挥运用。足厥阴肝经"循股阴，入毛中，环阴器，抵小腹……"，因此能治疗生殖系统疾病；其支者"从目系下颊里，环唇内"，因此能治疗咽痛、张口不灵。二穴在足厥阴肝经上，火主穴与太冲相符，火硬穴与行间相近，由此可见，皆是根据经络所过主治所及的理论而发挥运用。

再如董师将补肾的要穴均设在了脾经上，这说明了董师既深入理解中医思想之内涵，又重视经络之间的相互关系，通过补养后天来养先天，所以将补肾的穴位设在了后天之本的脾经上。肾为先天之本，秉受于父母，增强先天只有通过后天的滋养，根据中医之基本理论与经络之间的关系也就在脾经诞生了补肾用穴；用土水穴治疗久年之胃病，用驷马穴治疗肺病，皆与经脉循行相关。手太阴肺经"起于中焦，下络大肠，还循胃口"。肺经与脾胃关系密切，所以在肺经上土水穴治疗胃病极具特效。同样在胃经上足驷马穴治疗肺病特效，这些所用无不与经络密切相关。这样的例子可以说举不胜举，通过这些例举就可以足见董氏针灸与经络之间的密切关系，因此要想学好董氏针灸、深入研究董氏针灸，那就要必须熟悉经络知识，否则只能是断章取义，知其然而不知其所以然，难以明确其理，更不能深入理解、不能真正掌握董氏针灸之内涵。

二、循经取穴与董氏针灸

循经取穴是根据"经脉所过，主治所及"的理论，循经选取与病变有关的穴位，这是传统针灸辨证取穴最基本的原则与方法。早在《灵枢·终始》篇指出"故阴阳不相移，虚实不相倾，取之其经"的原则。就是说某一脏腑经脉发生病变，即在相应经脉上选取相应的穴位施以治疗，临床中凡根据这个原则取用本经经穴以治疗本经之病变，就叫做循经取穴法，或称"本经取穴法"，这种用穴法在传统针灸治疗中用之最广，也是最基本、最常用的方法。如《灵枢·厥病》载："厥心痛，卧若徒居，心痛间，动作痛益甚，色不变，肺心痛也。取之鱼际、太渊。"又如《灵枢·五邪》载："邪在心，则病心痛。善悲时眩仆；视有余不足而调之其俞（神门）也。"如阳明经肩痛取三间穴，手太阳小肠经肩痛取后溪，手少阳三焦经取中渚，上牙痛取内庭，下牙痛取合谷等，皆是循经取穴。董氏奇穴也常以此理论用之，如前头痛取用门金穴，头顶痛取用火主穴，锁骨部位出现疼痛取用木斗穴、木留穴，后头痛取用正筋穴、正宗穴，胃病取用通关穴、通山穴、通天穴治疗，偏头痛、耳鸣、耳聋、胆绞痛等取用中九里用穴，等等，不再一一列举，皆是通过循经而取穴。

三、表里经、同名经与董氏针灸的密切关系

表里经与同名经取穴法是传统针灸取穴的重要理论，董氏针灸取穴也离不开这一理论的指导，且是常用的重要理论，通过穴位的临床具体运用就可以明确其重要性。例如用腕顺一穴、腕顺二穴治疗足太阳膀胱经之腰腿痛极为特效，二穴均在手太阳小肠经上，所用就是根据同名经取穴原理；用中白穴、下白穴治疗少阳经所行的坐骨神经痛，二穴在手少阳三焦经上，与足少阳经也是同名经；如用土水穴治疗腹泻，土水穴在手太阴肺经上，手太阴经与足太阴经为同名经。同名经取穴是一手一脚、一上一下，重点在疏导。

火膝穴可治疗心脏病，本穴在手太阳小肠经上，手太阳小肠经与手少阴心经相表里，所用就是表里经取穴的思想；火菊穴、火连穴及天皇穴均可治疗眉棱骨疼痛、阳明经头痛，火连穴与太白相符，火菊穴与公孙相符，天皇穴与阴陵泉相符，三穴均在脾经，足太阴脾经与足阳明胃经互为表里，故表里经取穴，等等。表里经取穴是一脏一腑、一阴一阳，重点在平衡。由此可见，董氏针灸的用穴与传统经络有着千丝万缕的关系，处处隐含着经络的思想，所以应当明确这种关系属性，合理运用，正确发挥。

四、脏腑别通论（别通经理论）

辨经论治是针灸治疗的基础，传统针灸辨经主要以循经辨证、表里经辨证及同名经辨证为用。通过以上分析发现，董氏针灸在实际临床运用中不但没有离开这些传统的经络辨证，并且还进一步强化了辨经论治在针灸中的治疗作用，使经络辨证更为深入周到。董氏针灸在原有的辨经论治的基础上，又确立了以脏腑别通论为理论的经络辨证体系。脏腑别通论又称脏腑通治，这是董氏针灸特色理论之一，通过脏腑别通论来解释临床运用可具有一定的意义，使在临床用穴中更具有指导性和系统性。

脏腑别通论首见于明代李梴《医学入门》，引自《脏腑穿凿论》。清代唐宗海《医学精义》对此则有较深入的理解。五脏别通系由六经之开阖枢变化发展而来。《灵枢·根结》说："太阳为开，阳明为阖，少阳为枢。"又说："太阴为开，厥阴为阖，少阴为枢。"以三阴三阳同气相求。著名医家杨维杰医师根据以上

理论，补充了"心包与胃通"的六脏别通治疗原则，从而使脏腑通治的内容更为完善，并引入了董氏针灸的运用理论中。虽然董师在书中从未提及这方面的理论，但临床运用中则处处与之相合。运用这一理论来探索董氏针灸之原理及应用，使之无法解释的理论或运用到某些顽症痼疾的治疗中便可迎刃而解。因此这一理论的提出，对研究董氏针灸的发展具有一定的价值。

根据《灵枢·根结》所载"太阳为开，阳明为合，少阳为枢"及"太阴为开，厥阴为合，少阳为枢"之理论，作阴与阳对，手与足对的配合表如表1-4-1。

表 1-4-1　三阴三阳手足相配表

三阳	太阳（开）	少阳（枢）	阳明（合）
三阴	太阴（开）	少阴（枢）	厥阴（合）

这样就构成了：肺与膀胱通，心与胆通，肾与三焦通，肝与大肠通，脾与小肠通，心包与胃通的脏腑别通理论。脏腑别通论的提出，进一步完善了董氏针灸的发展，通过脏腑别通理论观来解释和发展董氏针灸的应用，在临床上取得了较好的效果，并且拓宽了治疗思路。如腕顺一穴、腕顺二穴治疗黄疸，肠门穴治疗肠炎，其穴位均在小肠经上，所治疗的均是关于脾的疾病，这就是脾与小肠通的运用；中白穴、下白穴治疗腰痛，二穴在三焦经上，能够治疗与肾相关的腰痛，这就是三焦与肾相通的运用；大间穴、中间穴、小间穴、浮间穴、外间穴治疗与肝相关的疝气、生殖系统疾病，其穴位在手阳明大肠经上，所治疗的是关于肝经的病，这就是肝与大肠通的运用；重子穴、重仙穴治疗肩背痛、子宫肌瘤，穴位在手太阴肺经上，所治疗的是关于膀胱经上的病变，这就是肺与膀胱通的运用，等等。这些均是临床中具体实践的运用。

前面所讲的传统针灸的表里经用穴是根据一脏一腑、一阴一阳的用穴理念，重点是在调节平衡；同名经用穴是根据一手一脚、一上一下，重点是在于疏导；脏腑别通则是一脏一腑、一手一脚、一阴一阳、一上一下，这样既起到了疏导的作用，又起到了调节平衡的作用，作用全面，因此将其理论运用到临床，治疗功效则会大大加强，所以脏腑别通论是董氏针灸之重要理论，值得临床重视。

第五节 董氏针灸与中医理论

一、五行学说与藏象学说在董氏针灸中的运用

五行学说是中医学的哲学基础，藏象学说是中医学认识人体的基础。由此可见，二者是中医之核心，在中药及传统针灸中的重要性不言而喻，在董氏针灸中处处也无不与此相关，对此彰显了董氏针灸也是建立在传统中医学之基础上，归属于中医学之范畴。其临床运用主要表现在以下几个方面。

首先在董氏针灸穴位命名中就深入地体现出了这一特性，其中穴位的命名中就包含了五行学说的运用，临床功效又通过藏象学说进一步发挥运用。例如木穴、木炎穴，就是具有肝之特性，如火串穴、火陵穴、火山穴就能作用于心，水金穴、马金水穴具有金水相通之意，能治疗肺肾同病，九九部位耳穴皆是以五行来命名，从而作用于相应的脏腑，以五行而命名者，在董氏奇穴中广为运用，成为穴位定名之主流，突显了五行在董氏针灸中的重要意义。

又如足驷马中、上、下三穴作用于肺，中医理论肺主气，又主皮毛，开窍于鼻，所以用本穴组治疗鼻炎、皮肤病具有特效作用；上三黄穴作用于肝，肝开窍于目，能治疗多种眼疾。肝主筋，能治疗筋伤之病，又肝能主风，所以可治疗具有风性特点的帕金森病、舞蹈症、癫痫、游走性疼痛等，肝主藏血，还能治疗白细胞增多症、出血、白血病等血液系统疾病；通关穴、通山穴、通天穴作用于心，因心主血脉，所以能治疗血液循环系统疾病及血管疾病，等等。这些临床运用皆是以藏象理论为出发点发挥运用，可见藏象学说在董氏针灸临床中的实用价值。

董氏针灸临床实践中还非常重视五行生克制化的运用关系。如驷马穴作用于肺脏，肺在五行中属金，金能生水，水为肾，肾开窍于耳，因此驷马穴常用于治疗耳鸣、耳聋等耳疾。因在五行属金，火克金，当火不克金之眼疾可用驷马穴治疗。上三黄（明黄穴、天黄穴、其黄穴）作用于肝脏，能治疗肝脏疾病，因木能生火，所以治疗心脏病也极具疗效。在中医理论中五行存在着一定的生克制化关系，一旦出现了变化，也就会有相应的病理变化，此时就可以根据五行相克理论选用相关穴位。以此理论还可以用于疾病传变之预防治疗，如咳喘患者，当疾病发作期，以治疗肺为主，当疾病缓解期，则以治疗脾肾为主。由此可见，董氏针灸穴位的运用处处包含着五行生克制化

之间的运用，这是临床精穴疏针及治疗疑难顽症痼疾的重要取穴方法。

穴位名称应于五行，再通过五行之"藏象"对应疾患，通过五行应于五脏，这是董氏针灸诊病与用穴的主要方法。首先要明确病在哪一脏腑，然后就选取相应五行的穴位即是董氏针灸主要用穴规律。通过八八部位定穴规律来看，就能明确了董氏针灸是以五脏用穴之大法。大腿正中央应于心，即应于火，凡心脏疾患即可取用；大腿外侧缘应于肺，即应于金，凡肺脏疾患皆可取用；大腿内侧缘应于肾，即应于水，凡肾脏疾患即可取用；大腿内侧缘正中央应于肝，即应于木，凡肝脏疾患即可取用，以此表明了董氏针灸是以五脏用穴，以脏统腑。这种诊病用穴法具有简单、实用、可靠的极大优势。

二、脾胃学说在董氏针灸中的运用

中医临床历来重视脾胃，中医认为脾胃为后天之本、气血生化之源，凡久治不愈、气血不足、顽症痼疾多伤及脾胃，以治脾胃为根本。历代重视脾胃医家不乏其人，但尤以著名医家李东垣为代表，被称为补土派的最具代表性人物，在中医临床中影响深远。董氏针灸对此也极为重视，强调了脾胃的重要性，对此运用得出神入化，处处彰显这一理念。如董氏针灸的设立穴位中就非常明确地表现了这一设穴思想观念。比如董氏针灸中补肾的重要穴位均在脾经上，如大补肾气的要穴——天皇穴、肾关穴、地皇穴、人皇穴及通肾穴、通胃穴、通背穴皆在脾经，这一设穴既有系统的理论又有可靠的临床实效性。肾为先天之本，脾胃为后天之本，后天肾气亏虚，若仅从补肾去调理难以达到补肾气之目的，因为肾气为先天，禀受于父母，肾气亏虚，只能从后天来养，也就是以健脾而达到充养肾气的目的。通过临床实践运用来看，其疗效也确实远远大于直接补肾经；再如足驷马穴也在足阳明胃经上，而用于治疗肺病，且是治疗肺病的特效要穴，以通过培土生金的作用发挥疗效。这也是因为手太阴肺经并不起于本脏腑，而是起源于中焦之脾胃，肺气重要，但是要靠脾胃所化生，因此从脾胃经上用穴治疗肺病符合中医之辨证观；治疗心脏病的要穴——通关穴、通山穴、通天穴也是在足阳明胃经上，通过实子补母之法已达到养心之效，在脾胃经上养心不会出现心火亢盛的情况，既达到了补心之效，又避免了上火的问题，可谓是佳法。由此可见，董氏针灸这些大穴、要穴，重要的穴组皆在脾胃经上，这些穴位用于临床治疗相关疾病确具实效，所用也完全符合了中医之根本大法。

三、络病理论在董氏针灸中的运用

经络系统是由经脉和络脉两部分组成的，所以经络辨证包括两个方面，一是经脉，二是络脉。因此，在针灸治疗疾病时，应当首先明确病在经还是在络，还是经脉络脉同病，在经调其经，在络调其络，这是针灸治病最基本也最核心的内容，可是在近些年的针灸临床中，临床治疗却忽视了络脉系统的辨证，而一味地强调经脉，而董氏针灸非常注重络脉治疗。络脉系统理论的出现由来已久，其理论首见于《黄帝内经》中，并且较为全面地论述了络脉治疗。络脉治疗主要以刺血为用，也即刺络放血疗法。《黄帝内经》中有四十多个篇章论述了刺血疗法，如《灵枢·寿夭刚柔》曰："有刺营者，有刺卫者，有刺寒痹之留经者……久痹不去身者视其血络，尽出其血。"就是对络脉治疗的应用记载。董氏针灸对此运用得出神入化，极为重视，处处运用刺血治疗，且有相应的刺血区，并将背部、腰部、胸部及腹部完全用于刺血的治疗，不主张毫针刺，由此可见董氏针灸刺血的重要性。对其具体的运用已在董氏针法中详述，并将其归属于董氏针法之一，所以在此不再赘述，对其具体运用可参考相关章节。

第六节　董氏针灸掌诊学

掌诊学自古有之，并且流派繁多，各有所异，皆有自己之特色。董氏掌诊的运用理论也来自于传统中医学之望诊，在中医诊断学中有"盖诸内者，必行诸外""视其外应，以知其内脏，则知其所病矣"的望诊理论。通过掌区相应的外在反应表现，即可察知疾病之病情。为何独以手掌而用之呢？从经络来看，各脏腑皆由经络到达手掌，根据标本根结之理论，手掌为本、为根之在，说明了手掌与人身各个部位的联系及其重要性，当脏腑有病，便会反映到手掌上。

董师诊病尤善用掌诊，每遇患者，则察看掌诊反应，根据掌诊之变化，选其相关穴位，多能速见其效，可见董氏掌诊其独特功效。

董氏掌诊的具体方法是察看手掌青筋或红筋分布的部位，从而能够察知病因之所在而据以用穴治病。董氏掌诊所用有其独到的理论，独有特色。其理论之一是各脏腑皆由经络到达手掌部，当某一脏腑有病时，便会反映到手掌上；董氏针灸每一穴位皆有相关的神经（董氏针灸所特有的解剖神经）对应，这个所言的神经具有与该脏腑或该部位的相应关系（并不是西医学所言的解剖神经，这里所言的某脏腑神经所过的穴道，即指能治疗该脏腑疾病）。

透过这种脏腑、手掌及脏腑、穴道的联系便成了一种诊断与治疗的关系。如某人患有西医所言的坐骨神经痛疾病，若在手掌上肺区出现青筋红血丝及发乌等变化，即可诊断为肺虚所致，而灵骨穴、大白穴正是有肺神经通过，故能够调理肺功能而治疗肺虚，所以针刺二穴就能起到很好的治疗功效，并且多有立竿见影的效果，这是董氏针灸发挥出的一种诊断与治疗关系。

但首先要明确董氏掌诊是一种病机的辨证，并非指的是患者所患的何病，按照心、肺、脾、肝、肾五脏，将其辨证归类（也即五脏辨证），然后据此选穴施治（如肺气不足、肝虚、心弱之坐骨神经痛、肾病之腰痛等）。这是董氏掌诊最大的特色之处，根据掌诊的诊断，将辨证与辨病有效结合的一套特殊诊断体系。

再如在手掌第二、三尖瓣部位或心区有青筋出现，其处理疾病时就可以选其有心神经所过的穴位。如董师所治一患者，患者患有消化不良，症见下利清谷，百治不效从云林到台北求医，经董师针通关、通山、通天穴组，只针 8 次便愈，当时董师选穴的理论就是在患者手掌上心区见青筋明显，断定为心弱所致，故用有心总神经通过的上述穴组，以补火生土而治愈。总之，董氏针灸穴位言某脏腑神经通过的穴道，即指能治疗该脏腑的疾病；而欲知病在何脏腑，透过掌诊即可以辨知。具体运用可参见董氏掌诊图（图 1-6-1）。

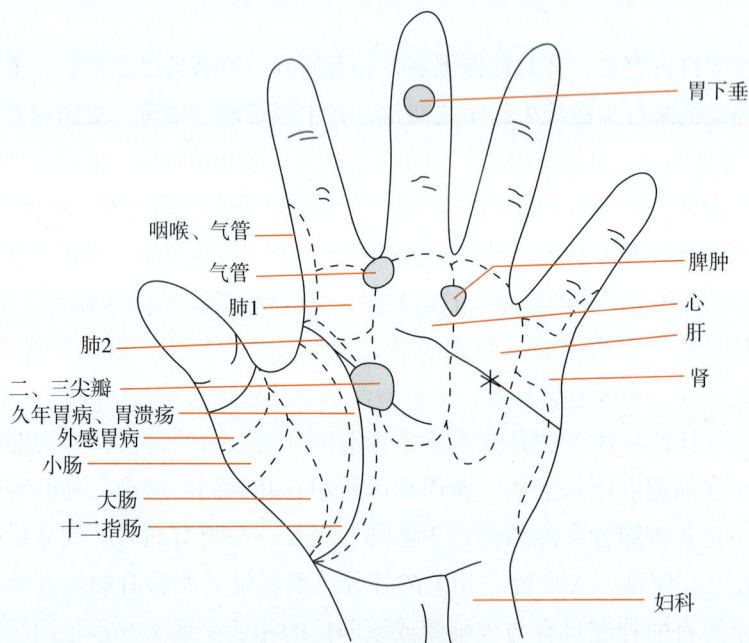

图 1-6-1　董氏掌诊图

1. 察看内容

所要察看的是手掌上在哪一区域有浮起的瘀络，其颜色的变化（发青还是发红）。通过其表现的部位及色泽变化可以审之病因所在而据以用穴治病。

2. 作用意义

（1）色青者主寒、主虚；青黑愈甚，病情越重；颜色红者主热、主发炎，颜色越紫，病情越重。

（2）肉软且凹陷者为虚。

（3）有光泽者则无病；色浮者主新病；色沉者主久病。

3. 掌诊部位变化代表意义

（1）于掌背三焦经上，中白穴、下白穴一段诊脾，凹陷者为脾虚。

（2）于掌外侧缘（尺侧）小肠经上（小指本节手心部及其外侧）现青筋或肉软内陷为肾虚。

（3）靠鱼际侧（生命线）线上段，青黑变化者主内伤久年胃病、胃溃疡；下段青黑主十二指肠溃疡。

（4）于大指指掌连接处附近诊治外感、胃病。

（5）生命线靠于心侧缘属肺（食指至鱼际穴）；青筋浮起主肺虚。

（6）中指至掌心劳宫穴为心经。

（7）无名指本节手心部为肝经。

（8）虎口色青主妇人白带；色紫主慢性炎症。

（9）手腕内侧诊妇科病，出现红筋是代表炎症；色青是主寒证或血虚。

（10）胃下垂区(手中指掌面第3节横纹区域)出现青筋浮起则诊为胃下垂，颜色越青下垂就越重。

（11）脾肿区（在掌中指与无名指之间）见青筋出现则主脾肿腹胀。

（12）二、三尖瓣至肝区（标有O记号附近），同时出现深青黑色为死诊，董师名之曰"生死关"。

🔹 说 明 🔹

董氏掌诊是董氏针灸之特色内容，但是所流传下来的详细资料极为少见，其手诊图也仅是董师传承弟子根据董师所传的部分内容，并不完整，也就是说对于董氏掌诊的详细内容并不全面，关于董氏掌诊的精粹与望色观气有关，但董师尚无留下文字内容，很难明确其内涵，因此，请大家通过掌诊图及董氏针灸用穴理念深入领悟，高明者能悟其董师之精髓所在。

据董师传承弟子言，董师诊病多数是从手诊而观其病，然后用其穴，只有极少数的情况下董师才通过诊脉诊病，由于其董氏掌诊内容博大精深，且资料尚不完整，因此在临床中一般情况下难以全面发挥运用，多数情况下还是从中医之四诊合参，全面分析，明确病变脏腑，然后选其与之相应的某脏某腑神经或身体某部位神经所过的穴位施以治疗。

第七节　董氏针灸的特点与注意事项

董氏针灸被公开传承以来，虽然仅仅只有 50 余年的时间，但在针灸界已大放异彩，迅速传遍了世界各地，尤其我国之大陆，更可谓是繁花似锦，百花齐放，这正犹如竹笋出土——节节高，发展越来越壮大，并得到了针灸界的高度认可，成为华夏针灸的一块瑰宝。

中华人民共和国成立后，党和国家政府对中医事业高度重视，针灸方面也有了前所未有的发展势头，可谓是突飞猛进，诸多的新流派、新针法、新技术，如雨后春笋般地发展起来，但多数难有一定的生命力，诸多的新针法、新体系多是昙花一现，难以经得住时间与临床的验证，因疗效不确定和理论不完善，有的疗法逐渐被临床所忽视，更有之被完全淘汰。而董氏针灸自被传承以来，因其简便实用、疗效可靠，就被针灸界所青睐，随着临床中不断深入推广，理论不断完善，其董氏针灸的优势性日渐昭彰，与传统针灸学互为媲美，而在时下与传统针灸相辅相成、相互为用，进一步完善了中医针灸学，因此成为时下传统针灸学不可分割的一部分。董氏针灸的优势性主要表现在以下几个方面。

一、董氏针灸的优势特点

（一）见效快，疗效强

董氏针灸首先能被针灸界所认可的就是其疗效可靠，具有治疗作用快、功效强的特点，且多能立起沉疴，尤其治疗痛证，其效更快，疗效更好。

（二）针刺操作安全，取穴方便

董氏针灸取穴主要是在四肢部，一般不在躯干部用针，若在躯干部用针也多仅是以点刺放血为用，从而避免了在躯干部用针而针刺到脏器的风险，在四肢部用针取穴极为方便，从而做到了方便而安全的取穴。

（三）取穴少，痛苦小，节约费用

因董氏针灸穴位功效强，所以临床取穴要求少而精，一般取用一两穴即可，对于诸多的病证（尤其各种痛证）一般只取用健侧穴位即可。因取穴少可减少针刺给患者所带来的痛苦；由于用针少，从而也节省了针具费用。

（四）简单而易于学习

1. 以某病或某一主证用穴

董氏针灸强调的是以某穴治某病或某一主证为基本方法，因此就具有较强的复制性，易于学习掌握。如心脏病可取用心三通穴；肺病可取用足驷马穴；慢性肝病可取用上三黄穴；活血化瘀可取用足三重穴；温阳补气可取用灵骨穴、大白穴，等等。

2. 穴位则是以部位而定，并不以经络分布

董氏针灸穴位则是以部位定穴，将全身分为了十二个部位，从而易于掌握，并无经络贯穿，因此学习时无需掌握其传统针灸中的繁琐经络知识。另外还存在着一定的规律性，常以某一部位治疗某种疾病或某类疾病为主的用穴方法。

3. 针刺时不需要补泻手法

传统针灸施治必须掌握补泻手法，在传统针灸中言"扎针不灵，补泻不明"。可见传统针灸中补泻手法的重要性。而董氏针灸在临床治疗时仅需要掌握易于学习的董氏奇穴针法，如动气针法、倒马针法、牵引针法，配合简单的平补平泻手法就可以达到治疗的目的。

（五）适应证广

董氏针灸不仅见效快、作用强，而且其治疗作用极为广泛，既对各种常见病有较好的疗效，也对诸多的疑难顽症痼疾有确切的疗效。

二、董氏针灸的适应证

任何一种疗法都有一定的适应证，没有任何一种疗法是万能的，当然董氏针灸也不例外，虽然董氏针灸有良好的治疗作用，但也不是万能的，也有

其适应证，首先明确其适应证是治疗保障安全及其获得疗效的前提。

一般来说，凡能用十四经穴治疗的疾病，均能用董氏针灸来治疗，且对一些顽症痼疾有很好的治疗作用。根据董师所传内容及董氏传人经验结合长期临床实践，将董氏针灸治疗效果较为理想的疾病归结如下（总结并非是所有疾病，有一些疾病在不断的临床中将会进一步得到验证），以供参考。

1. 头部、颈项及颜面部疾病

各种头痛、眩晕、面瘫、面肌痉挛、面痛（三叉神经痛）、颞颌关节功能紊乱、落枕、颈椎病等。

2. 五官科疾病

咽喉肿痛、瘿气、瘰疬、目赤肿痛、迎风流泪、眼痒、眼干、偷针眼、视物模糊、近视、散光、生理性飞蚊症、斜视、耳鸣、耳聋、中耳炎、耳痛、过敏性鼻炎、鼻塞、流涕、鼻窦炎、鼻出血、牙痛、牙龈出血、咽喉肿痛、梅核气等。

3. 肺病

肺炎，肺部肿瘤（包括良性及恶性），肺结节，急、慢性咳嗽，哮喘，感冒等。

4. 心脏病

心悸、怔忡、心动过缓、心动过速、心痛、心律不齐、冠心病、肺源性心脏病（简称"肺心病"）、高血压性心脏病（简称"高心病"）等。

5. 肝胆疾病

口苦，急、慢性肝炎，黄疸，胆囊炎，胆结石，肝硬化等。

6. 脾胃肠道疾病

急、慢性胃痛，胃胀，反酸，恶心，呕吐，呃逆，胃出血，肠出血，小腹胀痛，急、慢性泄泻，便秘，脾大，胃肿瘤，肠肿瘤等。

7. 肾脏病、膀胱病

尿频、尿急、尿痛、小便出血、小便不利、水肿、肾结石、输尿管结石、膀胱结石、尿道结石、肾炎、肾病综合征、肾脏肿瘤、肾脏衰竭等。

8. 四肢及躯干部疾病

手指痛、手腕痛、手麻、手不能屈伸、手抽筋、肘痛、臂痛、肩痛、肩冷、肩臂痛、肩臂不举、缺盆上下痛、足跟痛、足冷、足趾麻、足趾痛、足踝痛、足背痛、小腿痛、腿抽筋、膝痛、膝无力、膝盖冷痛、大腿痛、腰骶痛、腰痛、背痛、下肢无力、下肢麻木等。

9. 妇科病

痛经、月经不调、闭经、崩漏、带下（赤白）、习惯性流产、先兆流产、卵巢囊肿、子宫肌瘤、子宫癌、卵巢癌、妊娠恶阻、不孕、产后风、难产、胎衣不下、回乳、乳汁不足、乳肿大、乳癖（乳腺增生）、乳房包块（乳腺结节、乳腺癌）、阴痒、阴痛、阴门发肿、女性性冷淡等。

10. 男科病

阳痿、早泄、睾丸炎、前列腺疾病、不育症等。

11. 皮肤病

皮肤瘙痒、瘾疹（荨麻疹）、湿疹、皮炎、风疹、牛皮癣、鹅掌风、白癜风、雀斑、肝斑（蝴蝶斑）、面色不光泽、酒渣鼻等。

12. 其他疾病

中风后遗症、高血压、糖尿病、痛风、高脂血症、肌肉萎缩、震颤、癫痫、失眠、痿证、痹证、疝气、脱肛、痔疾、阑尾炎、醉酒、狐臭、晕针等多种疑难顽症痼疾。

三、注意事项

任何一项医疗技术都有一定的操作规范和操作注意事项，董氏针灸也不例外，掌握好注意事项是做好董氏针灸的前提，根据长期的临床实践将其归纳为以下几点，供大家在临床中参考，以使董氏针灸能更好地为患者解除病痛。

（1）董氏针灸之重要穴位多在四肢部位，四肢部位肉少、神经敏感，因此，针刺时针感特别强，所以在针刺时应尽可能地少选穴，能用一穴解决的就绝不针刺两穴。董氏针灸重要穴位多为倒马针组合，但并非两侧或两针、三针都用，要根据患者的疾病情况而定，能用一侧即可解决的疾患，就不应选择两边取穴，在诸多的穴位下董师经常强调一侧用穴，或者用一穴、两穴，这其中的目的就是为了减少用穴，一定要做到精简用针。

在操作时动作宜轻柔，手法要熟练，四肢部用针宜细。为避免晕针，治疗时尽可能让患者采取不同的卧位姿势，尤其首次针刺，年老体弱及惧针者，更应注意，以防晕针发生。

（2）董氏针灸极为重视刺血疗法，其刺血部位可遍及全身，尤其背部及胸部均以刺血方法为用，不在胸背部用毫针针刺，既避免了风险性，又提高了疗效，这是用好董氏针灸非常重要的一点，又是董氏针灸优势点之一，值得临床高度重视。许多疾病都需要刺血治疗，尤其顽症痼疾，一般是先刺血再毫针刺，但一定要掌握好刺血量，不可过，也不可不及。掌握好刺血疗法其适应证、禁忌证及注意事项（在刺血针法中有详细说明，可参考），做好与毫针疗法的密切配合。

（3）董氏针灸取穴具有独特性、多样性和灵活性，讲究治病无定穴，往往不拘泥于固定的穴位点，非常重视疾病在机体上的外在感应。临床施治时常结合暗影、青筋、全息理论及董氏掌诊等相关理论选穴、定穴，若能灵活地掌握其定穴与取穴思想，无论疾病多么复杂，皆能找到特效穴位，尤其是顽症痼疾，常常通过这种取穴思想而得以解决。

（4）随着董氏针灸的迅速发展、广泛普及，董氏针灸穴位也越来越多，在短短的十几年中，迅速发展了诸多的新穴，这使得本来就较多的奇穴越来越难以掌握，走入了穴位之战，这应特别注意。因为当年董师在公开其绝学时就已提出了672穴（左右双侧），这些穴位已完全能够应对于临床，个人觉得没有必要发展更多的新穴。就如传统针灸自明代以来，仅发展了2个新穴。针灸学的发展不是靠着新穴的出现而发展，而是对原有穴位进行更深入、更全面的研究总结，这样便于学习，能够合理有效地运用。因此在学习董氏针灸时应有这个理念，多研究这些穴位的特性，掌握董氏针灸取穴思想，全面理解穴位治疗原理是关键，千万不要走入穴位之战，否则董氏针灸就变成了单纯的针刺术。

（5）董氏针灸与传统针灸同出一辙，医理相通，体系有别，应互为补充，二者相得益彰，因此临床中二者可相互并参，取长补短，有效结合，不可孤立来看，临床治疗不要有意来区分，而始终将传统针灸与董氏针灸相互并容，方为一个完整的针灸体系。

第八节　浅谈董氏针灸进一步发展思路

董氏针灸自董师公之于世，因其操作方便、功效强大、疗效迅速、作用确切及用穴安全、取穴少等优势特点，故而被迅速传遍世界各地，为现代中医针灸学的推广发展做出了不可磨灭的贡献，成为针灸学中的宝贵遗产。董氏针灸既有其系统的理论体系，也有自己专属的穴位。董氏针灸绍衍祖学，研究创新发展，自成一派的一家之学，是一种治疗疾病范围广、作用疗效好、针刺方便的针灸学。董氏针灸是传统针灸之外理论体系最全、穴位最完整的一套针灸学，理论体系完整，临床疗效可靠。

董氏针灸公开至今虽然仅50余年，但是已迅速传遍世界各地，得到了针灸界及世界各地患者的青睐，这是可喜可贺的事，尤其董师之弟子，继承了董师发扬光大的精神，不私密、不保守，勇于奉献、敢于创新，才使得董氏针灸长盛不衰。但在这欣欣向荣发展的同时，也存在着几个急需要解决的现实问题，应当引起业内人士高度重视。余根据董氏针灸当前发展现实状况谈谈自己的观点，以起到抛砖引玉的作用，让更多关心董氏针灸的老师、业内大家及业内同道参与其中，厘定好董氏针灸健康有序的发展思路。

一、合理规范基本理论

首先是董氏针灸穴位的问题，当前最主要、最突出，也急需解决的问题有以下几个方面。

（一）在穴位方面需要规范的内容

1. 穴位数量的规范

董氏针灸随着临床迅速推广，董氏针灸新穴也越来越多，这种无限制发展新穴之风有愈刮愈猛之趋势。当年董师就已提出了672穴，这些穴位已基本满足临床之需求，但没想到是董氏针灸在广泛推广以后，穴位迅速增长，增长之快、增加之多难以让人置信，就在这短短的几年就增长到了千余穴，经统计穴位数量，某些人所传的董氏针灸穴位已达到了1989穴，且呈有增无减之趋势。在某些董氏传人所传的董氏针灸中仅第一部位穴位就达到了31穴组名，96个穴点，这让学习董氏针灸者简直是目不暇接，这种境况真是达到了人身处处皆是穴之现状，此种现象不仅不值得乐观，而且值得担忧，使初学针灸者望而却步，已学习董氏针灸者无法适从。余在临床中发现很多学习董氏针灸的同道，对董师记载的原有穴位记不得几个，反而所谓的一些新穴位记得不少，当临床实践时疗效就不言而喻了，所以这些人就怀疑董氏针灸的疗效性，这种现象不但不能推广董氏针灸的传承，反而极大地破坏了董氏针灸的发展，如果不坚决抵制这种不良现象，董师针灸的发展前景将不堪设想。

积极而又慎重地发展新穴，是实属必要的，时代在前进，社会在发展，相应的各种技术水平也要进一步提高，针灸学技术当然也要提高进步，董氏针灸也不例外，其中新穴的确立也是必不可少的，但是真正新穴的确立是需要一定时间的，首先需要一定的理论依据，且更须经过长期临床实践的验证，积累相当数量的病案，确实成熟后方可推广运用，不要不经过临床验证，随心所欲乱增新穴。在目前临床中确实增加了一些临床疗效可靠的新穴，比如用于踝关节扭伤增添的新穴小节穴，通过无计其数的董氏传人的广泛运用，临床疗效可靠，无相关穴位与之相媲美，因此可以将小节穴纳入到新穴中；再如反后绝穴用于肩痛极有特效，若用穴得当、针刺准确，疗效可立竿见影。新穴的增添必须有这样的临床经过，方能确立。即使是推广之后的新穴，也要通过临床进一步反复验证，临床疗效确实可靠，犹如传统针灸经外奇穴，以此方式列入补遗穴位，这才是科学严肃的治学态度。传统针灸穴位是经过了几千年的长期实践，从无到有陆续发展而来，每一个穴位的发现到确定都经过了一定的实践过程，经大量临床实践结果才确立下来。在晋代《针灸甲乙经》中载穴 349 个，到了宋代王惟一所著的《铜人腧穴针灸图经》中所载穴位有 354 个，仅增加了 5 穴，到了明代《针灸大成》中也仅增加了 5 穴，成为 359 穴，李学川于 1822 年撰写了《针灸逢源》一书，增加新穴 2 个，成为 361 穴，再一直到了现在除了将经外奇穴印堂归入到督脉外而无其他变化。通过这个发展过程来看，针灸穴位的确立是非常慎重的，非至成熟阶段，绝不轻易肯定，这是一种认真严肃的治学态度。针灸学的发展并不是靠着新穴的出现而发展，反而是对原有穴位深入研究，明确穴性、知穴之属、辨穴之长、熟穴之伍、明穴之用，以穴尽其用，充分发挥好每个穴位应有的作用。

所以必须明确规范董氏针灸应有穴位，首先要在董师所著的《董氏针灸正经奇穴学》为基础下确立应有的穴位。董师在其所著的《董氏针灸正经奇穴学》中记载了总计 208 穴名，672 个穴点。这就是董氏针灸的基本穴位，就如同传统针灸之经穴，然后再将公认的新穴，作为补遗穴位来规范，加以研究和探索，这是推广发展董氏针灸最基本的前提，也是用好董氏针灸的保障。

2. 穴位治疗作用的规范

不仅穴位数量要规范，而且穴位的治疗作用也要规范，穴位治疗作用是用好穴位的核心内容，明确穴位的功效是临床选穴之基础，早在董师所编著的《董氏针灸正经奇穴学》一书中，每个穴位的作用功效都标注得非常明确，经临床运用多能获得非常好的实际疗效。在临床中深入拓宽穴位新的功效，进一步理清穴位之特性，这是非常必要的事，并是穴位发展运用的前提，但是不能脱离临床实效性，这必须在明确的理论指导下或是有效的实用前提下来发展拓宽穴位的运用。为了能够便于学习，正确合理地运用穴位，应将穴位之作用统一规范化，实属必要，就如同传统针灸穴位一样，其穴下的作用不得随意添加，除非其新的功效得到了临床确切认证，或得到了临床医师的一致肯定，可以增加其新的功效。

研究穴位的作用，必须研究穴位的特性、五行之属性、功用的普遍性和特异性。若不能明辨腧穴应有的特性，对穴位主治就辨析不清，临证用穴就会茫然不知所措，配穴也就会杂乱无章，难见理法，缺少对穴位的灵活运用，临床难见疗效。所以首先将董氏针灸之穴位统一规范其基本作用，应再逐步探索、总结、归纳各个穴位的基本特性和其规律性，首先重点深入挖掘董师所言的治疗功效，明确各穴临床治疗原理，然后再在此基础上拓宽应有的临床功效，做到有章可循、有法可依的用穴规律。

3. 定穴、取穴方法的规范

董氏针灸穴位多是由几个穴点组成，这正是与传统针灸很大区别的地方，这也是董氏针灸穴位之特色，所有穴点确立则是董师在董氏针灸相关理论指导下结合长期临床实践发展而出，所以这些穴点不是随心所欲而更改的。但是目前在董氏针灸推广中，就产生了穴点定位极为混乱的现象。如木穴董师原定为 2 个穴点，现在临床有将其定为 3 个穴点，本来董师主张两个穴点中重点用下穴点，能少用尽量少用，结果反而再多出一个穴点；再如止涎穴董师在《董氏针灸正经奇穴学》(以下简称原著)中原定为 2 个穴点，有人却定为 5 个穴点组成，要比原来还要多出 3 个点来；手解穴在原著中本就一个穴点，后有人非要改为手解一穴与手解二穴两个点；木火穴原著中仅在中指背上一个点，有些传人非得多此一举在四个手指背上皆设上穴位，董师设一个穴点还要严格地限制应用时间，不可多用，如果扎 4 个点则将是什么结果？这种现象已在董氏针灸临床中非常普及，不再一一列举，成了董氏针灸的一个发展常态，这些取穴方法既完全违背了董师的取穴思想，又给患者增加了不必要的痛苦。这种现象的发生无非是因穴位取穴不准，撒网捕鱼，再就是标新立异而已，这种取穴不仅不会提高临床疗效，反而有损于治疗效果，只能给患者徒增痛苦，完全违背了董师少取穴思想之初衷，这只能叫画蛇添足，多此一举，所以这种定穴取穴法的错误理念必须遏制，坚决不能让其任意发展。

（二）董氏针灸针法的规范

董氏针灸非一方一法，一穴一术，乃自成针灸体系的针灸流派，董氏针法也是构成董氏针灸的核心内容之一，因此将董氏针法合理规范化是发展董氏针灸的重要基础，董氏针灸疗效强大不仅仅是穴位自身作用，还与各种针法的有效运用密不可分，重视董氏针法实属必要。

首先要明确董氏针法的基本内容，将各种针法名称得以统一，并将各种针法具体操作内容规范化，各种针法的具体特点、临床运用及其作用意义都应明确规范。这样一是在临床中能够正确合理运用，二是有利于大力推广发展董氏针灸，从而使其理论完整系统性，做到有法可依、有章可循，并非单纯的用穴，针法与穴位有效结合，形成具有独立体系的针灸流派。

二、必须加强临床实践与理论相结合的发展形势

针灸学是一门理论与实践高度相结合的学科，二者密不可分，理论是指导临床实践的依据，实践是验证理论最直接的方式，并是完善和推进理论发展的基本方法，所以二者相互依存，同样重要，缺一不可，并重发展。董氏针灸也不例外，也必须遵从这一基本规律。可是近些年董氏针灸发展歪曲了这一最基本发展定律。现在传承董氏针灸者可谓是五花八门，有的传承者从来没有涉足过医学，更谈不上中医或是针灸之经验，从没有实际临床工作经验，甚至有些传承董氏针灸数年的"大师"还从没有真正地为患者治疗过疾病，把"所谓的理论"讲得神乎其神，既不符合传统针灸，也没有董氏针灸之思想，完全违背了中医之基本思想，渐离了董氏针法和穴法的原始精义，这是非常值得重视的问题，必须做到理论与实践的统一性，正本溯源，遵循董氏针灸之本义。这一定要在有效实践的基础上发展传承董氏针灸，建立更多的研究实习基地，让实践来验证董氏针灸的科学性和实效性。

三、注重董氏针灸与传统针灸的有效结合

董氏针灸与传统针灸既有共性，又有各自的不同，如穴位之间的不同，

传统针灸皆是一个穴位为一点，而董氏针灸一个穴位可由两个点或者三个点组成；传统针灸讲究各种补泻手法，而董氏针灸仅借助特有针法施以平补平泻即可；传统针灸用穴非常重视背俞穴、腹部及局部用针，董氏针灸背部及腹部仅刺血，而不在局部用针；董氏针灸主张以病用穴，且是通过以五脏针灸体系建立，传统针灸主张辨证用穴，是以十二经络针灸体系。以上内容是二者之间最大的区别所在。

在前面多个章节已谈及了董氏针灸与传统针灸之间的密切关系，诸多穴位的设立皆是根据传统针灸循经设穴、同名经设穴、表里经设穴，因此董氏针灸穴位其功效性就离不可传统针灸经络之间的关系。董氏针灸有诸多的穴位与传统针灸穴位位置完全相符，或者位置相近，那么这些穴位的功效与传统针灸穴位的功效就密不可分，而董氏针灸又发挥出了诸多新的功效。但是有诸多的董氏针灸传人对此完全否认这一点，本来穴位位置完全相符，却硬是找出不同，如曲陵穴就是传统针灸之尺泽，火串穴就是传统针灸之支沟，火主穴就是传统针灸之太冲穴，门金穴就是传统针灸之陷谷穴，等等，没有什么不同，但是有些所谓的"董氏传人"非要标新立异，定出一个或前或后定位的不同。另有一些董氏针灸穴位所在位置虽然传统针灸没有穴位，但完全在某一经脉上，临床所用也是根据传统针灸经络理论发挥运用，这一点毋庸置疑，不是说承认了与传统针灸位置相符就表明了董氏针灸黯然失色了，恰恰相反，更说明了董师对传统针灸研究的深入性。

通过传统针灸与董氏针灸的相互配合，取长补短，使二者有效结合，才更有利于二者的进一步发展。

临床施治时董氏针灸与传统针灸结合会有更佳的治疗效果，比如治疗头面五官疾患，董氏针灸多是以远端用穴，极少会有局部用穴，如眼疾、耳疾、鼻疾、面部疾病等，若适当配合传统的局部用穴，则能事半功倍，疗效大增，值得重视。再如治疗消化系统疾病及妇科病可在腹部适当配穴，使其疗效也会明显倍增。

董氏针灸以病用穴，传统针灸以症用穴，临床治疗若病与症结合可谓是完美结合，所以在治疗时应取长补短，以二者之精华荟萃所用为上乘，不要苛求奇穴与传统之分，最好应把传统针灸与董氏针灸相互并容，将董氏针灸与传统针灸体系有效结合，才达到完美的统一。

四、正确客观评价董氏针灸的临床功效

董氏针灸的疗效毋庸置疑，正是因为其可靠的临床疗效性才得到了针灸界的青睐，也在短时间内被迅速传遍了世界各地。其可靠的疗效来源于疾病正确的诊断、合理的处方、准确的取穴、正确的操作，不是任意针刺就可以发挥出疗效。董氏针灸不是万能的，并不是无所不治，也有其临床适应证和禁忌证（前面已述），所以这一点必须明确，不可过大宣传，包治百病，无所不治。

比如手解穴，除了解晕针，还治疗坐骨神经痛、腰痛、三叉神经痛、全身痛、伤口疼痛、急性胃肠炎，还可用于解食物中毒、药物中毒，拔牙麻醉止痛，子宫手术麻醉止痛，等等，可谓是万能之穴。再比如用灵骨穴、大白穴可治疗坐骨神经痛，但并不是所有的坐骨神经痛都适宜用灵骨、大白穴治疗能获得临床疗效，董师所言非常明确，仅对肺气不足之坐骨神经痛有殊效，没有说坐骨神经痛就用灵骨、大白穴，但是在某些董氏针灸传承中就变成了灵骨、大白穴治疗一切坐骨神经痛了。还是本穴组，灵骨、大白穴能治疗中风偏瘫后遗症，但并不是所有的中风偏瘫后遗症都适宜用灵骨、大白穴，本穴组仅对肌张力低下的用之佳，对肌张力高的用之就不效，而用重子、重仙穴就对症了。如以上所用在董氏针灸中已成为一种常态现象，这种用穴思维也就没有中医辨证可言了，将董氏针灸变成了一种纯经验医学，实际临床疗效也就可想而知了，这完全是不合理的，是一种严重错误导向，应当明确。

合理客观评价穴位作用，严谨地对待，实事求是地明确穴位作用功效，只有这样才能真正有利于董氏针灸深入发展壮大，否则，董氏针灸之绝学将被我们推入到万劫不复中，完全违背了当年董师将董氏针灸发扬光大之初衷。做学问，尤其是做医学，必须本着实事求是、严谨科学的思想态度来对待，这既是做人做事的基本态度，更是对医学的高度负责。

在此仅是抛砖引玉的思想，乃让董氏针灸各位前辈、各位老师、各位爱好董氏针灸之同道来关注董氏针灸健康有序合理的发展，使董氏针灸走上一个良性健康发展轨道，为人类健康更好地服务。余因其学术水平及经验之不足，错误不妥之处敬请前辈及诸位老师海涵，并渴望大家的不吝指教。

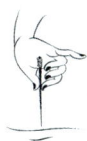

第二章
董氏针灸常用穴位

第一节 一一部位（手指部位）

◆ 大间穴 ◆

【标准定位】食指掌面第 1 节正中央偏向大指（即桡侧）外开 3 分处（图 2-1-1）。

【解剖】桡骨神经之皮下支，心脏及六腑分支神经。

【经验取穴】首先定出第 1 节掌面的正中央点，然后再紧贴着桡侧指骨缘针刺即可。

【主治】心脏病，膝痛，疝气（尤具特效），眼角痛。

图 2-1-1

【操作】平卧，手心向上，5 分针，正下 1 分属心脏分支神经，正下 2 ~ 2.5 分属大小肠经。

【穴性】清心泻火，行气血，利湿热。

【特效作用】疝气（寒疝），睾丸炎、睾丸坠痛、前列腺炎及膀胱炎。

【注意】禁忌双手同时取穴（一般一侧取穴即可，多为健侧或者男左女右取穴）。

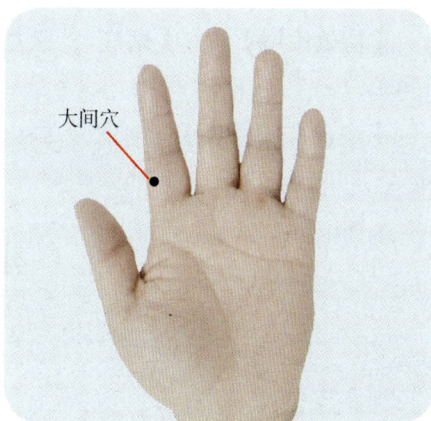

◆ 小间穴 ◆

【标准定位】食指掌面第 1 节外上方，距大间穴上 2 分处（图 2-1-2）。

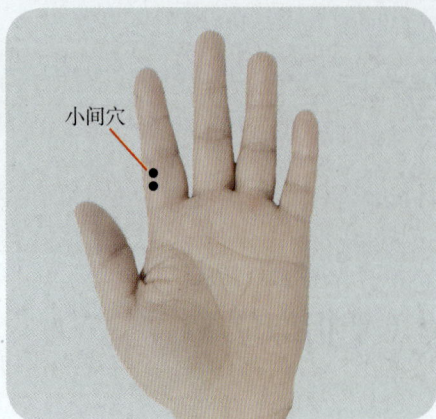

图 2-1-2

【解剖】桡骨神经之皮下支，肺分支神经，心脏及六腑分支神经。

【经验取穴】取穴时以大间穴为标志点，首先定出大间穴，再于大间穴上2分紧贴着指骨边缘针刺。

【主治】支气管炎，吐黄痰，胸部发闷，心悸，膝痛，疝气，眼角痛。

【操作】平卧，手心向上。5分针，正下1分属心脏分支神经，正下1~2.5分属肺分支神经。

【穴性】清肺热，利咽喉，消肿止痛。

【特效作用】疝气（寒疝）、睾丸炎、睾丸坠痛、前列腺炎及膀胱炎，咳吐黄痰。

【注意】禁忌双手同时取穴（一般一侧取穴即可，多为健侧或者男左女右取穴）。

◆ 外间穴 ◆

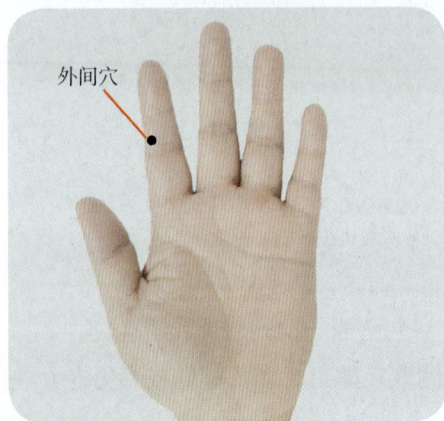

图 2-1-3

【标准定位】食指掌面第2节正中线外开（偏向桡侧）2分，距下横纹1/3处（图2-1-3）。

【解剖】桡骨神经之皮下支，心脏及六腑分支神经。

【经验取穴】将食指第2指节分成3等份，于桡侧下1/3处紧贴着指骨的边缘进针即可。

【主治】疝气，尿道炎，牙痛，胃痛。

【操作】平卧，手心向上。5分针，针深2~2.5分。

【穴性】调理肠胃，通利下焦。

【特效作用】疝气（寒疝），尿道炎、前列腺炎及膀胱炎。

【注意】禁忌双手同时取穴（一般一侧取穴即可，多为健侧或者男左女右取穴）。

◆ 浮间穴 ◆

【标准定位】食指掌面第2节中央外开（偏向桡侧）2分，距上横纹1/3处（图2-1-4）。

【解剖】桡骨神经之皮下支，心脏及六腑分支神经。

【经验取穴】将食指第2指节分成3等份，于桡侧上1/3处紧贴着指骨边缘进针即可。

【主治】疝气，尿道炎，牙痛，胃痛。

【操作】平卧，手心向上。5分针，针深1~2分。

【穴性】调理肠胃，通利下焦。

【特效作用】寒疝，尿道炎、前列腺炎及膀胱炎。

【注意】禁忌双手同时取穴（一般一侧取穴即可，多为健侧或者男左女右取穴）。

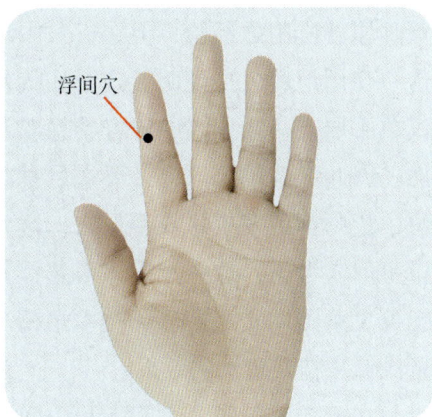

浮间穴

图 2-1-4

◆ 中间穴 ◆

【标准定位】食指掌面第1节正中央处（图2-1-5）。

【解剖】桡骨神经之皮下支，肺分支神经，心脏及六腑分支神经。

【经验取穴】确定出食指掌面第1节正中央点，于此处取穴即可。

【主治】心悸，胸部发闷，膝痛，头晕眼花，疝气。

【操作】平卧，手心向上。5分针，

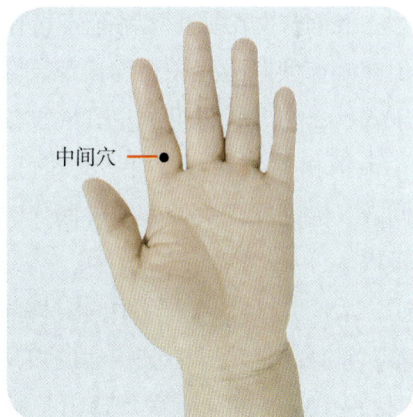

中间穴

图 2-1-5

针深 1~2.5 分。

【穴性】宽胸通络，调气降逆。

【特效作用】心悸、胸闷；寒疝。

【临床运用及说明】董师原著《董氏针灸正经奇穴学》中运用：治疝气成方——大间、小间、中间、外间四穴同时用针，为治疗疝气之特效针。这是董师原著所用之经验，但在五穴中均有治疗疝气之功效，在各穴主治中皆有这一功用记载，这说明五穴对疝气作用强，余在临床用之确具实效。并要求仅单手取穴，在五穴中皆言禁忌双手取穴，这是董师从以少取穴的理念而考虑，因此强调单侧取穴，要求尽量减少用穴。董师对此特别重视，在很多穴位中董师都记载禁忌双手取穴，这并不是双手取穴会有什么危害，而是从尽量少取穴考虑，这一点应该引起针灸工作者的重视与思考。通过董师用穴思想可见董师用穴之严谨、技术之精湛和医德之高尚，明确了这一点就能达到董氏针灸精穴疏针的效果。

在五穴解剖中，小间穴和中间穴还含有肺分支神经，其意是说二穴还能作用于肺，能治疗咳嗽、咳痰之呼吸系统疾病，所以在小间穴功用中有治疗吐黄痰的功效，这一功效极为确切，余在临床中多次验证了其效，且多能速见其效。五穴中皆含有心脏分支神经，所以对心脏病也有很好的治疗作用，当治疗心脏病时以点刺这一部位之瘀络为佳。小间穴配心常穴治疗老年人或心脏病患者伴有咳嗽者特效，是一组特效配伍运用；小间穴配中间穴治疗心跳、胸部发闷效佳，在 2022~2023 年新型冠状病毒感染后遗症中有此症状者诸多，余以二穴配心常穴施治，一般 1~3 次可使症状消失。

五间穴对泌尿生殖系统疾病有特效，在其主治中言可治疗疝气及尿道炎，但在临床实际运用中更为广泛。浮间穴、外间穴配火硬穴、六快穴（或配天宗穴、云白穴，也可配三其穴）治疗尿道炎、膀胱炎特效，余在临床曾治疗几十例相关患者，一般一次即可见效，均在 1~3 次而使症状全部消失；小间穴、大间穴配火硬穴或外间穴、浮间穴配火硬穴治疗睾丸炎、睾丸坠痛也极效。

大间穴、小间穴及中间穴均能治疗膝痛，董师强调心与膝之间的重要关系，且认为能治疗心脏疾病的穴位皆能治疗膝痛，如本穴组，还有心膝、心门、火硬、火主、通关、通山、通天等穴，既能治疗心脏疾病又能治疗膝痛。本穴组治疗膝痛运用时以瘀络有无为运用标准，无瘀络者用之不佳，可以在瘀络上刺血，也可在这一区域施以针刺。另外大间穴、小间穴用治关节发炎及关节酸麻也极效。

当代传统针灸对经络最重要的发现认为：经络是人体多结构、多层次、多功能的控制系统。也就是说经络因不同深度控制着人体不同的部位和相应的脏腑，这一点对临床针刺治疗极为重要，而恰恰被诸多临床者所忽视。董师较早对此就有深刻的认识，且被极为灵活地运用于临床，在董氏针灸穴位中第一个穴位大间穴就强调了针刺深度的不同而效用不同。大间穴正下1分治疗心脏疾病；正下2~2.5分治疗大小肠疾病。小间穴正下1分治疗心脏疾病；正下1~2.5分治疗肺病。在董氏针灸中用穴非常注重针刺深度之不同，以针刺深度不同作用不同的临床运用，有诸多的穴位皆是强调了针刺深度的具体运用。针刺深度对治疗起着至关重要的作用，所以在临床中必须明确。决定针刺深度的因素是多方面的，病情是决定针刺深浅的关键；穴位所在是决定针刺深浅的基础；患者年龄、体质是决定针刺深浅的重要条件。在掌握针刺深浅时要因病、因穴、因人等灵活运用。如传统针灸之足三里穴浅刺可治疗下肢疾患，中刺可治疗消化系统疾病，深刺可治疗心肺疾患，更深刺可治疗头面五官疾患。风池穴浅刺7~12mm时治疗外感表证极效，治疗中风疾患时要深刺至20~30mm才能起作用。因此请读者在临床中不断体悟针刺深度的合理运用。

◆ 木穴（又名手感冒穴）◆

【标准定位】食指第1节掌面内侧（即尺侧），距中央线2分之直线上，距上横1/3处1穴，距下横纹1/3处1穴，共2穴（图2-1-6）。

【解剖】正中神经，指掌侧固有神经，肝神经，肺神经。

【经验取穴】首先将食指掌面第1节分成3等份，然后分别紧贴着尺侧的指骨边缘上下1/3处取穴。

【主治】肝火旺，脾气燥，感冒，眼

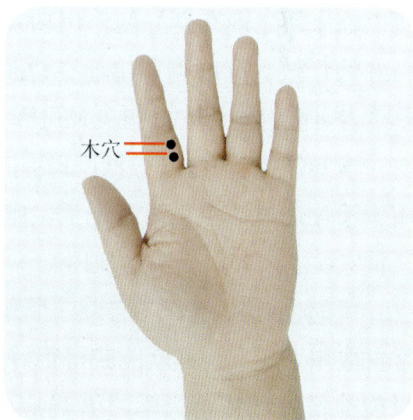

图2-1-6

发干，眼流泪，流鼻涕，出汗感冒，手皮肤病，手皮发硬（鹅掌风），角化不全（手掌心脱皮）。

【操作】将手平伸，手心向上，针深半分。

【穴性】清泻肝胆，潜阳息风。

【特效作用】治疗手掌皮肤病（手发干、手出汗、手皮发硬、手裂口）特效；治疗流涕极效；治疗眼发干、眼痒、流泪效佳；治疗脾气燥甚效。

【说明】本穴在临床中有较为广泛的作用，且疗效极为肯定，因此在临床中极为常用，是临床重要穴位，需要全面掌握。

【临床运用及说明】在董师原著《董氏针灸正经奇穴学》中仅有治"肝火旺、脾气燥"的功效，即治疗肝胆火旺之证，有清降肝火的作用，不仅清泻肝火确具卓效，而且疏肝解郁之功也非常确切，临床凡肝郁肝火之证皆可以用之。时下，肝郁或肝火旺盛之人特别多，可谓是当前致病的首要因素，因此本穴在临床大有用武之地。因其疏肝解郁、清泻肝火的作用强，用之使人的心情变得舒畅，因此临床谓曰"温柔穴"。

本穴又名"手感冒穴"，因本穴可治疗感冒的相关症状，其穴在手指上，故名。用于治疗感冒，常与三叉三穴配用，本穴主要适用于感冒而致的流涕、鼻塞之症状，对流涕之症状可有极效，过敏性鼻炎者流涕用之也同样有效，一般皆有立竿见影的效果。余众多学生皆感受过本穴治疗流涕的神奇性，余在上课时每遇到学生流涕者两针而下多能立止，无论浊涕、清涕皆效。

本穴有治疗皮肤病、手掌皮肤硬化（鹅掌风）、角化不全（手掌心脱皮）的作用功效，本类疾病多因风燥而致，因本穴作用于肝，具有祛风行血之效，所以临床用之确有良好的作用功效，且对手发干、手出汗、手皮发硬等皆有良好的疗效，可以点刺出血，也可以毫针针刺，常配指驷马穴，患侧针刺，严重者可配合制污穴或指尖及尺泽点刺放血。

本穴作用于肝，透过肝开窍于目的理论，本穴治疗眼疾也有佳效，主要用于治疗迎风流泪、眼睛干涩、眼痒、目赤肿痛、视物模糊等眼疾，常与上三黄穴、上白穴、光明穴配用。

目前也有人将本穴定为三个穴点，上下1/4处及中点各一穴，余在临床常仅取用下穴点一针就能获得很好的疗效，因此多加一点没有实际临床意义，只能徒增针刺痛苦。学习者当应注意！临床取穴时常以男左女右或以右穴为主。

❖ 心常穴 ❖

【标准定位】掌面中指第 1 节中央线外开(偏向尺侧)2分，距上横纹 1/3 处 1 穴，距下横纹 1/3 处 1 穴，共 2 穴(图 2-1-7)。

【解剖】正中神经，心脏神经，指掌侧固有神经。

【经验取穴】首先将掌面中指的第 1 节分成 3 等份，然后分别紧贴着尺侧的指骨边缘上下 1/3 处各取一穴。

【主治】心悸，心脏病，心脏之风湿病。

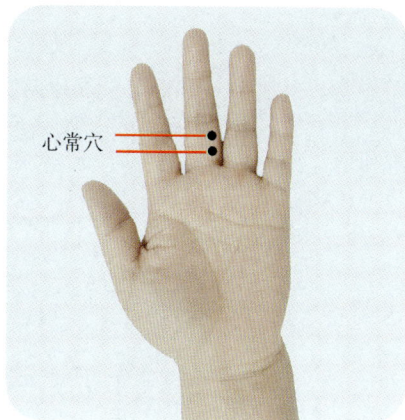

图 2-1-7

【操作】将手平伸，手心向上，针深半分。

【穴性】宁心泻火，祛邪安神。

【特效作用】治疗各种心律失常，尤其用治快速性心律失常最效。

【临床运用及说明】心常穴顾名思义乃使不正常的心率及心律恢复到正常，故名心常穴。常用于心动过速、心动过缓、心悸、各种早搏等心脏失常的疾患，尤其对心动过速最效，余在临床曾以本穴治疗多例心动过速患者，针之立效，2022～2023 年很多新型冠状病毒感染患者出现了心悸不安、心动过速等后遗症状，余以本穴治之疗效立竿见影，心率即可恢复正常，心悸不安症状缓解。

赖金雄医师言本穴对慢性心脏扩大有特效，导致心脏扩大的原因较多，如循环系统疾病(冠心病、高血压性心脏病、各种心肌病等)、呼吸系统疾病(慢性支气管炎、肺气肿等)、其他系统疾病(甲状腺功能亢进症、慢性贫血等)等，皆会导致心脏扩大的发生。此处所言治疗心脏扩大是指用本穴能够改善慢性心脏扩大的相关症状，而并非直接治疗心脏扩大，尤其当配用背部三金穴点刺放血对改善症状有较好的疗效。

心常穴配灵骨穴、大白穴为基础方治疗肺癌、肺气肿及慢性肺部疾病成为临床常用特效配方，在临床多有相关验案报道；配小间穴治疗老年人及心脏病患者之咳有卓效。

◆ 脾肿穴 ◆

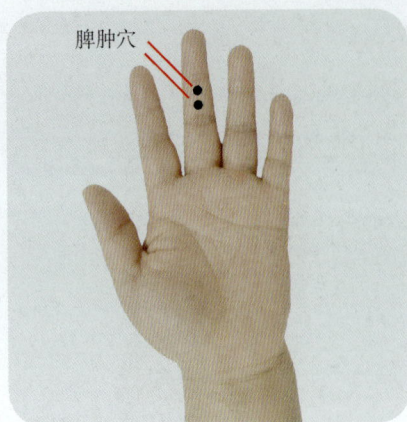

脾肿穴

图 2-1-8

【标准定位】掌面中指第 2 节中央线，距上横纹 1/3 处 1 穴，距下横纹 1/3 处 1 穴，共 2 穴（图 2-1-8）。

【解剖】正中神经，脾神经。

【经验取穴】首先将掌面中指的第 2 节分成 3 等份，然后分别在正中央线上的上下 1/3 处各取一穴即可。

【主治】脾肿大，脾炎，脾硬化。

【操作】针深半分。

【穴性】疏肝健脾，利湿消肿。

【特效作用】治疗消化不良效佳；治疗呃逆特效；治疗脾肿大效佳。

【临床运用及说明】本穴因能治疗脾病及脾脏肿大故名为脾肿穴。目前关于本穴在临床中报道较多的是消化不良的运用，用之确具实效，尤其与通关穴、通山穴配用则有佳效。余在临床多次用之均有应针之喜，如所治一患者，青年女性，无名原因消瘦 2 年余，由近 50kg 消瘦到 34kg，曾就诊于全国多家著名的中西医医疗机构，一直未明确诊断，故治疗未效，余诊断为羸瘦，辨证为脾胃气虚，主穴以脾肿穴、通关穴、通山穴、四花上穴、足三里为主穴，加配灸脾俞（每周 2 次），治疗 20 次（一般每周 3～5 次），症状明显改善，体重增长到 40 余 kg。

脾脏肿大可由多种原因所致，较为复杂，临床运用时要查看其穴区有无反应是关键，有瘀络者针之效佳，可在瘀络区点刺放血，也可以毫针针刺，以浅刺为佳，多与木斗穴、木留穴、足三重穴伍用。

本穴可治疗脂肪肝、酒精肝，主要针对早期的患者，配上三黄运用效佳。

◆ 三眼穴 ◆

【标准定位】掌面无名指第 1 节中央线之内开（偏向桡侧）2 分，距第 2

节横纹 2 分处（图 2-1-9）。

【解剖】正中神经，指掌侧固有神经。

【经验取穴】在手指，于掌面无名指第 1 节的桡侧指骨缘上，在上横纹下 2 分处取穴。

【主治】补针，功同足三里穴。

【操作】针深半分。

【穴性】健脾和胃，调补气血。

【特效作用】调补气血作用特效；治疗胃胀痞满特效。

【临床运用及说明】本穴主治直接言为补针，犹如足三里穴之效，具有健脾和

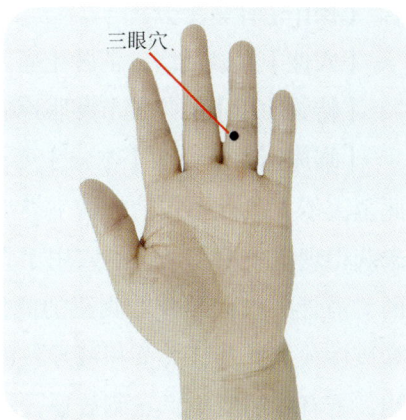

图 2-1-9

胃、调补气血的作用。本穴的临床运用报道极少，均言补功不强。在董氏针灸用穴中直接言之有补之功的有本穴与火腑海穴，因此二穴伍用可有强身健体、预防保健、延年益寿的作用。但本穴处肌肉浅薄，调补气血的作用相对较弱，一般多作为配穴运用。

本穴可有健胃消胀作用，若此穴区有瘀络，刺之对胃胀痞满不适有较好的疗效。

◆ 复原穴 ◆

【标准定位】掌面无名指第 1 节之中央线外开（偏向尺侧）2 分直线之中央点 1 穴，距上横纹 1/4 处 1 穴，距下横纹 1/4 处 1 穴，共 3 穴（图 2-1-10）。

【解剖】尺神经，肝神经，指掌侧固有神经。

【经验取穴】首先将掌面无名指第 1 节分成 4 等份，然后分别紧贴着尺侧的指骨边缘上 1/4 处、下 1/4 处及中央点处取穴。

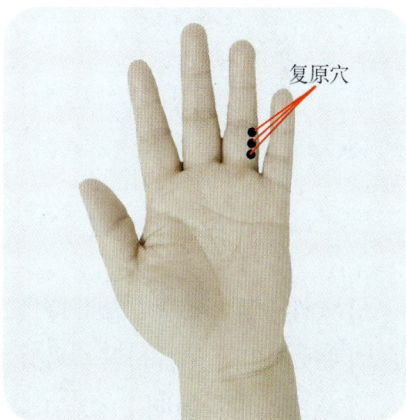

图 2-1-10

【主治】消骨头胀大。

【操作】针深半分。

【穴性】通经活络，消肿止痛。

【特效作用】治疗关节肿胀疼痛极效。

【临床运用及说明】本穴主要有消骨头胀大的作用，所以名为复原穴。因此董氏传人多言本穴治疗增生类疾病，余在临床用于治疗增生类相关疾病并未获得理想效果。余将本穴用于骨关节肿胀类疾病获效明显，所以本处所言的"消骨头胀大"并非真正的能使骨头胀大消失，主要用于风湿、类风湿、痛风性关节炎及膝关节积液导致的关节肿胀疼痛，临床主要以青筋反应点为用，若有青筋反应，点刺放血，再配用相关的穴位治疗效佳。脚大趾节肿大者配合五虎三、四穴治疗疗效确切，余曾治疗6例患者，消除疼痛及改善红肿疗效较为满意。

◆ 木炎穴 ◆

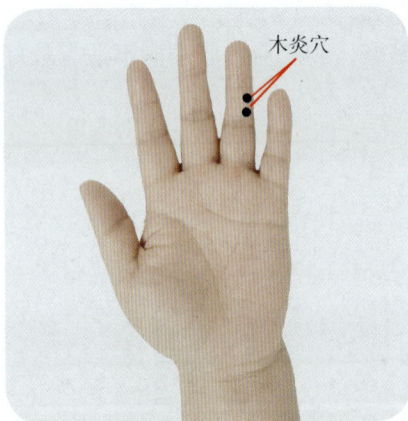

图 2-1-11

【标准定位】掌面无名指第2节中央线外开（偏向尺侧）2分，距上横纹1/3处1穴，距下横纹1/3处1穴，共2穴（图2-1-11）。

【解剖】正中神经，肝神经，指掌侧固有神经。

【经验取穴】首先将掌面无名指第2节分成3等份，然后分别紧贴着尺侧的指骨边缘上、下1/3处各取一穴。

【主治】肝炎，肝肿大，肝硬化。

【操作】针深半分。

【穴性】清肝泻火，疏肝理气。

【特效作用】治疗口苦、易怒、烦躁、失眠，眼干、眼痒诸症效佳。

【临床运用及说明】木应于肝胆，火性炎上，本穴作用于肝胆火旺之疾，具有清泻肝火的作用，犹如传统针灸行间、侠溪之穴作用功能，本穴与木穴均作用于肝胆，木穴以疏肝郁为主，本穴以泻肝胆之热为要，临床凡见肝火上炎之疾皆可取用本穴以治之，尤其对于肝胆火旺而致的口苦最效。通过本穴临床运用来看，对肝气犯胃之疾则有特效。本穴与眼黄穴、肝门穴配用治疗急性肝病有较好的作用；本穴与上三黄穴、木斗穴、木留穴配用治疗慢性肝病活动期极效。

◆ 还巢穴 ◆

【标准定位】无名指中节外侧（偏向尺侧）正中央点（图2-1-12）。

【解剖】肝副神经，肾副神经。

【经验取穴】首先确定无名指中节尺侧缘上的正中央点，然后于此处取穴即可。

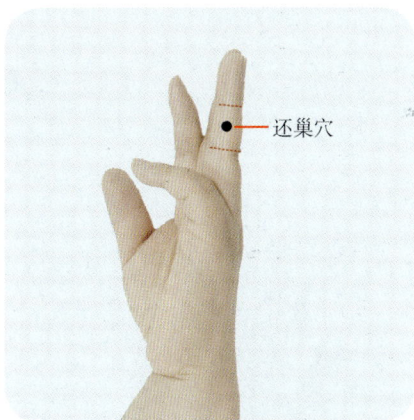

← 还巢穴

图 2-1-12

【主治】子宫痛，子宫瘤，子宫炎，子宫不正，月经不调，赤白带下，输卵管不通，小便多，阴门发肿。亦治流产，可安胎。

【操作】针深1～3分。

【穴性】调理冲任，疏经通络，温通下元。

【特效作用】治疗不孕症特效。

【注意】禁忌双手同时取穴（一般一侧取穴即可，多为健侧或者男左女右取穴），一般与妇科穴两手左右交替用针。

【临床运用及说明】本穴名为还巢穴，巢乃卵巢之意，以调理卵巢、子宫之疾为要，为妇科病治疗之要穴，是临床公认的妇科病之特效穴。本穴所用已形成了固定基础方，一般与妇科穴左右交替用针，左边妇科穴、右边还巢穴，或者右边妇科穴、左边还巢穴交替用之。二穴伍用有广泛的治疗作用，可用于多种妇科疾病的治疗，如对痛经、闭经、卵巢囊肿、子宫肌瘤、先兆流产、不孕等皆有很好的治疗作用，尤其用于不孕症最具特效，因此二穴在临床有"送子观音穴"之称。余以二穴为主穴在临床曾治疗多例不孕症患者，所言不虚，功效确切。

本穴又称为凰巢穴，最早有凤巢与凰巢之分，前辈医家认为有凰巢穴就有凤巢穴，凤与凰同在才符合自然规律，只有如此才能达到中医阴阳平衡之理论，故有了凤巢与凰巢之分。靠近小指侧（尺侧）的名为凰巢穴，靠近中指侧（桡侧）的名为凤巢穴，因其两穴功效作用相近，凰巢穴作用更强，因此将凰巢穴改名为还巢穴，临床多以本穴为用，再较少用凤巢穴了。

还巢穴与妇科穴在董氏针灸中可以说是治疗所有妇科病必用之穴，关于二穴具体配穴运用可参考妇科穴中的临床运用及说明。

◆ 眼黄穴 ◆

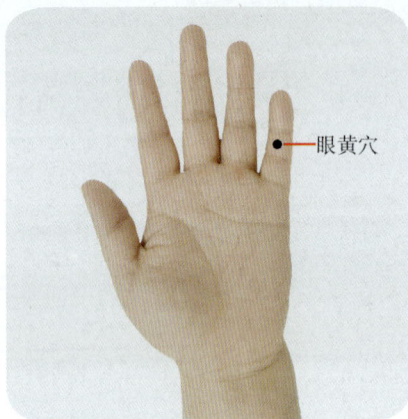

眼黄穴

图 2-1-13

【标准定位】掌面小指第 2 节之中央点处（图 2-1-13）。

【解剖】尺神经，胆神经。

【经验取穴】在手小指，于掌面小指第 2 节之正中央点处取穴即可。

【主治】眼发黄。

【操作】针深半分。

【穴性】利湿退黄。

【特效作用】治疗黄疸病效佳。

【临床运用及说明】黄疸病是以目黄、身黄、小便黄为主要表现的病证，其中，目睛黄染为本病的最主要特征。因本穴能治疗黄疸病，尤其对黄疸病初期眼黄疗效佳，所以名为眼黄穴。本穴在小肠经与心经之间，心经系目系，其心经经脉病候并言能治目黄。手太阳小肠经主液所生病，经脉至目内、外眦，经脉病候也记载能治目黄。本穴治疗黄疸是通过以利湿而退黄，对眼黄之效则是因其能直接联系眼睛。治急性黄疸，肝门穴配眼黄穴、木炎穴，治慢性黄疸，上三黄穴配眼黄穴。

眼黄穴不仅能治疗眼黄，而且对多种眼疾也有很好的治疗作用，尤其对视物模糊、眼胀、飞蚊症、眼睛化脓性感染、玻璃体退化浑浊等眼疾皆有很好的治疗作用。

火膝穴

【标准定位】小指甲外侧（即尺侧）角之后 2 分处（图 2-1-14）。

【解剖】尺神经，心脏神经。

【经验取穴】以小指指甲为标志点，于手小指指甲根角外开 2 分处取穴。

【主治】膝痛，关节炎，风湿性心脏病，因生气而痰迷心窍之神经病（即精神病）。

【操作】针深半分，两边同时用针。

【穴性】疏肝解郁，涌吐痰涎，行气活血。

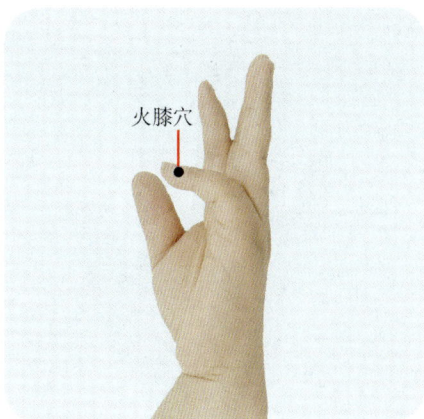

火膝穴

图 2-1-14

【特效作用】治疗痰迷心窍而致的精神病特效；治疗变形性膝关节炎效佳；治疗风湿性心脏病效佳；治疗肩臂不举（手太阳小肠经肩痛）效佳。

【临床运用及说明】本穴与传统针灸之少泽穴相近，仅有 1 分之别，少泽穴为手太阳小肠经之井穴，小肠与心相表里，属火，能治疗膝痛，故名火膝。

本穴名为火膝，主治膝痛，因此临床常用于膝关节疾病的治疗，主要用于膝关节冷痛、酸痛及膝关节部位筋急的治疗，尤其对膝关节内侧曲泉一带疼痛有良效，这在临床中极为常见，在董氏针灸中，除了本穴可以治疗此类疼痛外，还有心膝穴、木火穴、人宗穴，临床应根据每个患者的具体症状取用相关穴位。

董师载有本穴用于急性精神分裂症的治疗医案，用之立起沉疴，效如桴鼓，针之患者立吐痰涎两碗余，其病立愈。故本穴在临床上最常用于急性发作的痰迷心窍之疾，用之可有涌吐痰涎之功，使患者从本而治。本穴在小肠经，小肠与心相表里，心主神明，小肠主液所生病，故能使痰涎涌出，以达清心安神之效。

◆ 指肾穴 ◆

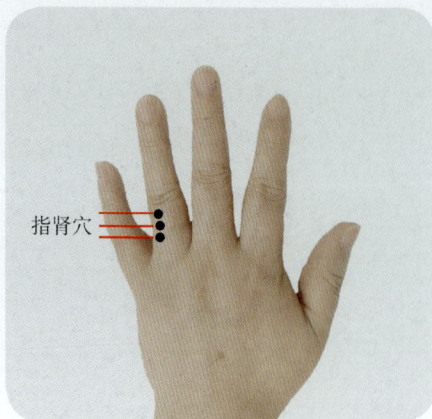

图 2-1-15

【标准定位】无名指指背第 1 节中央线外开（偏向尺侧）2 分之中点处 1 穴，距上横纹 1/4 处 1 穴，距下横纹 1/4 处 1 穴，共 3 穴（图 2-1-15）。

【解剖】尺神经，肝副神经，肾副神经。

【经验取穴】首先将无名指背面的第 1 节分成 4 等份，然后分别紧贴着尺侧的指骨边缘上 1/4 处、下 1/4 处及中央点处取穴。

【主治】治疗口干，肾亏，心脏衰弱，背痛。

【操作】针深半分，治痛宜三针同下。

【穴性】补肾益精，滋阴泻火。

【特效作用】治疗口干效佳；治疗阔背肌处慢性疼痛特效。

【临床运用及说明】本穴在无名指上，作用于肾，故名指肾穴。本穴与下肢的通肾穴功用极为相近，如治疗口干、慢性背痛的功效均佳，但因本穴处肌肉浅薄，作用稍逊于通肾穴，且针刺偏敏感，疼痛明显，但取穴针刺更为方便。对慢性背痛疗效十分确切，余曾治疗多例慢性背痛患者均取效明显。如所治一青年男性，慢性背痛已有 2 年余，多种方法治疗未效，本穴与通肾穴、通背穴交替针刺 7 次，症状消失。若急性背痛者常用重子穴、重仙穴治疗。

目前有较多的报道本穴用于糖尿病的治疗取得了显著疗效，不仅有改善口干的作用，而且还有明显的降糖作用。

本穴可治疗心脏衰弱，临床与地宗穴、火主穴配用治疗心衰及急性心脏扩大。

◆ 指三重穴 ◆

【标准定位】无名指指背中节中央线外开（偏向尺侧）2 分之中点处 1 穴，距上横纹 1/4 处 1 穴，距下横纹 1/4 处 1 穴，共 3 穴（图 2-1-16）。

【解剖】尺神经，肝副神经，肾副神经。

【经验取穴】首先将无名指背面的第 2 节分成 4 等份，然后分别紧贴着尺侧的指骨边缘上 1/4 处、下 1/4 处及中央点处取穴。

【主治】祛风，治脸面神经麻痹、乳肿大、肌肉萎缩。

【操作】针深半分。

【穴性】破血行气，消肿止痛。

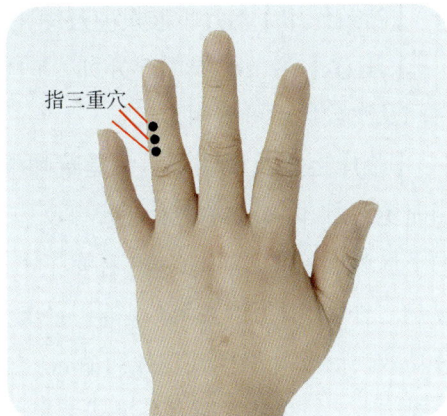

图 2-1-16

【特效作用】治疗乳腺增生及偏头痛极效。

【临床运用及说明】本穴与足部三重穴功效相近，因在手指上，故名指三重。本穴在手少阳经脉上，足三重穴在足少阳经脉上，两组穴位均以活血化瘀、通调少阳经气为主，本穴在手指上，肌肉浅薄，功效略逊于足三重穴，临床主要用于乳房疾病、胁肋痛、面瘫及少阳经头痛的治疗，主要针对少阳经脉症状。

本穴对肌肉萎缩也有较好的作用，一般可与足驷马穴或与肩中穴、云白穴、上曲穴等配用。

◆ 木火穴 ◆

【标准定位】中指背第 3 节横纹中央点处（图 2-1-17）。

【解剖】正中神经，心脏及肝分支神经。

【经验取穴】在手指，于中指背第 3 节的横纹上取穴，向小指的方向针刺，皮下针。

【主治】半身不遂。

【操作】横针皮下半分。

【穴性】通经络，活气血，调元气。

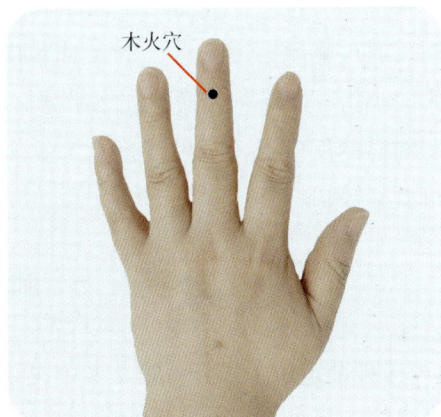

图 2-1-17

【特效作用】治疗下肢发凉及中风后遗症具有特效。

【注意】第 1 次限用 5 分钟，5 日后限用 3 分钟，又 5 日后限用 1 分钟。时间及次数均不可多用。

【临床运用及说明】本穴是董师治疗某国际友人中风后遗症发现之新穴，当时董师在本穴区域发现了紫黑反应点，所以就此而用，针刺后，患者冰冷的下肢顿时有了温热感，并且有了力量。因其使冰冷的下肢增加了热量，有温热之作用，且治疗疗效迅速，还有解郁作用，所以名为木火。本穴先有实际功效，后董师根据其功效而命名。本穴所用有两个方面的指征：一是肢体发凉无力；二是在其区域有乌黑或紫黑的反应点，即可取用。若符合以上相关条件取用就可获得显著疗效，是董氏针灸治疗中风后遗症常用之要穴。在运用时要按一定要求使用：在运用时一般先单独针刺本穴，且让患者活动患肢；二是要严格限制运用时间，一般为 7 ~ 10 分钟，身体强壮者可用 10 分钟，身体虚弱者 5 ~ 7 分钟即可，且每次运用时间递减，一个疗程一般 7 ~ 10 次。

目前在董氏针灸传承中有人将木火穴定为四穴，分别于食指、中指、无名指及小指部位各一穴，这种定穴方法完全不符合董师设穴思想，因为董师所用一穴就严格限制运用时间，如果再在 4 个手指上分别设穴，完全违背了董师设穴之原意。本穴的发挥作用是调动身体之元气，而不是调和人身之元气的作用，若是这样取穴不但起不到治疗功效，反而会伤到人体之正气。可以根据瘀络在不同手指上的出现确定穴位点，而不能在 4 个手指上同时定穴，更不能几穴同用。

本穴不仅对中风后四肢发凉效佳，对一般的四肢发凉也有很好的治疗作用，通过临床运用来看，本穴对下肢的疗效优于上肢。一般为健侧取穴，针尖向小指方向横刺，横针皮下半分。疗效好坏仍以穴区是否有反应点所决定，有明显的反应点（乌黑或紫黑）效佳，反应点是运用的指征，可以刺血，也可以毫针刺。

◆ **肺心穴** ◆

【标准定位】中指背第 2 节中央线上，距上横纹 1/3 处 1 穴，距下横纹 1/3 处 1 穴，共 2 穴（图 2–1–18）。

【解剖】正中神经，心脏及分支神经。

【经验取穴】首先将中指背第2节分成3等份，然后分别于上、下1/3处各取一穴。皮下针，向小指的方向平刺。

【主治】脊椎骨疼痛，颈项痛，小腿胀痛。

【操作】横针皮下半分。

【穴性】通络止痛，宣通气血。

【特效作用】治疗胸椎痛、尾椎痛、髂后上棘及髂后上棘两侧痛有特效。

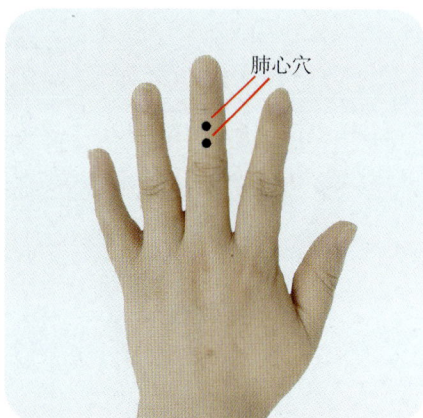

肺心穴

图 2-1-18

【临床运用及说明】本穴在中指背之中央上端，通过全息对应来看，中指全息对应于脊柱，上端部位应于上焦心肺区域之病变，调治在上焦，因此名为肺心穴。具有通调督脉气血的作用，临床主要用于脊柱上及脊柱旁病变，可治疗颈项痛、胸椎痛，也能治疗尾椎骨痛。余在临床以本穴或以本穴为主穴治疗胸椎部位疼痛患者多例，包括胸椎部位损伤、胸椎部位小关节功能紊乱、胸椎部位劳损等问题，针刺本穴或心膝穴配用腕顺一穴、二角明穴治疗疗效满意，一般一次即可见显效。本穴治疗尾椎骨部位疼痛已成为临床之共识，用之广泛，疗效肯定。且还能治疗髂后上棘两侧痛，配腕顺一穴效更佳。

本穴具有很好的宽胸理气、通调气血的作用，因此对心肺疾患所引起的胸闷、咳喘及后背部疼痛沉重等症状有良好的疗效，尤其对胸闷及胸背疼有特效。如余曾所治疗的一名胸闷日久的患者，检查并未发现器质性病变，曾在多个医疗机构施以不同方法治疗，一直未愈。余针刺本穴组配心门穴与膻中穴，针后立解，针刺2次后症状完全消失。

◆ 心膝穴 ◆

【标准定位】中指背第2节两侧之中央点各1穴，共2穴（图2-1-19）。

【解剖】正中神经，心脏分支神经。

【经验取穴】于中指背第2节正中央两侧，分别紧贴着指骨边缘处取穴。

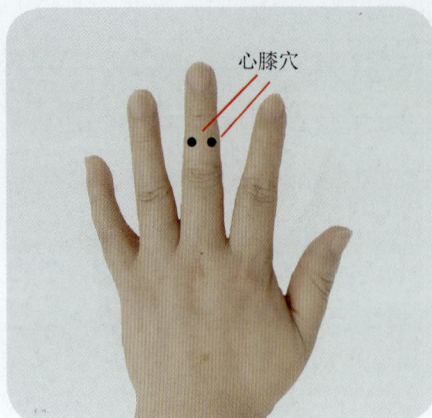

图 2-1-19

心膝穴

【主治】膝痛，肩胛痛。

【操作】针深半分。

【穴性】通经止痛。

【特效作用】治疗膝痛及脊柱痛特效。

【临床运用及说明】本穴也在中指指背上，对应于脊柱，因此也能治疗脊柱上之疾病，名为心膝，乃作用于心火，有温通之意，针刺时要紧贴骨缘而刺，主要针对脊椎骨虚寒的问题，通督扶阳气。

本穴治疗膝痛是临床共识，运用最广，董氏针灸非常注重膝痛的用穴治疗，有诸多的穴位可用于膝痛的治疗，临床最常用的有肩中穴、心门穴、火主穴、火膝穴、心膝穴、胆穴，每个穴位所用各有特点，心膝穴主要针对膝关节骨的问题，如西医学所言的膝关节增生用之最佳，临床多配胆穴运用。

◆ 二角明穴 ◆

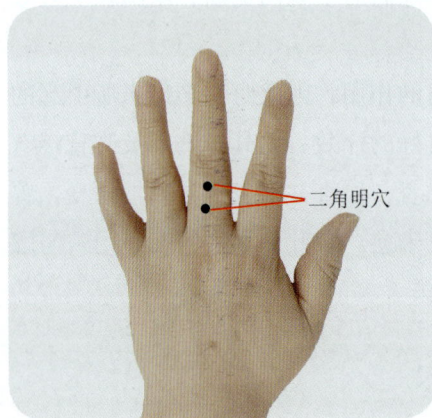

图 2-1-20

二角明穴

【标准定位】中指背第 1 节中央线上，距上横纹 1/3 处 1 穴，距下横纹 1/3 处 1 穴，共 2 穴（图 2-1-20）。

【解剖】桡尺交叉神经，肾神经。

【经验取穴】首先将中指背第 1 节分成 3 等份，然后分别于上、下 1/3 处各取 1 穴。皮下针，向小指的方向针刺。

【主治】闪腰岔气，肾痛，眉棱骨痛，鼻骨痛。

【操作】横针皮下半分。

【穴性】补肾气，通经络，止痹痛。

【特效作用】治疗闪腰岔气、眉棱骨痛、前头痛具有特效。

【临床运用及说明】二角明穴在中指指背上，通过全息论，中指对应于脊柱，因此可治疗督脉上疾病，具有通督的作用。本穴穴下为肾神经，因此可治疗闪腰岔气及腰痛，本穴对闪腰岔气有特效作用，闪腰岔气发作迅速，其疼痛部位往往走窜不定，当活动、呼吸、咳嗽时均能引起疼痛，多在腰部及胸胁部位发生，与火串穴配用作用协同，功效倍增。余在临床曾以本穴组为主穴治疗几十余例相关患者，多能针之即效，如一老年男性患者，不慎被绊倒，当即感觉腰腹部不适，半小时后症状逐渐加重，家人陪同前往就近医院检查，未见骨折，嘱其卧床休息，并服用活血止痛类药物，因症状逐渐加重而来诊，检查见疼痛在右侧腰部膀胱经3寸之外牵及小腹部位疼痛明显，但无明确压痛点，当呼吸、咳嗽、活动时均加重，与针刺本穴与火串穴、太冲穴，针后症状立缓，治疗3次诸症消失。治疗腰痛辨证为肾虚者，可配马金水穴或水金穴、水通穴。

本穴对鼻骨痛、眉棱骨痛、前头痛皆有良效，鼻骨痛原因多难以明确，主要以酸痛为主，女性发病率高，用之确具实效。

本穴针刺时为皮下针，向小指方向针刺。有人主张一针透两穴之用，这一针刺法失去了穴位原有的意义，余主张向小指方向针刺。

◈ 胆穴 ◈

【标准定位】中指背第1节两侧中点处各1穴，共2穴（图2-1-21）。

【解剖】桡尺神经皮下支，胆神经。

【经验取穴】于中指背第1节正中央两侧分别紧贴着指骨边缘取穴。

【主治】心惊，小儿夜哭。

【操作】用三棱针点刺出血。

【穴性】养心安神，和胃利胆。

【特效作用】治疗小儿夜哭特效（刺血）；治疗膝痛极效。

【临床运用及说明】心虚则胆怯，本穴用于心气虚损而致的心悸惊恐不安，

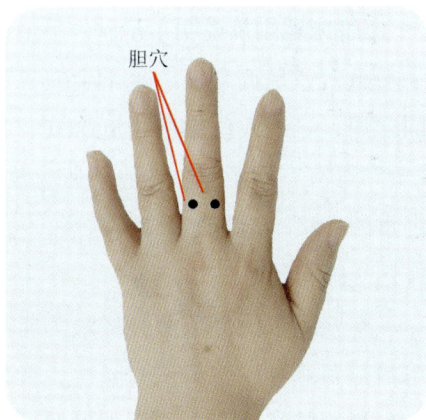

胆穴

图 2-1-21

尤其善治小儿夜惊，对小儿夜哭极效，所以余在临床又将其名为"夜哭穴"。余在临床曾治疗数名患儿，疗效确切，治疗小儿夜哭可以指掐按揉法即可获得疗效，也可以于此处瘀络反应点点刺出血。

本穴对膝关节骨性疾病也有很好的作用，可单独运用，也可与心膝穴配用；心与胆相通，心病怔忡宜温胆为主，胆病战栗癫狂宜补心为主，所以本穴能治疗心胆气虚之精神类疾病。

◆ 指五金、指千金穴 ◆

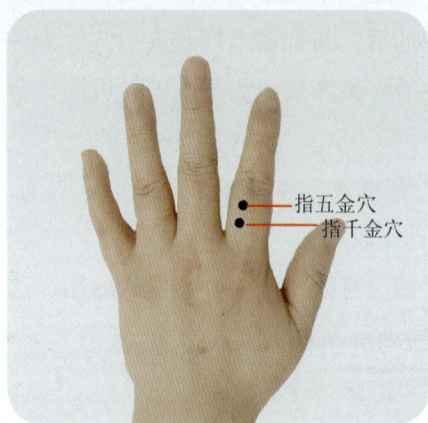

图 2-1-22

【标准定位】在手指，于食指背第 1 节中央线外开（偏向尺侧）2 分直线上，距上横纹 1/3 处为指五金穴，第 2 节下横纹 1/3 处为指千金穴（图 2-1-22）。

【解剖】桡神经，肺分支神经。

【经验取穴】首先将食指背面的第 1 节分成 3 等份，然后分别紧贴着指骨边缘上 1/3 处与下 1/3 处下针。

【主治】肠炎，腹痛，鱼刺鲠喉。

【穴性】清利咽喉，通调肠腑。

【特效作用】治疗鱼刺鲠喉特效。

【操作】针深半分。

【临床运用及说明】五金、千金之名则有指五金穴、指千金穴，手五金穴、手千金穴，足五金穴、足千金穴三组穴位，三组穴位既有相同之处，又有不同之用，三组穴位中以指五金穴、指千金穴用之最少。关于穴名中"五"与"千"可有三层意思：一是言其功效广泛；二是说明穴位可治疗肢体犹如千金之重的症状；金则代表肺气之意，可调其肺脏，肺与大肠相表里，说明本穴组作用于肺与肠。

本穴组以治疗鱼刺鲠喉最为常用，临床疗效极为确切，余在临床以本穴组治疗鱼刺鲠喉曾亲试过 4 次，皆效，次次皆让人感叹董氏针灸之神奇。第一次运用就是余亲自所用的经验，有一次吃午饭，因工作非常繁忙，吃饭时特别仓促，在吃酸菜鱼时被鱼刺卡在喉咙，用各种方法不能将其咳出，最后到附近县级中医院耳鼻喉科去治疗，经值班医师反复检查未看到鱼刺，只得无奈返回，此时在家人的提醒下运用本穴组（余在开始学习董氏针灸时从不在意这一功用，在这之前讲课时也极少谈及这一运用，从这次运用后才开始重视本穴这一功效），此时抱着试一试的心态针刺了本穴组，针后三五分钟之时，和未针刺之前那样不经意咳之，而这次顺利地咳出了3根粘在一起如发丝一样的鱼刺，咽喉顿感轻松舒适，可见董师所言及的治疗功效并不徒设，应当深入领悟各穴之临床功效，自此更增加了对董氏针灸的厚爱之心和对董师的敬佩之情。

从治疗的过程来看，余认为，本穴治疗鱼刺鲠喉是通过松弛咽喉部肌肉而发挥功效，当针刺本穴组后，可使咽喉部肌肉得以松弛，当肌肉松弛后鱼刺固然就可以轻松咳出，因此针刺本穴组治疗咽喉部异物堵塞感也有很好的疗效，经过临床运用也确有实效，如梅核气、慢性咽喉炎等。其他方面作用多以手五金穴、手千金穴及足五金穴、足千金穴运用，具体运用可参考两穴组。

◆ 指驷马穴 ◆

【标准定位】食指背第2节中央线外开（偏向尺侧）2分之中点处1穴，距上横纹 1/4 处1穴，距下横纹 1/4 处1穴，共3穴（图 2-1-23）。

【解剖】桡神经，正中神经，肺分支神经。

【经验取穴】在手指，首先将食指背面的第2节分成4等份，然后分别紧贴着尺侧的指骨边缘上 1/4 处、下 1/4 处及中央点处取穴即可。

【主治】肋膜炎，肋神经痛，皮肤病，脸面黑斑，鼻炎，耳鸣，耳发炎。

【穴性】调理肺气，宽胸利胁。

【特效作用】回乳、乳腺增生；脸面黑斑；手掌皮肤病。

【操作】针深半分。

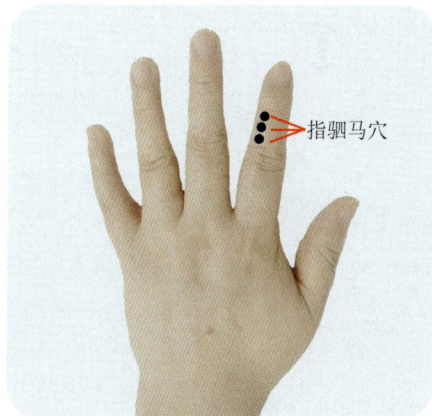

图 2-1-23

【临床运用及说明】在手指上有指驷马穴，在下肢有足驷马穴，在上下肢存在相同之穴组，由此也表明了董氏针灸取穴注重全息理论的运用，在人身不同部位有相同的穴组出现，这是对全息理论最好的诠释。其穴在食指区，食指是董师所定的肺、气管反应区，并且本穴有肺分支神经所过，其功效作用于肺，所以针刺本穴组有调肺气的功能。肺主皮毛，所以能治疗皮肤病，对颜面黑斑有特殊疗效，常配上三黄穴同用调理面部黑斑甚效；对手皮肤病治疗也有佳效，用于手皮硬、手蜕皮、手皲裂、手发痒、手多汗等证皆效，以配木穴为特效；肺开窍于鼻，因此本穴组治疗鼻子疾病也具特效，用于治疗鼻炎、流涕、鼻塞及酒渣鼻，多与木穴配用。

董师有关于用本穴组治疗回乳的验案记载：有一妇人哺乳后，其子已 12 岁，早已不吃母乳，但遍经诊治，竟无法回乳，经董师针刺本穴 3 次，竟将 12 年乳汁不退之疾治愈，实在令人叹为观止。董师所治病案已久，也尚无记载所治的取穴理由，很难完全明确董师所取穴的依据，据考虑其理由可有三点：一是或许依据在此处有瘀络之反应点来取穴，二是根据藏象理论之运用，驷马作用于肺，肺主气，朝百脉，乳房处于胸部；三是本穴作用于肺，而肺经下络大肠，还循胃口，亦关乎胃气，不能回乳的病机可能为肺气不足、胃气虚弱而致，故用本穴组治疗极效。因此在临床有诸多的关于用本穴组治疗回乳的报道，也可用于西医学中的溢乳症。

◆ 妇科穴 ◆

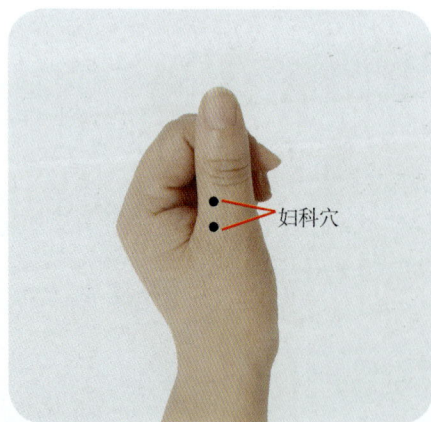

图 2-1-24

【标准定位】大指背第 1 节之中央线外开（偏向尺侧）3 分，距上横纹 1/3 处 1 穴，距下横纹 1/3 处 1 穴，共 2 穴（图 2-1-24）。

【解剖】桡神经，正中神经，子宫神经。

【经验取穴】首先将手大指背面第 1 节分成 3 等份，然后于手大指尺侧紧贴着骨缘上、下 1/3 处取穴即可。

【主治】子宫炎，子宫痛（急、慢

性均可），子宫瘤，小腹胀，妇人久年不孕，月经不调，经痛，月经过多或过少。

【操作】5 分针，针深 2 分，一用两针。

【穴性】调理冲任，宣通下焦，温通下元。

【特效作用】治疗妇科诸疾均甚效，尤其对不孕症极具特效（有"送子观音穴"之称）。

【临床运用及说明】本穴因专用于妇科诸疾的治疗，所以称之为妇科穴。本穴治疗妇科病作用广泛，可用于各种妇科疾病的治疗，犹如传统针灸三阴交治疗妇科病之广泛作用，不管是否妊娠皆可运用，具有安全性，临床一般多与还巢穴同时运用，其具体运用可参阅还巢穴。本穴取穴方便，疗效肯定，故在董氏针灸中有"妇科病第一穴"之称。

本穴尤善治不孕症，故在临床又有"送子观音穴"之称，所言不虚，余在临床以本穴组并配用生殖三针（大赫穴、关元穴、三阴交穴，余将三穴并用称之为"生殖三针"，既可用于不孕，又可用于不育的治疗）治疗几十例不孕症患者，临床疗效十分理想。

本穴不仅治疗不孕症特效，而且与他穴配用治疗其他妇科病证也有卓效。配门金穴治疗痛经极效；配还巢穴治疗妇科诸疾，尤其对不孕症特效；配子宫穴、阳池穴治疗子宫位置不正；治疗月经不调配用火主穴、灵骨穴；配水晶穴、下三皇穴治疗子宫诸疾。

◆ 制污穴 ◆

【标准定位】在大指背第 1 节中央线上（图 2-1-25）。

【解剖】桡神经浅支。

【经验取穴】在手指，其穴位在手大指背面正中央之直线上。也可以将大指背第 1 节分成 4 等份，分别在正中央线上、下 1/4 及中点处取穴。

【主治】久年恶疮，恶瘤开刀后刀口流水不止、不结口。

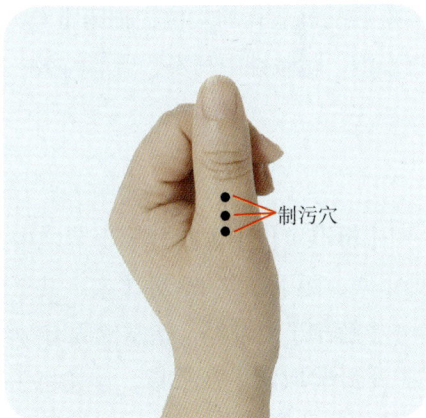

制污穴

图 2-1-25

【操作】以三棱针扎出黑血。

【穴性】消肿止痛，收敛生肌。

【特效作用】治疗各种伤口久不愈合特效；治疗化脓性中耳炎；治疗红肿的青春痘；治疗带状疱疹。

【临床运用及说明】本穴在董师原著中不分穴点，以指背瘀络刺血为用，如有相关适应证，就在大指背上找瘀络点刺放血。后人将此穴又分为了3个穴点，以毫针针之。余在临床治疗本穴的适应证皆以瘀络刺血为用，故分穴点法临床没有实际意义。

本穴以治疗伤口不愈合为主，其所用就如制服血中之污染的意思，故名制污穴。对各种伤口不愈合有特效，本穴治疗伤口不愈合有着极为确切的作用，属于专病专穴，早在《董氏针灸奇穴经验录》中载有董师所治病案：某师兄之女臀部长瘤，经医院开刀，久不收口，流水不止，董师为其在本穴放血，一次即愈。余在临床也有多例特效病案，如所治1例中风偏瘫患者，因在某院针刺治疗时并行烤电，不慎烤伤患侧小腿外侧一部位，造成一豆粒大小的伤口，伤口不断加深增大，渐渐增大到栗子核大小伤口。来诊后即让跟随学习的学生在其患侧的制污穴点刺放血，经刺血后第2天伤口红肿就明显减轻，流水减少，跟随学习的学生皆连连称奇，赞叹董氏针灸之神奇，共经点刺本穴3次而愈。再一次验证了董氏针灸之神奇性，极大地增强了学生对董氏针灸学习的兴趣与动力。

本穴不仅对一些伤口不愈合有很好的作用，而且对化脓性中耳炎、带状疱疹、牙龈脓肿、手脱皮、甲沟炎、红肿的青春痘皆有一定的疗效，再根据不同的疾病配以适宜的穴位，临床常与外三关穴配用治疗伤口感染不愈合、红肿的青春痘、化脓性中耳炎，皆有特效；本穴配上、下唇穴治疗口腔溃疡也有特效。

◆ 止涎穴 ◆

【标准定位】大指背第1节之中央线内开（偏向桡侧）2分，距上横纹1/3处1穴，距下横纹1/3处1穴，共2穴（图2-1-26）。

【解剖】桡神经，指掌侧固有神经。

【经验取穴】在手指，首先将手大指背面第1节分成3等份，然后于手大指桡侧紧贴着骨缘上下1/3处取穴即可。

【主治】小儿流口水。

【操作】针深2分。

【穴性】补气收摄，固摄津液。

【特效作用】治疗小儿流口水特效。

【临床运用及说明】流涎俗称为"流口水"，是指涎液经常不自觉地从口中流出的一种病症。中医俗称为"滞颐"。中医认为，涎为脾之液，脾胃虚弱，失于调摄，故而流涎。正如《幼科释谜》所言："小儿多涎，亦由脾气不足，不能司布津液而成。"可见本穴有调脾司津液的功效，本穴属于专病特效穴位，配用灵骨穴运用其效更佳。配上、下唇点刺治疗口腔溃疡也具特效。

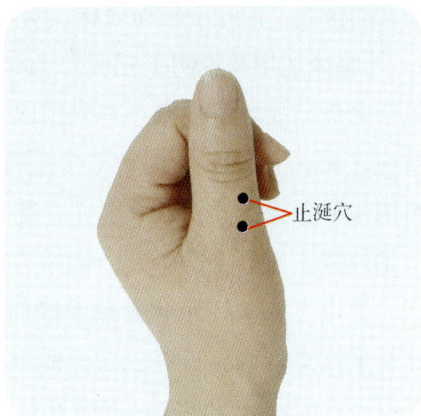

图 2-1-26

在董氏针灸穴位中有两个穴位专用于小儿，一是本穴，再就是治疗小儿夜哭特效穴之胆穴，针对小儿之疾。

❖ 五虎穴 ❖

【标准定位】大指掌面第1节外侧（即桡侧），每2分1穴，共5穴（图2-1-27）。

【解剖】桡神经浅支，正中神经，指掌侧固有神经，脾神经。

【经验取穴】在手指，首先将手大指掌面第1节分成6等份，先定其中点即五虎三穴，然后再分别定出各穴，每穴紧贴桡侧指骨各等份点上，分别取穴即可。

【主治】全身骨肿；脚跟痛，脚痛，手痛，头顶痛。

【操作】针深2分。

【穴性】通经活络，消肿止痛。

【特效作用】治疗手指痛、足趾痛、

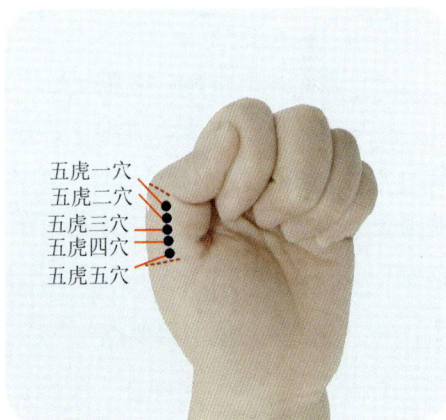

图 2-1-27

足背痛极效，治疗手腕痛效佳，治疗足跟痛及全身骨节痛甚效。

【临床运用及说明】五虎穴是由5个穴点组成，且临床功效强大，犹如五只小老虎，故名五虎穴。本穴组以治疗四肢关节疾病为主，取穴思想以全息对应之法，五虎穴的5个穴点分别对应于手指、脚趾、脚掌、脚踝及脚跟。自第1掌骨至指间横纹共5穴，确立方法是自大拇指骨第1节上下两髁点画一条连线，由指尖向手掌，依序为五虎一穴、五虎二穴、五虎三穴、五虎四穴、五虎五穴，针刺时紧贴骨缘而针。在针刺时首先定好其中点五虎三穴，这样取穴更准确。五虎三穴与髁点之间取五虎一穴、五虎二穴；五虎三穴与下髁点之间取五虎四穴、五虎五穴。取穴时掌面朝上，其余四指并拢并握拳，拇指指尖紧抵于食指。

五虎五穴各有不同的功效，分别功效是：五虎一穴治疗手指痛与手掌痛；五虎三穴治疗脚趾痛；五虎二穴加强五虎一穴与五虎三穴的疗效；五虎四穴治疗脚背及脚踝痛；五虎五穴治疗脚跟与脚踝痛。临床若能合理搭配可有诸多的特效作用，主要用于全身关节疾病的治疗，对四肢关节疾病有特殊治疗作用。一般五虎一穴配五虎二穴治疗手指痛、手腕痛；五虎三穴配五虎二穴治疗足趾痛；五虎三穴与五虎四穴治疗足背痛、足踝痛、足跟痛；五虎三、四穴配中白穴、下白穴治疗足内踝痛；五虎三、四穴配上白穴治疗外踝痛；五虎四穴配肩中穴治疗膝痛；五虎穴配通关穴、通山穴、通天穴、肾关穴治疗类风湿关节炎及全身骨节疼痛。

～ 本节小结 ～

——部位为手指部，本部分总计28个穴名，104个穴位点。

——部位穴位较多，弥补了传统针灸这一部位的穴位之不足，多数穴位较为常用，临床功效非常确切，善治疗各类杂症。本部位优点为取穴方便，缺点是针刺起来较痛。对于疼痛敏感的人可用其他部位穴位代之。本部位穴位皆可以刺血运用，凡穴位点瘀络明显者先刺血。

一、本部位穴位主治要点

五间穴由5个穴点组成，各间穴功用相似，但同中有异，主要以治疗下焦病为主，根据不同的功用可以分别运用或之间相互配用；木穴由两个穴点组成，同时运用，或独用下穴点，贴骨进针，具有疏肝解郁祛风的作用，常用于肝火旺、脾气燥及手皮肤病；心常穴由 2 个穴点组成，同时运用，贴骨进针，是治疗心悸、心律失常之常用穴；脾肿穴由 2 个穴点组成，抵骨进针，治疗脾脏肿、脾硬化及消化不良；复原穴由 3 个穴点组成，紧贴尺侧缘进针，主要用于消骨头之肿胀；木炎穴由 2 个穴点组成，同时运用，贴骨进针，本穴以清降肝火为用；眼黄穴为正中央 1 个穴点，抵骨进针，主要用于黄疸疾病的治疗；火膝穴为 1 个穴点，针向下方斜刺，以治疗膝盖冷痛和痰迷心窍之精神病为主。妇科穴与还巢穴常相互配用治疗妇科诸疾，为妇科统治针，两穴组左右交替用针，妇科穴由 2 个穴点组成，针刺时紧贴骨进针；指肾穴由 3 个穴点组成，同时运用，贴骨进针，以补肾为用，主要用于口干及慢性腰痛，常以通肾穴代替为用；指三重穴由 3 个穴点组成，同时运用，贴骨进针，以治疗肌肉萎缩和乳腺疾病为主；木火穴为 1 个穴点，皮下横刺，具有温补气血的作用，尤善于治疗下肢发凉及中风后遗症；心膝穴由 2 个穴点组成，同时运用，贴骨进针，为治疗膝痛及脊柱疾病之常用穴；肺心穴由 2 个穴点组成，同时运用，皮下针横刺，是治疗颈痛、小腿胀痛及尾椎区域疼痛之特效穴；二角明穴由 2 个穴点组成，同时运用，皮下针横刺，是闪腰岔气之特效穴，有补肾气的作用；胆穴由 2 个穴点组成，可以刺血，也可以毫针贴骨进针，临床以治疗小儿夜哭为特效，治疗膝关节骨性关节炎也具特效；指驷马穴由 3 个穴点组成，同时运用，贴骨进针，主要用于手皮肤病与回乳，因其针刺时较为疼痛，功效弱于足驷马穴，其他作用常以足驷马穴来代替；制污穴为特异性用穴，专用于伤口不愈合之疾，临床以区域瘀络点刺放血为用；五虎穴由 5 个穴点组成，根据病情需求选择相应穴位，取穴时先定五虎三穴，再分别——定出相关穴点。五虎一穴治疗手指痛，五虎二穴分别加强五虎一穴与五虎三穴的作用，五虎三穴治疗足趾痛；五虎四穴治疗足背痛，五虎五穴治疗足跟痛，分别贴骨进针。

二、本部位取穴要领

1.手指部宽度的定穴方法

当在手指背及手指掌面的左右（手指宽度）取穴时，不论在中线外开还是内开多少，所有穴位取穴时紧贴着指骨边缘取穴即可。这是既简单又可靠的实用方法，也是董氏奇穴取穴的一大基本特点，即贴骨进针法。

2.手指部上下长度的定穴方法

（1）如当有1个穴点时，也就是在两指纹间仅有1穴者，采用2分点法，均在两指纹间中点处取穴。如眼黄穴、中间穴、还巢穴等。

（2）如当有2个穴点时，也就是在两指纹间有2个穴点时，就采用二穴三分点法，就是将这一部位平均分为3等份，就在其上、下1/3处各取一穴即可。如木穴、木炎穴、妇科穴等。

（3）如当有3个穴点时，也就是两指纹间有3个穴点时，采用四分点法，就是将两指纹间分成4等份，在中点及上、下1/4处各取一穴，在临床实际操作时，先在两指纹之中点取一穴，然后再以此中点距两边之中点各取一穴即可。如指驷马穴、指三重穴、指肾穴等。

（4）如当有5个穴点时，也就是两指节间有5个穴点时，采用六分点法，就是将两指纹间分成6等份，在1/6处各取一穴。临床中仅有五虎穴有5个穴点，取穴时先取五虎三穴，再分别取五虎一、二、四、五穴，均贴骨进针。

第二节　二二部位（手掌部位）

◆ 重子穴 ◆

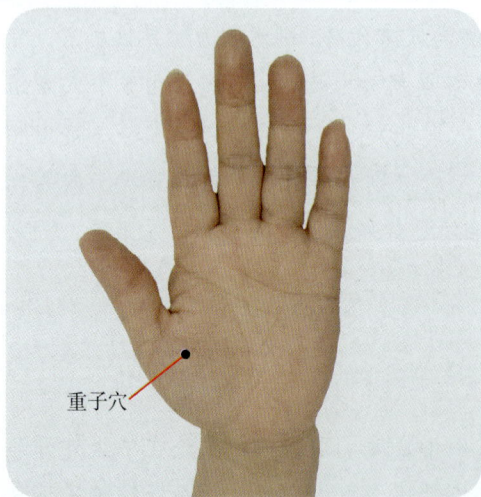

图 2-2-1

【标准定位】在虎口下1寸处取穴，即大指掌骨与食指掌骨之间（图2-2-1）。

【解剖】桡骨神经，桡骨动脉，肺分支神经。

【经验取穴】在掌区，首先于掌面虎口处画一条与第1掌骨相平行的直线，再于直线上虎口下1寸处取穴即可。

【主治】背痛，肺炎（有特效），感冒，咳嗽，气喘（小儿最有效）。

【操作】手心向上，1寸针，针深3~5分。

【穴性】宣肺解表，理筋止痛。

【特效作用】治痰黏稠不易咳出、咳嗽、哮喘效佳；治肩背痛、落枕、颈椎病及膏肓部位疼痛特效。

❖ 重仙穴 ❖

【标准定位】在大指骨与食指骨夹缝间，离虎口2寸，与手背灵骨穴正对相通（图2-2-2）。

【解剖】桡骨神经，桡骨动脉，肺分支神经，心细分支神经。

【经验取穴】在掌区，首先于掌面虎口画一条与第1掌骨相平行的直线，于直线上虎口下2寸处取穴（或确定好了重子穴，自重子穴直下1寸取穴即可）。

【主治】背痛，肺炎，高热，心悸，膝痛。

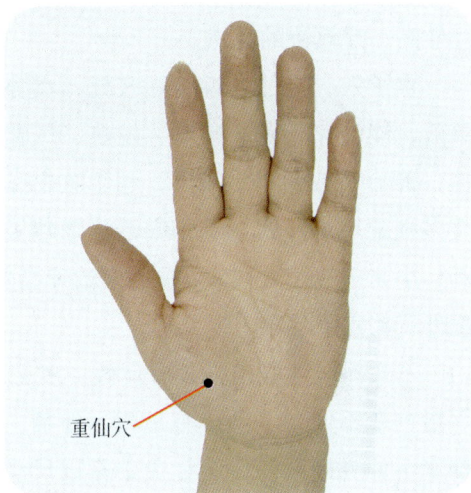

重仙穴

图2-2-2

【操作】1寸针，针深3~5分。

【穴性】宣肺解表，理筋止痛。

【特效作用】治疗高热极效，其他同重子穴之特效作用。

【临床运用及说明】重子、重仙穴是临床常用重要穴组，具有作用广、疗效强的作用特性，且对某些病具有特异性作用，因此学习者应深入全面掌握。本穴在掌面虎口下，取穴时应将掌心向上，自虎口处引一条平行于大拇指掌骨直线，在虎口下1寸处此线上即为重子穴，再下1寸处即重仙穴。

董师原著中记载重子穴、重仙穴两针同下，为治疗肩背痛之特效针，这也是本穴最常用的主治病证之一，二穴同用是治疗肩胛骨部位急性疼痛之特效针法，对膏肓部位之疼痛尤具特效，还对落枕具有特效，当落枕牵及疼痛面积较大，延及到肩背部时二穴作用最具特效，若与传统针灸承浆穴牵引，其效更为理想。用二穴治疗肩背痛时应当注意以下几个方面，方能发挥出应有的功效。①当肩背痛时，在此处若能发现瘀络或有明显的压痛反应则就发挥出特效作用，从而也能说明本穴区是肩胛区之反应点；②若能用一穴解决问题就尽量不用两穴；③本穴组均适用于急性之病痛，尤对发病急剧、疼痛严重者、疼痛部位深在者疗效更为满意，但对慢性疼痛、虚性疼痛、疼痛表浅者疗效不佳，临床应用时应掌握好其适应证，这是取得疗效之关键。若能够掌握好其临床适应证，在颈椎病、落枕、背痛及胸痛方面往往可有针到立效的功效。余在临床常配用正筋穴、正宗穴用于以上诸病的治疗，具有作用广、疗效高、疗效快的特点。

重子穴、重仙穴近鱼际穴处，在肺经循行线上，所以对呼吸系统疾病有卓效，能治疗感冒、咳嗽、发热、气喘等呼吸系统疾病，尤对咳嗽、咳痰效佳，善治痰黏稠不易咳出，利于咳出黏痰，当咳吐黄痰时可配用小间穴，若痰多则配用丰隆穴。重子穴治疗哮喘极效，于发青、发乌处点刺出血或毫针刺，小儿气喘配大白穴；重仙穴治疗高热最效，配大白穴点刺出血最佳；二穴配外三关穴平咳喘、退高热。

本穴对肢体肌肉强直有良效，多见于中风后遗症，可见肢体肌张力增高，手指拘挛不伸，下肢或有足内、外翻，此时以本穴组治疗为特效，尤对手指拘挛不伸者极效，传统针灸中常以尺泽、腕骨、阳陵泉、申脉、照海等穴治疗。若中风后下肢无力或肢体发凉则以灵骨穴、大白穴为主。这一点应当明确，并非所有的中风偏瘫患者均适用于灵骨穴、大白穴，需要遵循中医辨证理论。

重子穴、重仙穴也常用于乳腺疾病的治疗，包括西医学所言的乳腺增生及乳腺炎（究其原因，本穴组作用于肺，其乳房在胸部，如足驷马穴组）。余治疗乳腺疾病习惯用三重穴或驷马穴。

本穴组还常用于子宫诸病及膀胱疾病，如子宫肌瘤、卵巢囊肿、膀胱炎、尿潴留等，若能合理配穴，可获得很好的疗效。

◆ 灵骨穴 ◆

【标准定位】在手背面的食指与拇指叉骨间，第1掌骨与第2掌骨接合处取穴（图2-2-3）。

【解剖】此处为第1手背侧骨间筋，有桡骨动脉、桡骨神经、肺支神经。

【经验取穴】在手背，首先找到第1掌骨与第2掌骨之间叉骨缝处，再偏于第2掌骨缘处，紧贴骨缘取穴即可。

【主治】肺功能不足之坐骨神经痛、腰痛、脚痛、半面神经麻痹、半身不遂、骨骼胀大病，妇女经脉不调、难产、经闭、背痛、耳鸣、耳聋、偏头痛、经痛、肠痛、头昏脑胀。

【操作】拳手取穴（拇指弯曲，抵食指第1节握拳），用1.5~2寸毫针，针深通透重仙穴（过量针）。

【穴性】温阳补气，益气固脱，肃肺平喘，通经活血。

【特效作用】治疗偷针眼特效；治疗肺气不足所致坐骨神经痛极效；治疗中风偏瘫后遗症（患肢无力、发凉）效佳；治疗头晕甚效；治疗足跟痛、肘痛、背痛、腰痛均极效。

【注意】孕妇禁针。

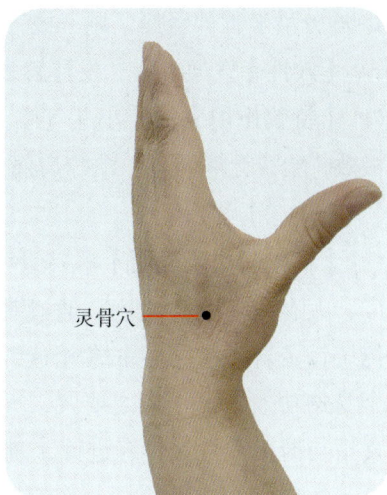

图 2-2-3

◆ 大白穴 ◆

【标准定位】在手背面，食指与拇指叉骨间陷中，即第1掌骨与第2掌骨中间之凹处（图2-2-4）。

【解剖】此处为第1手背侧骨间筋，有桡骨动脉、桡骨神经、肺支神经。

【经验取穴】在手背，于第2掌骨虎口底外开5分处取穴。

【主治】小儿气喘，高热（特效），肺功能不足之坐骨神经痛。

【操作】拳手取穴（拇指弯曲，抵食指第1节握拳），用1寸毫针，针深

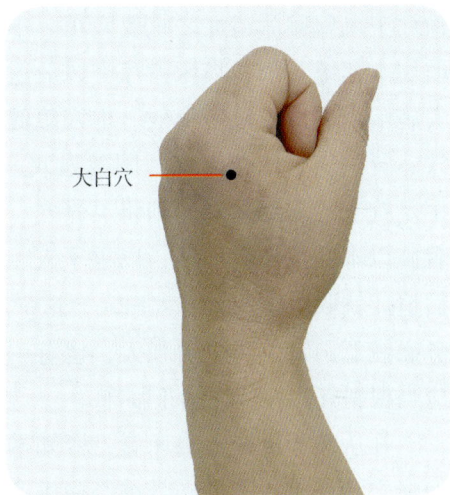

图 2-2-4

4~6分治坐骨神经痛，用三棱针刺血治疗小儿气喘、高热及急性肺炎（特效）。

【穴性】宣通上焦，发汗解表，补益肺气。

【特效作用】治疗小儿气喘、高热特效；治疗三叉神经痛效佳，治疗头痛极效，治疗牙痛效佳，治疗肩痛效佳。

【注意】孕妇禁针。

【临床运用及说明】本穴组可谓是董氏针灸第一大穴组，临床运用范围极广，大有波及全身之用。通过其主治来看，可波及临床各科疾病。灵骨穴与传统针灸合谷穴位置非常相近，合谷穴本就是传统针灸之重要穴位，有治疗全身的功效，是止痛之要穴，又是治疗面部疾病特效穴。而灵骨穴完全紧贴食指与拇指掌骨叉骨缝进针，刺激强度大，针刺深，所以功效也就更加强大，再与大白穴倒马针伍用，作用协同，功效倍增，作用广，疗效高，被称为董氏针灸"第一要穴组"。本穴组最主要的功效当抓住"肺功能不足"的病理现象，凡因肺气不足而致的相关疾病，皆可取用本穴组，肺主气，其穴组处于多气多血的手阳明经脉上，所以有补气行气、调气温阳之功效，这是本穴组所用之核心。凡患者因肺功能不足而致的问题皆可取用本穴组，如见患者面色苍白、体虚无力、稍活动即见气喘、呼吸不畅、平时易感冒、四肢不温、五劳七伤、骨蒸盗汗、自汗、月水不足、大便无力而下、中气下陷、呼吸困难、肢体痿软无力、手足冰凉等属于各种气虚之证，皆可以本穴组为主穴。在临床中若以补气行气调气为用，多以灵骨穴、大白穴倒马针运用。

本穴组因温阳补气的作用强大，所以治疗中风偏瘫后遗症极具特效，是治疗中风偏瘫后遗症之重要穴组。中风后若见肢体痿软无力，患肢发凉皆可取用本穴组。余在临床治疗中风后遗症患者几百例，以董氏针灸配合传统针灸施治，取得了显著疗效。本穴组健侧取穴，常配用木火穴、正会穴、肩中穴、肾关穴、四花上穴、阳陵泉穴、足三重穴等相关穴位。若是肌张力高，手足拘挛的偏瘫患者，则将灵骨穴、大白穴调为重子穴、重仙穴。肌张力高者施以本穴组疗效不佳，以重子穴、重仙穴施治可获佳效，因此不可见中风后遗症就取用灵骨穴、大白穴，这一点必须明确，仍要回归到辨证用穴上来。务必注意，穴位功效再强大，也有一定的治疗适应证，没有万能的穴，所以应当根据其穴性辨证用于临床。

凡从事董氏针灸临床者，皆知本穴组可治疗坐骨神经痛，被称为坐骨神经痛之特效穴，若见坐骨神经痛患者就施以本穴组治疗，这是对本穴组一个不正确的理解，虽然本穴组治疗坐骨神经痛极具特效，但是并非所有的坐骨神经痛取用灵骨穴、大白穴就能治疗，董师在主治中言之非常明确清晰，言之"肺功能不足"而致的坐骨神经痛，仅对肺气虚所导致的坐骨神经痛（可见右关脉大或左寸沉，面黄或面白；或察看手掌肺区有无发青、发乌之变化），而对其他原因所导致的坐骨神经痛当以对症选穴，这才能使穴位发挥出应有的效能，不是见坐骨神经痛就用本穴组，若是实证而致的坐骨神经痛就不能选用本穴组。若为实证而致的坐骨神经痛取用本穴组治疗仅有暂时疗效，不能持久，往往短时疗效过后会发生疼痛加重的表现。中医治病始终以辨证为要，若不加以辨证用穴，则是违背了中医最基本原则，董氏针灸属于中医之范畴，因此用穴也要遵循辨证，若不施以辨证用穴，那么使得董氏针灸成了单纯的经验用穴，这是非常错误的治病原则，也是对董氏针灸的误解。

灵骨穴、大白穴下均有肺支神经，针对肺脏，以调补肺气为要，因此本穴组对肺部疾病有较强的针对性，可广泛用于各种肺部疾病的治疗，如治疗咳嗽、肺气肿、肺积水、肺癌等有确切的功效。若能与他穴合理配伍可治疗多种肺部疾病，如灵骨穴、大白穴配心常穴治疗肺气肿、肺癌；灵骨穴、大白穴配水通穴、水金穴治疗哮喘、慢性支气管炎；灵骨穴、大白穴配足三重穴、足驷马穴治疗肺结节等。

灵骨穴、大白穴与他穴伍用不仅治疗肺部疾病，而且还有较广泛的作用，临床中发展出了以本穴组为主穴的多种伍用配穴组方。如灵骨穴、大白穴配妇科穴、还巢穴、人皇穴、肾关穴治疗月经不调、痛经；灵骨穴、大白穴与足三重穴配用活血化瘀、温阳补气；灵骨穴、大白穴配通关穴、通山穴益气活血；灵骨穴、大白穴配上白穴治疗肩关节痛；灵骨穴、大白穴配中白穴、上白穴治疗一切下肢痛；灵骨穴、大白穴与四肢穴、人皇穴配用治疗四肢痛；灵骨穴、大白穴与肾关穴配用治疗头上怕风；灵骨穴、大白穴与肩中穴配合治疗腿脚无力，等等，可见二穴伍用具有作用协同、功效增强、治疗作用广泛的效能。但二穴并非一定联合运用，若能运用一穴解决问题绝不可用两穴来治疗，这是用穴的最基本原则，也是董氏针灸最为强调的内容，故二穴也常单独用于临床。灵骨穴独用治疗许多疾病具有特效，如麦粒肿、头晕、头痛、面瘫、腰痛、背痛、肩臂不举、肘痛、手麻手痛、耳鸣、耳聋等，皆可以独用灵骨穴施以治疗；大白穴单独运用可治疗小儿气喘、高热、肺炎、头痛、面痛等疾病。二穴是否配用当以所治疗的病证而言。

◆ 上白穴 ◆

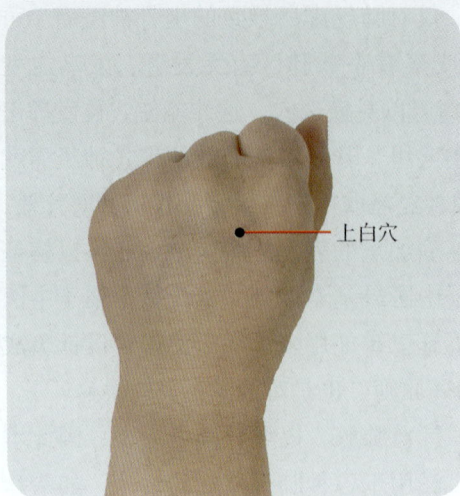

图 2-2-5

【标准定位】在手的背面，食指与中指叉骨之间，距指骨与掌骨接合处下 5 分处（图 2-2-5）。

【解剖】肺与心分支神经，肝细分支交错神经。

【经验取穴】在手背，先确定出食指与中指背面掌指关节结合处，然后再下 5 分处取穴即可。

【主治】眼角发红，坐骨神经痛，胸下（心侧）痛。

【操作】手背向上，针深 3～5 分。

【穴性】疏风泻火，滋阴明目。

【特效作用】治疗腰连背痛甚效；治疗眼痒、眼发红效佳。

【临床运用及说明】本穴对眼疾治疗有较广泛的作用，可用于多种眼疾治疗，临床常用于角膜炎、结膜炎、眼酸胀、近视眼、散光、弱视、迎风流泪、视物模糊、眼痛、眼痒、夜盲症等，针刺时嘱患者闭目，起针后再慢慢睁开眼睛，可提高针刺疗效。上白穴配木穴治疗眼睛发痒极效；配耳背穴刺血治疗眼角发红效佳；配三叉三穴治疗眼酸胀、易疲劳疗效满意；配光明穴、上三黄穴治疗多种眼疾。临床治疗眼疾多从肝肾两脏入手，肝开窍于目，肝肾同源，故能发挥很好的疗效。董氏针灸多以远端用穴，如肾关穴、光明穴、木穴、上三黄穴、三叉三穴、火主穴、火硬穴、眼黄穴等，传统针灸治疗眼疾极重视眼睛周围相关穴位，如睛明、球后、承泣、四白、上明、攒竹、瞳子髎、丝竹空等穴，余在临床治疗眼疾，常以董氏针灸远端用穴配合眼睛局部穴位运用，临床疗效卓著。

本穴还能治疗落枕、颈椎病、腰痛、坐骨神经痛、外踝痛、手腕痛，尤其对腰连背痛极具特效，配五虎三、四穴治疗外踝疼痛疗效卓著。

中白穴（又名鬼门穴）

【标准定位】在手背，当小指掌骨与无名指掌骨之间，距指骨与掌骨结合处下5分（图2-2-6）。

【解剖】肾分支神经。

【经验取穴】在手背，先确定出小指与无名指背面掌指关节结合处，然后再于下5分处取穴即可。

【主治】肾脏病之腰痛、腰酸、背痛、头晕、眼散光、疲劳及坐骨神经痛、足外踝痛、四肢浮肿、脊椎痛、腿骨骨骼胀大。

【操作】拳手取穴，针深3~5分。

【穴性】功专补肾，补中益气。

【特效作用】治疗急性腰扭伤及慢性腰痛均效佳；治疗耳鸣及突发性耳聋甚效；治疗四肢浮肿效佳。

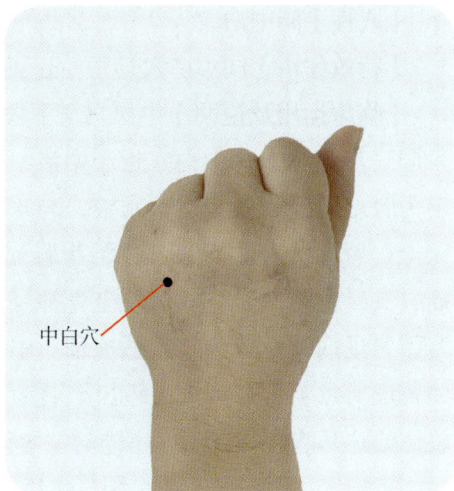

图2-2-6

下白穴

【标准定位】在手背，小指掌骨与无名指掌骨之间，距指骨与掌骨接合处下1.5寸（距中白穴1寸）（图2-2-7）。

【解剖】肾肝分支交错神经，心脾肾分支神经。

【经验取穴】在手背，先确定出小指与无名指背面掌指关节结合处，再于下1.5寸处取穴即可（也可先确定出中白穴，再于其下1寸处取穴即可）。

【主治】牙齿酸，肝微痛，近视，

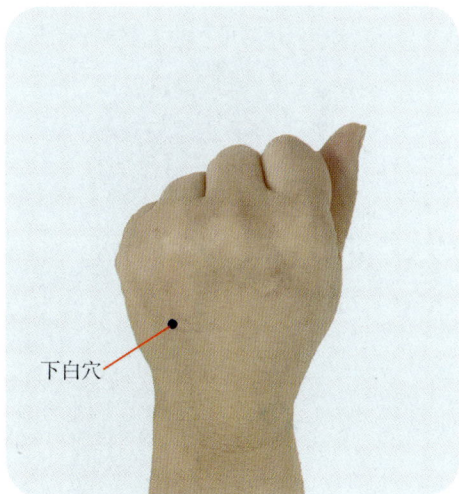

图2-2-7

腰腿痛，以及中白穴主治各症。

【操作】针深 3～5 分。

【穴性】同中白穴。

【特效作用】同中白穴。

【临床运用及说明】中白穴与下白穴二穴若从传统针灸来看，完全处于手少阳三焦经脉上，中白穴近于中渚，但董氏针灸所用重在补肾气，其穴下并定为肾之肾经，三焦运行水液，与水的关系密切，水肾也，董师临床所用也完全以肾虚为着眼点，其主治为肾气亏虚而致的以下诸疾：腰痛、腰酸、背痛、头晕、眼散光、疲劳及坐骨神经痛、足外踝痛、四肢浮肿等，以上诸症若因肾虚而致，皆为二穴适应证。中白穴对起坐性腰痛（本类腰痛其病因多为肾虚所致）具有特效；配心门穴治疗慢性腰痛特效；中白穴配中九里穴、足临泣治疗耳鸣、耳聋（虚实皆治）效佳；下白穴配马金水穴治疗肾结石特效。

中白穴、下白穴在手少阳三焦经，三焦通行诸气，二穴位置重要，其穴性善疏通，因此对人体气血疏通调理有重要的作用，临床可用于治疗诸多病证，如前额疼痛、颈椎病、肩周炎、手指拘挛、手指麻木、急慢性腰痛、髂骨部疼痛、臀部疼痛、坐骨神经痛、外踝疼痛等皆效，以上诸症余在临床均以二穴为主穴所治疗过，若能合理运用确有实效。少阳经所行或肾气亏虚而致的坐骨神经痛二穴具有卓效，余在临床以本穴组治疗几十余例患者，无不效者；手指拘挛不伸者用之也有很好的功效；治疗髂嵴外侧疼痛、臀中肌疼痛、足外踝疼痛，本穴组也是特效用穴。

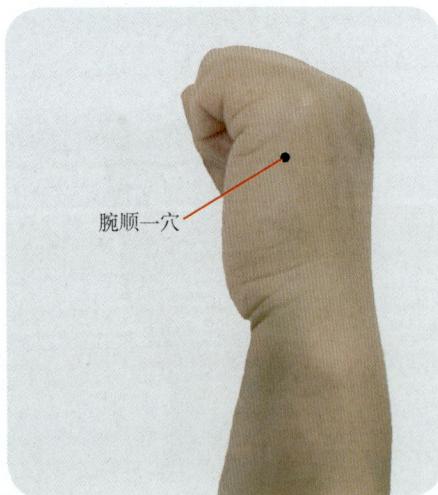

腕顺一穴

图 2-2-8

◆ 腕顺一穴 ◆

【标准定位】小指掌骨外侧，距手横纹 2.5 寸处（图 2-2-8）。

【解剖】此处为小指外转筋，有腕骨背侧动脉与支脉、尺骨神经、肾分支神经。

【经验取穴】在手掌的尺侧缘，以手腕横纹为标志点，确定好手腕横纹后再于手腕横纹直下 2.5 寸处取穴即可。

【**主治**】肾亏之头痛、眼花、坐骨神经痛、疲劳，及肾脏炎、四肢骨肿（女子用之效更强，两手不宜同时用），近视眼。

【**操作**】针深 5 分 ~ 1.5 寸。

【**穴性**】补益肾气，强筋壮骨，通络止痛。

【**特效作用**】治疗腰痛、足太阳经之坐骨神经痛及腿弯紧痛极效；用于肾气亏虚诸症（如肾虚牙痛、肾虚眼疼、肾虚耳鸣、肾虚腰痛等）的治疗及肾气亏虚诊断有特效作用。

◆ 腕顺二穴 ◆

【**标准定位**】小指掌骨外侧，距手腕横纹 1.5 寸处，即腕顺一穴下 1 寸（图 2-2-9）。

【**解剖**】此处为小指外转筋，有腕骨背侧动脉与支脉、尺骨神经、肾分支神经。

【**经验取穴**】在手掌的尺侧缘，以手腕横纹为标志点，首先确定出手腕横纹，再于手腕横纹直下 1.5 寸处取穴即可（也可以先定出腕顺一穴，再于腕顺一穴下量 1 寸处取穴即可）。

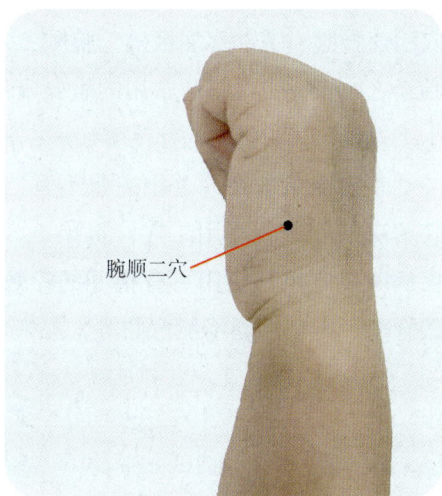

腕顺二穴

图 2-2-9

【**主治**】鼻出血及腕顺一穴主治各症。

【**操作**】针深 2 ~ 4 分。

【**穴性**】补益肾气，强筋壮骨，通络止痛。

【**特效作用**】同腕顺一穴。

【**临床运用及说明**】腕顺一穴、腕顺二穴是临床常用的重要穴位，临床实用性高，治疗范围广，余在临床中使用频率极高。二穴在临床运用的主要原理有两点：一是根据补肾的作用发挥运用；二是根据经络的原理发挥运用。

二穴所在位置为董氏针灸之肾区，在这一区域既可以通过相关的变化（是否发青、发乌的色泽变化，或这一区域肌肉是否凹陷，或肌肉软硬之变化）

诊断肾气的强弱情况，又针之可调理肾气之亏虚。二穴穴下皆为肾之神经，其功用主要针对肾气亏虚而致诸疾，董师在原著中所言其主治：肾亏之头痛、眼花、近视眼、坐骨神经痛、疲劳及肾脏炎、四肢骨肿，以上诸疾董师皆以肾气亏虚为病因，若肾气亏虚所致的以上相关疾病，针之具有卓效。

　　腕顺一穴近于传统针灸之后溪穴，腕顺二穴近于传统针灸之腕骨穴，二穴在传统针灸中皆为重要穴位，后溪穴为手太阳小肠经之输穴，且为八脉交会穴，通于督脉，临床作用广泛，既对手太阳小肠经循行线上之痛证有很好的功效，又能治疗督脉上诸疾，督脉入脑，循行于后背正中线，因此腕顺一穴可治疗头部及颈项腰背督脉上之病证，且作用极为卓效。与重子穴、重仙穴配用治疗颈肩部病证效佳；与灵骨穴、大白穴配用治疗腰腿痛极效；配中白穴、下白穴治疗腰髋、臀部疼痛极效。腕顺二穴与腕骨穴位置相近，腕骨穴为手太阳小肠经之原穴，也是临床常用的重要穴位，虚实之证皆可治疗。当代著名医家张士杰教授善用腕骨穴治疗诸多疾病，常与昆仑穴配用治疗四肢疼痛。

　　本穴组董师在原著中主张不宜二穴同用，这是董师强调少用穴，能用一穴解决的问题就不用二穴，腕顺一、二穴合用无不可、无禁忌，在治疗某些疾病时二穴倒马伍用可有很好的疗效，如太阳经之坐骨神经痛，肾气亏虚之腰脊痛、脚掌疼痛不能弯曲等，二穴合用疗效可立竿见影。

◆ 手解穴 ◆

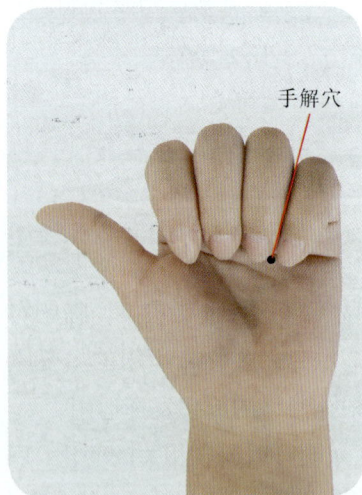

手解穴

图 2-2-10

【标准定位】在小指掌骨与无名指掌骨之间，即屈小指，使指尖触及手掌处（图 2-2-10）。

【解剖】肾脏敏感神经。

【经验取穴】在手掌，先将手掌自然屈曲握拳，于小指尖到达处取穴即可。

【主治】主解晕针与下针后而引起的一切麻木以及气血错乱之刺痛。

【操作】手心向上，针深 3~5 分，用三棱针刺血立解；用毫针刺 10~20 分钟全解。

【穴性】调和气血，镇静镇痛。

【特效作用】消除针刺后一切不良反应特效；治疗剧烈瘙痒及各种剧痛极效。

【临床运用及说明】本穴定位与手少阴心经之荥穴少府完全一致，但董师发挥出了不同的临床功效，本穴名为手解穴，其穴在手上，能够解晕针及针后不适，故名为手解穴。

少府穴属心经之荥穴，在五行中属火，为火中之火，是真五行，强心温阳的作用极强，故对针刺引起的晕针而有特效。余在临床较少遇到晕针的情况，若遇晕针情况一般在晕针之征兆期就被及时发现，先迅速出针去枕平卧，喝一杯含糖的温开水或一杯单纯的温开水即能立解。在针灸临床中难免会遇到晕针情况的发生，但是能够减少晕针的发生或让患者能及时终止晕针，这完全与操作者正确操作与否有关，如果按照正确的操作，细心地针刺，一般不会发生晕针。如《素问·刺禁论篇》言："无刺大醉，令人气乱。无刺大怒，令人气逆。无刺大劳人，无刺新饱人，无刺大饥人，无刺大渴人，无刺大惊人。"在有禁忌证的情况下，应禁刺或慎刺。在针刺时应与患者深入交流，让患者产生充分的信任感，减少患者对针刺的恐惧，正如临床所言"心不畏惧，晕从何生"？平时加强针刺操作的练习，做到正确熟练的针刺操作，手法娴熟，以达针刺时微痛甚或不痛。针刺时尽量让患者采取舒适的卧位姿势，这样就能有效避免晕针的发生。在针刺时要密切观察患者的表情变化，及早发现晕针的发生，及时终止针刺。所谓晕针之后临床效果更好的说法是绝对不可取的，这是对导致晕针之后的自圆其说。

手解穴不仅解决晕针的问题，而且对针刺之后的一切不良反应皆可以有效处理，如针刺后的疼痛、肿胀、麻木及针刺后各种不良反应，用之可解。余在临床经常会遇到针刺后出现的麻木现象，通过手解穴针刺后一般几分钟即可以消除。

本穴对重症急症有很好的救治功效，常与地宗穴、火主穴运用，尤其是心脏类疾病所致者功效卓著。另对各种剧烈瘙痒及各种剧烈疼痛也有治疗作用，中医言"诸痛痒疮皆属于心"，因此用之即效，但对慢性疼痛者效不佳。手解穴对阴道瘙痒也有较好的疗效，其原理则为心热移于下焦，清心热故能解，尤其配三其穴疗效更佳。

于第 2 掌指关节后取大白穴，在第 1、2 掌骨结合点取灵骨穴。

于掌指关节后，赤白肉际处取土水穴。

于掌指关节后方取手解穴。

于虎口画一条于第 1 掌骨平行线，在其虎口直下之平行线上取重子穴、重仙穴。

三、本部位望诊的临床运用

二二部位是董氏针灸望诊的重要部分，并被称为董氏掌诊。董师诊病，首看掌诊，这一部分为董氏针灸独门诊法，值得重视。

中白、下白一段诊脾，凹陷为脾虚。

掌外缘（尺侧）小肠经上出现青筋或柔软内陷诊为肾虚。

生命线靠手心侧缘属肺；青筋浮起主肺虚。

虎口色青主妇人白带；色紫诊为慢性发炎。

土水穴、重子穴、重仙穴范围诊断胃肠道疾患，本部位发青则为寒，发赤则为热。

第三节　三三部位（前臂部位）

◆ 其门穴 ◆

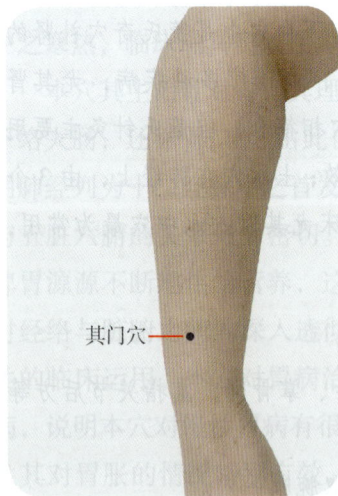

图 2-3-1

【标准定位】桡骨外侧，手腕横纹上 2 寸处（图 2-3-1）。

【解剖】此处为拇短伸筋，有头静脉、桡骨动脉支、后下膊皮下神经、桡骨神经、肺支神经。

【经验取穴】在前臂，首先将前臂侧放，在桡骨外侧（在手阳明大肠经脉上），以手腕横纹为标志点，定准手腕横纹，自手腕横纹上量 2 寸处取穴，皮下针。一般在治疗妇科病时针向三焦经方向斜刺，治疗肠道疾病时沿着手阳明大肠经脉而刺。

【主治】妇科经脉不调，赤白带下，大便脱肛，痔疮痛。

【操作】臂侧放针斜刺与皮下平行，针深 2 ~ 5 分。

【穴性】理下焦，清热利肠，通腑安脏。

【特效作用】治疗顽固性便秘及痔疮特效；治疗妇科炎性病证效佳；治疗小腹气胀极效；治疗女性性冷淡特效。

其角穴

【标准定位】桡骨外侧，手腕横纹上 4 寸处（距其门穴 2 寸）（图 2-3-2）。

【解剖】此处为拇短伸筋，有头静脉、桡骨动脉支、后下膊皮下神经、桡骨神经、肺支神经。

【经验取穴】在前臂，首先将前臂侧放，在桡骨外侧（在手阳明大肠经脉上），以手腕横纹为标志点，定准手腕横纹，自手腕横纹上量 4 寸（其门穴上 2 寸）处取穴，皮下针。一般治疗妇科病时针向三焦经方向斜刺，治疗肠道疾病时沿着手阳明大肠经脉而刺。

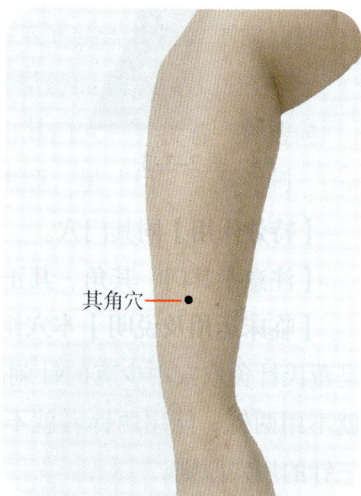

图 2-3-2

【主治】妇科经脉不调，赤白带下，大便脱肛，痔疮痛。

【操作】臂侧放针斜刺与皮下平行，针深 2 ~ 5 分。

【穴性】同其门穴。

【特效作用】同其门穴。

其正穴

【标准定位】前臂桡骨外侧，手腕横纹上 6 寸处（距其角穴 2 寸）（图 2-3-3）。

【解剖】此处为拇短伸筋，有头静脉、桡骨动脉支、后下膊皮下神经、桡骨神经、肺支神经。

◆ 火陵穴 ◆

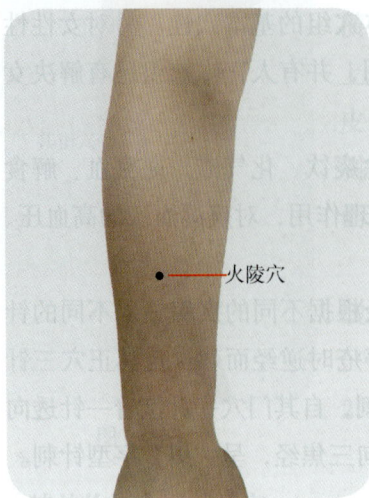

图 2-3-5

【标准定位】距火串穴 2 寸（距腕横纹 5 寸）处（图 2-3-5）。

【解剖】骨间动脉，桡骨神经之后支，心之副神经。

【经验取穴】在前臂后区，首先将手抚胸，在前臂的外侧正中央之两筋之间，以腕背横纹为标志点，定准手背横纹，自腕背横纹上量 5 寸处（即火串穴直上 2 寸）取穴。

【主治】胸痛及发闷、发胀，手抽筋，坐骨神经痛。

【操作】手抚胸取穴，针深 5 分～1 寸。

【穴性】通络止痛。

【特效作用】治疗胸痛及发闷、发胀甚效；治疗少阳经走向坐骨神经痛效佳。

◆ 火山穴 ◆

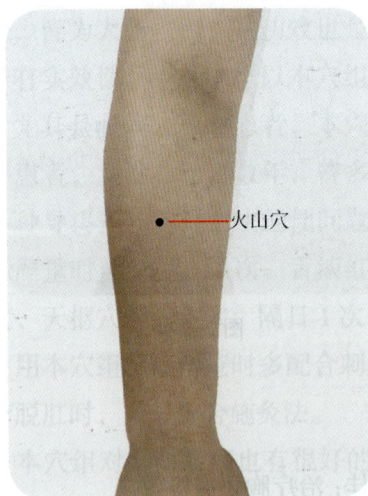

图 2-3-6

【标准定位】距火陵穴 1.5 寸处（距手腕横纹 6.5 寸）（图 2-3-6）。

【解剖】骨间动脉，桡骨神经之后支，心之副神经。

【经验取穴】在前臂后区，首先将手抚胸，在前臂的外侧正中央之两筋之间，以手背横纹为标志点，定准手背横纹，自腕背横纹上量 6.5 寸处（即火陵穴上 1.5 寸）取穴。

【主治】胸痛及发闷、发胀，手抽筋。

【操作】左手抽筋取右手穴，右手抽筋取左手穴。胸部发闷、发胀及痛，则火陵、火山两穴同时用针，但只可单手取穴，即用右手穴则不用左手穴，用左手穴则不用右手穴。

【穴性】通络止痛。

【特效作用】同火陵穴。

【临床运用及说明】火串、火陵、火山三穴均在手少阳三焦经脉上，均能治疗心脏病，皆以火命名，临床三穴常同用，故合称为"手三火穴"，三穴一同论述。

火串穴通过定位取穴来看，与传统针灸支沟穴完全一致，其治疗功效也基本相同，只不过是董师又发挥出了更广泛的作用而已。

支沟穴属手少阳三焦经之经火穴，三焦属火，为火中之火，因此董氏针灸中名为火串。《难经·六十六难》："三焦者，元气之别使也，主通行三气，经历于五脏六腑。"滑伯仁注曰："三焦，主持诸气，为原气别使者，以原气赖其导引，潜行默运于一身之中，无或间断也。"故支沟能调理诸气，凡有关气机不调所致之证，本穴皆能治之。传统针灸在运用支沟穴时，以抓住善"调气"的特点随机使用。《灵枢·刺节真邪》云："用针之类，在于调气。"而支沟最善调理诸气，是治疗气机不调所致诸症之要穴，所以支沟穴在传统针灸中运用甚广，是传统针灸中的重要穴位。传统针灸与董氏针灸皆运用于便秘的治疗，功效相同，对便秘确具实效。针刺支沟意在调理三焦气机，降逆除滞，使气机复于调畅，传化有序则大便通矣。本穴也是治疗胁痛或胀满不舒之要穴，历代有所记载，如《标幽赋》言："胁痛肋痛针飞虎（古代支沟又名飞虎穴）。"针刺本穴可调理肝胆经经气，疏通经脉，若配合阳陵泉穴其效更佳。

本穴对心悸、胸闷、胸痛皆有治效，其原因是三焦与心包相表里，既疏通三焦之气，又能调心包气血，故治疗心悸、胸闷、发胀甚效。

火陵穴与火山穴也在三焦经脉上，火陵穴在火串穴之后，故名为"陵"，火山穴又在火陵穴之后，所以名为"山"。二穴功效主治相同，取穴方法一致，皆手抚胸取穴，因此临床二穴常倒马针运用。此穴组均为火，具有补心火之用，用之能强化人体之相火，使人有温热之作用。三穴可用于腰背怕冷及冷痛、寒湿引起肩周炎、腰腿肢体冷痛沉重者用之皆能达到温热散寒之功。

火腑海穴

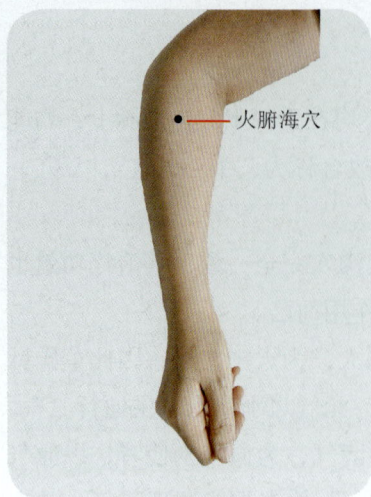

图 2-3-7

【标准定位】在火山穴上 2 寸，按之肉起，锐肉之端（图 2-3-7）。

【解剖】拇长屈筋，桡骨动脉，中头静脉，外膊皮下神经，桡骨神经，肺分支神经，心之副神经。

【经验取穴】在前臂，首先将手抚胸，以火山穴为标志点，于火山穴上 2 寸处取穴即可。

【主治】咳嗽，气喘，感冒，鼻炎，坐骨神经痛，腰酸腿酸。

【操作】针深 5 分~1 寸。治贫血、头昏眼花、腰酸腿酸、疲劳过度时，下针 10 分钟后取针，改用垫灸 3~5 壮（无须下针，仅灸 3~5 壮亦可），隔日一灸，灸上 3 个月，益寿延年；灸至第 5、第 10、第 15 次时，下灸 7~9 壮（大壮），即每月大壮 3 次，小壮 12 次。

【穴性】疏风解表，疏经通络，通调气血。

【特效作用】治疗感冒效佳；治疗小腿酸痛特效；治疗气血不足诸症（如腿酸、头晕、眼花、疲劳过度等）效佳。

【临床运用及说明】董氏传人一般将火腑海穴认为与手三里穴相符，其治疗功效也相近，尤其施灸之功效与手三里穴基本相应。董师将这一部位的火串穴、火陵穴、火山穴及火腑海穴四穴均定名为火，应在三焦经之意，说明本穴处在三焦经上，通过取穴方式定位，本穴应在手阳明经与三焦经之间。

本穴运用强调以艾灸为主，这是董氏针灸穴位中唯一提到用灸法施治的穴位，董氏针灸主张针刺，较少提到灸法的运用，本穴则是一个例外。通过施灸以补虚为用，可用于各种虚证、慢性久病及癌症的治疗。

针刺治疗感冒有较好的疗效，配分金穴治疗感冒有较好的作用；配三士穴治疗咳嗽、气喘效佳。针刺对下肢酸痛无力极效，尤其对小腿酸痛最效。

手五金穴

【标准定位】尺骨外侧，距豌豆骨6.5寸，去火山穴后开（偏向尺侧）5分处（图2-3-8）。

【解剖】肝分支神经。

【经验取穴】在前臂后区，首先将手抚胸，然后自手腕横纹上量6.5寸紧贴尺骨外缘处取穴。

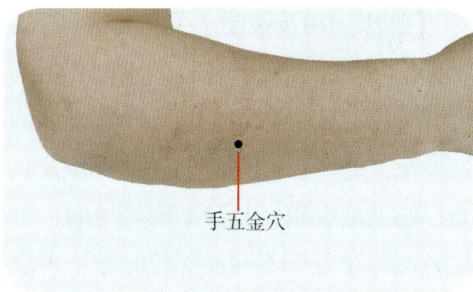

手五金穴

图2-3-8

【主治】坐骨神经痛，腹痛，小腿发胀，脚痛，脚麻。

【操作】手抚胸取穴，针深3～5分。

【穴性】活血通络，舒筋止痛。

【特效作用】治疗少阳经走向坐骨神经痛效佳；治疗小腿胀痛及脚痛、脚麻均效。

手千金穴

【标准定位】尺骨外侧，距豌豆骨8寸（距手五金穴1.5寸）处（图2-3-9）。

【解剖】肺分支神经。

【经验取穴】首先将手抚胸，然后自手腕横纹上量8寸紧贴尺骨外缘处取穴。

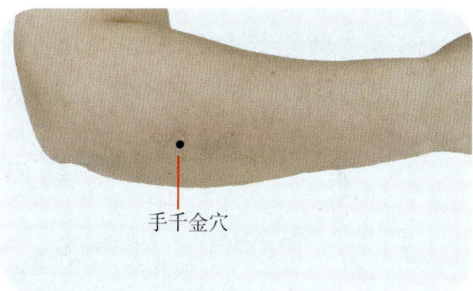

手千金穴

图2-3-9

【主治】坐骨神经痛，腹痛，小腿发胀，脚痛，脚麻。

【操作】手抚胸取穴，针深3～5分。手五金穴与手千金穴二穴同用，左侧坐骨神经痛，取用右手穴，右侧坐骨神经痛，取用左手穴，即用交叉取穴的方法治疗。

【注意】两手手五金穴、手千金穴同时使用会引起气血错乱，应忌之。

【穴性】同手五金穴。

【特效作用】同手五金穴。

【临床运用及说明】关于五金、千金之穴有 3 组，其不同部位的 3 组穴位既有相互联系，又有各自的不同，指五金穴、指千金穴用之最少，手与足上两组穴位都较为常用，且之间有更多的联系。手五金穴、手千金穴在小臂尺骨外缘，处于手少阳经与手太阳经之间；足千金穴、足五金穴在小腿腓骨前缘，处于足少阳经与足阳明经之间，手足两组穴位其功效也相近。三组相同穴名穴位在三个不同的部位分布，再次强调了全息理论在董氏针灸运用的重要性，任何一个部位均可以反映整体。

手五金穴、手千金穴最主要的功效当属于治疗下肢病证，对此具有广泛的疗效，可用于小腿胀痛、酸痛，小腿沉重无力，坐骨神经痛，脚痛及脚麻，余在临床多有所用，上述几个方面确有很好的临床实用性，所言不虚。如余所治的一名坐骨神经痛患者，主要见左侧小腿外侧酸胀疼痛伴脚麻的现象 1 周余，在他处经针灸、膏药及药物治疗，症状未缓解。故来诊，先于患侧阳陵泉一带找瘀络点刺出血，再针刺右侧本穴组与中白穴、下白穴，左侧足临泣，留针 35 分钟出针后症状已有较明显的缓解，治疗 5 次后症状基本消失。

五金、千金均名为"金"，金应于肺与大肠，因此二穴可治疗肠道与肺部疾病，如腹痛、腹胀、腹泻，此二穴均能治疗。手五金穴下为肝分支神经，手千金穴为肺分支神经，二穴伍用可针对性地治疗木火刑金而致的肝火旺、肺气不足所致的干咳、胸胁疼痛、胸闷、咳血等。

◆ 肠门穴 ◆

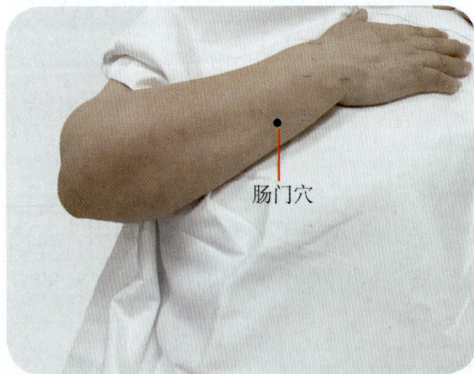

图 2-3-10

【标准定位】在尺骨内侧与肌腱之间，距豌豆骨 3 寸处（图 2-3-10）。

【解剖】尺骨动脉之背支及尺骨神经，肝之神经，肾之副神经。

【经验取穴】在前臂，首先将手抚胸，然后在手腕横纹上量 3 寸，于尺骨内侧与肌腱之间凹陷中取穴。

【主治】肝炎之肠炎，头晕眼花。

【操作】手抚胸取穴，针深 3~5 分。

【穴性】通下焦，理肠道。

【特效作用】治疗急性肠炎特效。

◆ 肝门穴 ◆

【标准定位】在尺骨内侧，距豌豆骨 6 寸处（图 2-3-11）。

【解剖】此处为指总伸筋，有歧出前膊骨间动脉之分支、肝之支神经。

【经验取穴】在前臂，首先将手抚胸，然后在手腕横纹上量 6 寸，于尺骨内侧与肌腱之间取穴。

【主治】急性肝炎（特效）。肠门穴与肝门穴同时使用，可治肝炎及引起之肠炎。

图 2-3-11

【操作】手抚胸取穴，针深 3~5 分。针下后，肝痛立消。此时将针向右旋转，胸闷解除；再向左旋转，肠痛亦解除。

【穴性】理中焦，调肝脏，清肝火。

【特效作用】治疗急性肝炎特效。

【注意】禁忌双手同时取穴。

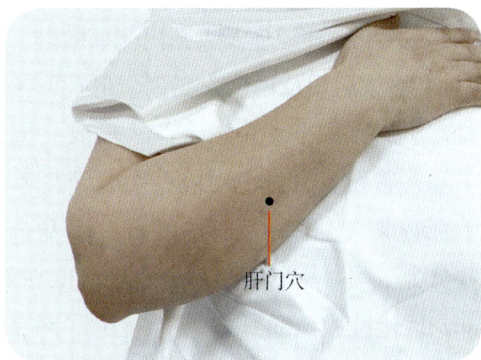

◆ 心门穴 ◆

【标准定位】尺骨鹰嘴突起之上端，在下尺骨内侧陷处，距肘尖 1.5 寸处（图 2-3-12）。

【解剖】在二头膊筋间，有下尺骨副动脉、桡骨神经支、心之分支神经。

【经验取穴】在肘后区，首先

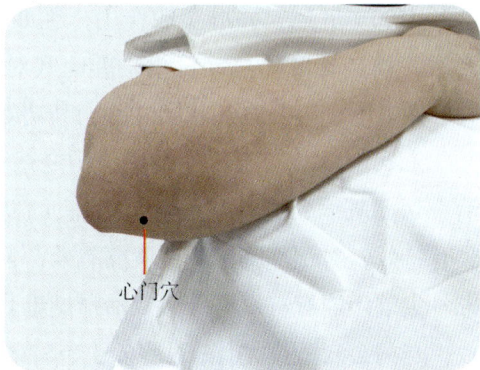

图 2-3-12

将手抚胸，然后于肘尖下 1.5 寸处紧贴尺骨内侧取穴。

【主治】心脏炎，心悸胸闷，呕吐、干霍乱，丹毒，疝气，大腿弯前侧痛。

【操作】手抚胸取穴，针深 4～7 分。

【注意】禁忌双手同时取穴。

【穴性】通上焦，补心气，调气血。

【特效作用】治疗胸闷极效；治疗膝痛特效；治疗尾椎痛甚效；治疗腰痛效佳；治疗坐骨神经痛及大腿内侧痛效佳。

【临床运用及说明】肠门、肝门、心门三穴处于前臂尺骨之内侧，分居于前臂小肠经的下、中、上焦，形成一个大倒马，本穴组与上述手五金穴、手千金穴紧贴尺骨外侧对应，手五金、手千金穴在尺骨外侧。三穴取穴时均以手抚胸取穴，紧贴尺骨内缘以 30° 角向上斜刺。三穴所设极有韵味，将其小臂分为了上、中、下三部分，肠门穴在最下，应于下焦肠道之疾；肝门穴在中部，以治疗中焦的肝病为主；心门穴在上部，故以治疗上焦之心脏病为主，三穴根据全息与三焦理论而设，具有整体性和关联性，颇具韵味之穴组。

本穴组皆以"门"字命名，传统针灸中以"门"字命名的穴位有 23 个。凡穴位之曰门，皆有开阖出纳及直达之意，其三穴中之"门"的含义亦相同。肠门直通于肠腑，肝门穴直通于肝脏，心门穴直通于心，所以皆能调理相应的脏腑。肠门穴用于治疗肠道疾病，尤以急性肠炎最具特效，与肝门穴倒马针再配七七部位之四花下穴、腑肠穴，其效更佳。肠胃炎伴有疼痛者配门金穴可有卓效。肝门穴作用于肝，能调理肝脏疾病，临床常与肠门穴倒马针配合运用，善治疗急性肝病，如急性肝炎，多配木炎穴、眼黄穴等，慢性肝病主要以明黄穴、天黄穴、其黄穴为主，也可配用肝门穴。肝门穴有清肝热、息肝火、平肝风、泻肝实的作用，犹如传统针灸行间穴之效，用于肝火旺盛之疾。赖金雄医师总结认为，肝门穴对肝火旺有殊效，如肝脉洪大者针之，其脉则立平，口苦之症状则立除，其功效远胜于十四经行间穴。

三穴中以心门穴作用最广，用之最多，首先针对心脏疾病治疗，临床可治一切心脏病，尤其对胸闷、心痛、心悸治疗极为特效。临床中对某些杂症具有特效，对颈部胸锁乳突肌痛有效，配木斗穴、木留穴或配门金穴；治疗尾椎骨尖端疼痛有特效，肺心穴治疗尾椎骨部位疼痛；对腹股沟部位疼痛也有殊效，与门金穴配用尤佳；对膝痛也有特效作用，善治膝关节骨质增生，尤其对内侧膝痛更效，配患侧火主穴效佳。

◆ 人士穴 ◆

【标准定位】在前臂桡骨内侧，腕部横纹上4寸处（图2-3-13）。

【解剖】此处为桡骨近关节处之上侧，有桡骨动脉支、外膊皮下神经、桡骨神经之皮下支、肺支神经、心分支神经。

【经验取穴】在前臂前区，将前臂平伸，掌心向上，以手腕横纹为标志点，自手腕横纹直上4寸，紧贴桡骨之内侧边缘取穴即可。

【主治】气喘，手掌及手指痛，肩臂痛。

【操作】手平伸，掌心向上，针深5分~1寸。针深5分治气喘、手掌及手指痛（左手痛，针右穴；右手痛，针左穴）、肩臂痛、背痛；针1寸治心脏病、心悸不安。

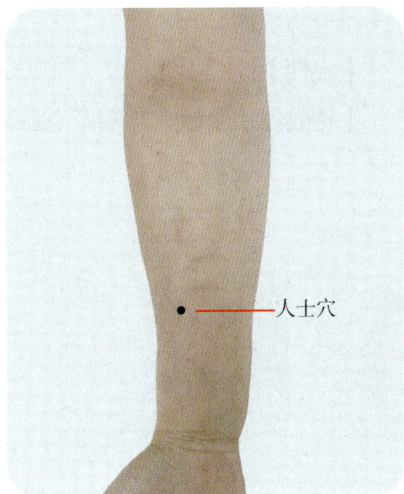

图 2-3-13

【穴性】宽胸理气，开郁通经，宣肺疏风。

【特效作用】治疗气喘特效；治疗手指痛、肩臂痛及背痛效佳。

◆ 地士穴 ◆

【标准定位】在前臂桡骨中部内侧，距腕横纹7寸处，即距人士穴后3寸（图2-3-14）。

【解剖】肱桡骨肌内缘，拇长屈肌外缘，正中神经之分支，为桡骨神经与后臂神经之分布区，有桡骨动脉、头静脉、肺支神经、心分支神经。

【经验取穴】在前臂前区，将前臂平伸，掌心向上，以手腕横纹为标志点，自手腕横纹直上7寸（即人士穴上3寸），紧贴桡骨之内侧边缘取穴即可。

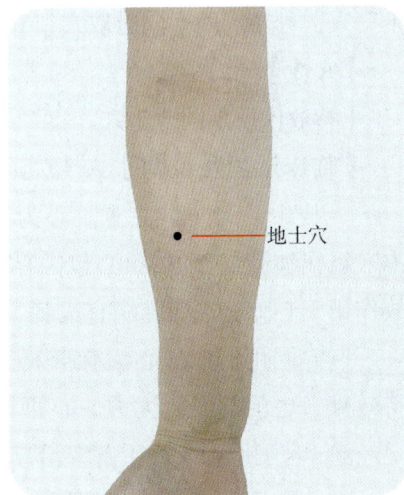

图 2-3-14

【主治】气喘，感冒，头痛及肾亏，心脏病。

【操作】手平伸，手心向上，针深 1 寸治气喘、感冒、头痛及肾亏；针深 1.5 寸治心脏病。

【穴性】同人士穴。

【特效作用】治疗哮喘及心脏病极效。

◆ 天士穴 ◆

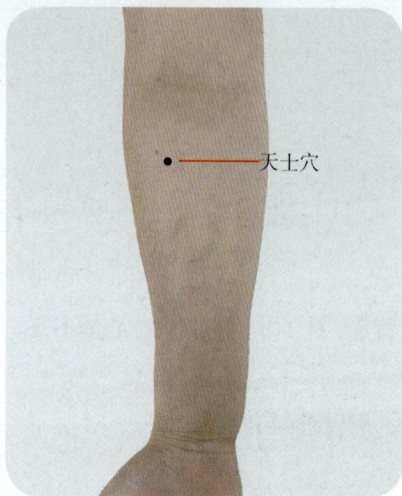

图 2-3-15

【标准定位】在前臂桡骨内侧，距地士穴 3 寸处（图 2-3-15）。

【解剖】肱桡骨肌内侧，为桡骨神经、后臂神经及正中神经分布区，有桡骨动脉、头静脉、肺支神经、肾之副神经。

【经验取穴】在前臂前区，将前臂平伸，掌心向上，于手腕横纹直上 10 寸（即地士穴上 3 寸），紧贴桡骨之内侧边缘取穴即可。

【主治】气喘，鼻炎，感冒，臂痛，胸部发胀。

【操作】针深 1.5 寸。天士、地士、人士三穴，可左右两手同时取穴，并配灵骨穴，为治哮喘之特效针。

【穴性】同人士穴。

【特效作用】同地士穴。

【临床运用及说明】人士穴、地士穴、天士穴三穴同用被称为三士穴。"士"，战士，为防护之意。心为君主之官，肺为相傅之官，辅佐皇帝之意。本穴组在肺经与心包经（心包代心受邪）之间，其穴下为肺支神经、心之神经，故作用于心肺。治疗肺病宜浅刺 5 分，治疗心脏病宜针深 1 寸。

三穴同用治疗肺心病有卓效，三穴配灵骨穴双手同时用针为治疗哮喘之特效针，也治疗心脏无力，心律不齐，尤善治疗虚性之喘证，这是董师临床之经验；若配地宗穴、手解穴治疗心源性哮喘急性发作极效。

人士穴还具有特殊的作用，用于治疗上肢疼痛，包括手指、手掌、肩臂疼痛皆有效，与四四部位人宗穴其理相同，也有同样的功效。

❖ 曲陵穴 ❖

【**标准定位**】肘窝横纹上，在大筋之外侧以大指按下，肘伸屈时有一大凹陷处是穴（图2-3-16）。

【**解剖**】有肱二头肌腱，为后臂皮神经及桡骨神经、正中神经之分布区，有桡骨动脉、头静脉、心之支神经、肺之分支神经。

【**经验取穴**】在肘区，将前臂平伸，掌心向上，于肱二头肌桡侧缘凹陷中取穴。

【**主治**】抽筋，阳霍乱，气喘，肘关节炎，心悸。

【**操作**】针深 3 ~ 5 分。用三棱针刺曲陵穴内侧之静脉血管，使其出血，可治霍乱、干霍乱、心脏麻痹。

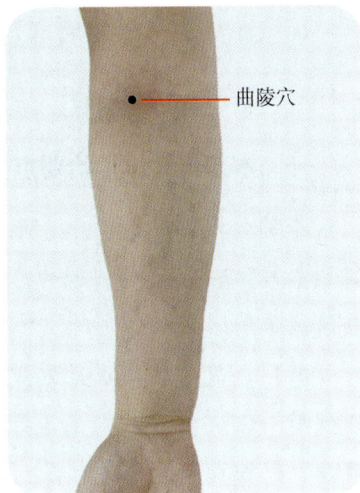

曲陵穴

图 2-3-16

【**穴性**】降逆气，通经络，舒筋骨，止痹痛。

【**特效作用**】治疗肩臂不举特效；治疗急性咳喘效佳；治疗急性呕吐极效；治疗膝痛甚效；治疗手指拘挛不伸效佳。

【**临床运用及说明**】曲陵穴定位取穴与传统针灸之尺泽完全相符，位置相同，用法也相同，其治疗功效也几乎相符，仅名称不同而已。尺泽穴为手太阴肺经之合穴，且为本经之子穴，是临床重要穴位之一。

本穴在传统针灸中非常重视刺血疗法的运用，董氏针灸也同样重视，早在《灵枢·邪客》载曰"肺心有邪，其气留于两肘"。心肺之邪气可于肘窝部位瘀滞停留，因此于此处刺血可治疗心肺疾患，尤其心肺之急症，如急性咳喘、胸闷、心痛及急性呕吐，刺之出血极为特效。若有适应证即在此区域找瘀络点刺出血，使瘀血尽出即可。

尺泽为肺经之合穴，本经之子穴，根据"合主逆气而泄""实则泻其子"等相关理论，可用于肺经之实证，因此对外感之证有很好的治疗作用，配土水中穴治疗急性咳喘；配分金穴治疗感冒、咽喉肿痛，均具特效。

本穴属于金水穴，具有肺肾同治、滋水涵木之功，有克制肝木挛急之筋病，对强直性痉挛、手足不伸可有良好的作用，还可以治疗肩背疼痛不举有殊效，治疗此类疾病时针刺宜紧贴筋或扎在筋上则有特效。

⌒ 本节小结 ⌒

三三部位为前臂部位，本部分总计 16 个穴组，32 个穴位点。

一、本部位穴位主治要点

本部分穴位在前臂上，取穴方便，针刺疼痛性较一一部位与二二部位穴位明显降低，临床运用较为广泛，除了火陵穴、火山穴之外，其余穴位皆为临床所常用。

其门、其角、其正三穴被称为三其穴，三穴必须同用，不单独用针，可以仅针一侧穴位，三穴是治疗便秘、痔疾等肛周疾病之要穴，又能治疗妇科疾病，以妇科炎性疾病为要；肠门穴治疗肠炎特效，常配肝门穴倒马同用。肝门穴治疗急性肝炎特效，急性肝炎配肠门穴，慢性肝炎配上三黄穴；心门穴治疗作用广泛，除了治疗心脏病之外，还是治疗尾椎痛、腰痛、大腿内侧痛及坐骨神经痛之特效穴，是临床常用重要穴位之一；人士穴、地士穴、天士穴被称为三士穴，三穴是治疗哮喘的特效穴，人士穴还能治疗手指痛、肩背痛；火串穴与传统针灸支沟穴相符，是治疗便秘、胸胁痛的重要穴位，董氏针灸发挥还用于心脏病；火腑海穴与手三里穴相近，则是补虚保健的要穴，重视用灸法，这是董氏奇穴唯一提到用灸的穴位，在临床中要重视；曲陵穴与尺泽穴相符，治疗气喘、急性呕吐、肩臂不举均特效，常以穴位处的瘀络为常用；手五金、手千金二穴合用治疗坐骨神经痛及脚痛、脚麻十分有效，为特效用穴。

二、本部位取穴要点及针刺注意事项

应掌握筋骨间、尺骨、桡骨桡侧腕屈肌腱、尺骨鹰嘴、腕关节、三角骨、肱二头肌腱、肘横纹等解剖标志。

三其穴针刺为皮下针，治疗妇科疾患时以阳明经透向三焦经，治疗痔疾、便秘时可顺经或者逆经一针接着一针刺；火陵穴、火山穴手抚胸取穴，主张单手取穴，不宜双手下针；火腑海穴也是手抚胸取穴，针刺时宜向肺经方向刺，治疗虚证时宜艾灸用之；手五金穴、手千金穴也是手抚胸取穴，针刺时向尺骨

及桡骨间刺入，宜单手取穴；肠门、肝门、心门三穴仍手抚胸取穴，针刺时针体与皮肤呈30°角针刺，主要分别作用于相应的三脏腑；人士穴手平伸，掌心向上针刺，针刺5分治疗气喘，针刺1寸治疗心脏病；地士穴取穴也是手平伸，手心向上针刺，针刺1寸治疗气喘，针刺1.5寸治心脏病；曲陵穴既可以刺血运用，也可以毫针刺，针在肌腱旁的凹陷处治内科病，治疗筋病则针到肌腱上。

第四节　四四部位（大臂部位）

分金穴

【标准定位】在上臂肱骨下部之中央，距肘窝横纹1.5寸处（图2-4-1）。

【解剖】有肱二头肌，为后臂皮下神经、正中神经之分布区，有肱动脉、头静脉、心之分支神经、肺之交叉神经。

【经验取穴】在臂部，首先将手抚胸，以肘窝横纹为标志点，确定好肘窝横纹后，再于肘窝横纹（曲陵穴）直上1.5寸处取穴即可。

【主治】感冒，鼻炎及喉炎（特效）。

【操作】手抚胸取穴，针深5分～1寸。

【穴性】清热宣肺。

【特效作用】治疗感冒、鼻炎特效。

【临床运用及说明】本穴处于肺经之循行线上，在曲陵穴直上1.5寸，具有清热宣肺利咽的作用，临床主要用于外感及咽喉疾病的治疗，常与曲陵穴倒马针配用治疗感冒、咽喉肿痛、鼻炎；分金穴、曲陵穴与传统针灸曲池相配治疗咳嗽多能速见奇效。

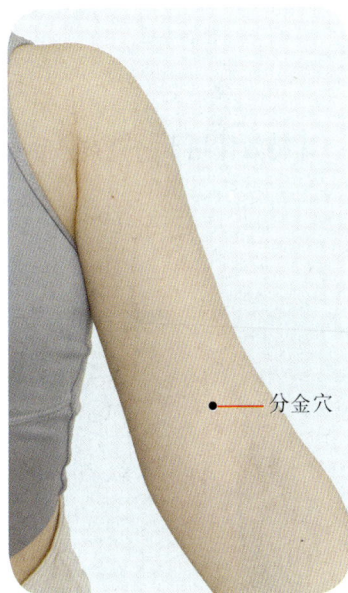

图2-4-1

◆ 后椎穴 ◆

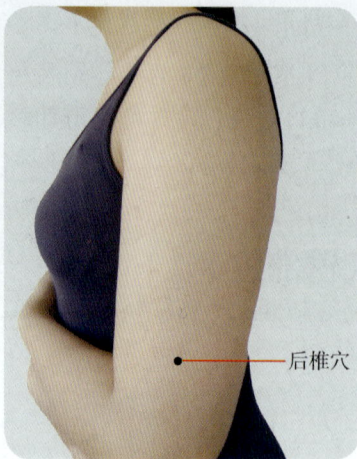

图 2-4-2

【标准定位】上臂肱骨外侧，距肘窝横纹2.5寸处（图2-4-2）。

【解剖】肝副神经，心之副交叉神经，直属脊椎骨神经。

【经验取穴】在臂后区，首先将手臂自然下垂，以肘窝横纹为标志点，确定出肘窝横纹，然后自肘窝横纹上2.5寸，紧贴肱骨的外缘处取穴。

【主治】脊椎骨脱臼，脊椎骨胀痛，肾脏炎，腰痛。

【操作】手臂下垂，针深3~5分。

【穴性】通经化瘀，强筋壮骨。

【特效作用】与首英穴倒马针治疗腰椎而致的腰痛及上述各症效佳。

◆ 首英穴 ◆

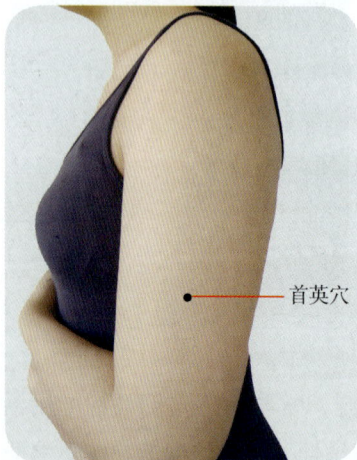

图 2-4-3

【标准定位】上臂肱骨外侧，距肘窝横纹4.5寸（即后椎穴2寸）处（图2-4-3）。

【解剖】肝副神经，心之副交叉神经，直属脊椎骨神经。

【经验取穴】在臂后区，首先将手臂自然下垂，以肘窝横纹为标志点，确定出肘窝横纹，然后自肘窝横纹上量4.5寸（即后椎穴上2寸）处紧贴肱骨的外缘处取穴。

【主治】脊椎骨脱臼，脊椎骨胀痛，肾脏炎，腰痛。

【操作】手臂下垂，针深3~5分。后椎、首英两穴通常同时用针（即所谓"回马针"），

效力迅速而佳，

【穴性】同后椎穴。

【特效作用】同后椎穴。

【临床运用及说明】后椎穴、首英穴与富顶穴、后枝穴均在后臂肱骨外侧，紧贴肱骨外缘进针，与其下的人宗穴、地宗穴、天宗穴紧贴肱骨内缘正相对应。

后椎穴与首英穴作用于腰部，针对于骨，专治脊柱病，用于腰椎小关节紊乱、腰椎滑脱及腰椎骨折。临床与腕顺一穴、灵骨穴相配可有佳效。

在穴位运用中董师首次提出了"回马针"一词，强调了二穴伍用的重要性，即当今临床所言的倒马针法。

◈ 富顶穴 ◈

【标准定位】上臂肱骨外侧，距肘横纹7寸（即首英穴上2.5寸）处（图2-4-4）。

【解剖】肝之副神经，心之分支神经。

【经验取穴】在臂后区，首先将手臂自然下垂，以肘窝横纹为标志点，确定出肘窝横纹，然后自肘窝横纹上7寸（即首英穴上2.5寸）紧贴肱骨的外缘取穴。

【主治】疲劳，肝弱，血压高，头痛，头晕。

【操作】手臂下垂，针深3~5分。针浅刺治疲劳、肝弱；深刺治头痛、头昏及血压高。

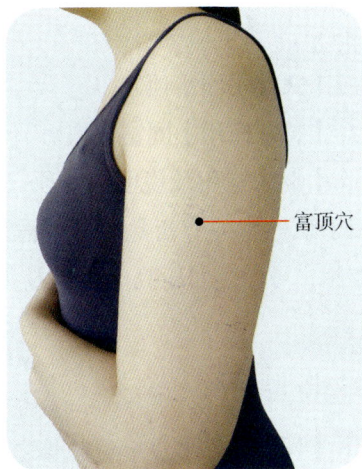

——富顶穴

图2-4-4

【穴性】清肝泻火，活血祛瘀。

【特效作用】治疗肝肾阴虚而致的血压高、头晕、头痛特效。

◆ 后枝穴 ◆

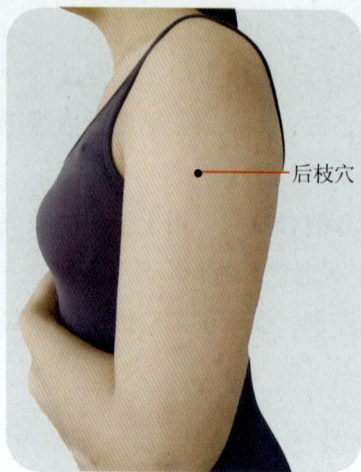

图 2-4-5

【标准定位】当肩中与肘之直线上，距富顶穴一寸（即肘横纹上 8 寸）处（图 2-4-5）。

【解剖】心之分支神经。

【经验取穴】在臂后区，首先将手臂自然下垂，以肘窝横纹为标志点，确定出肘窝横纹，然后于肘窝横纹上 8 寸（即富顶穴上 1 寸）之上臂紧贴肱骨外缘取穴。

【主治】血压高，头晕，头痛，皮肤病，血管硬化，杀菌。

【操作】手臂下垂，针深 3 ~ 7 分。富顶穴、后枝穴两穴同时下针，可治颈项疼痛扭转不灵及面部麻痹。

【穴性】同富顶穴。

【特效作用】同富顶穴。

【临床运用及说明】富顶穴与后枝穴紧贴肱骨外缘取穴，对应于颈项部，用于颈椎小关节紊乱、颈椎滑脱。二穴有平肝潜阳、调和气血、清利头目的作用，可用于血压高、头痛及头晕的症状。

◆ 肩中穴 ◆

【标准定位】在上臂肱骨之外侧，于肩骨缝向下 2.5 寸中央处（图 2-4-6）。

【解剖】此处为三角筋部，头静脉后，有回旋上膊动脉、腋窝神经、心之分支神经。

【经验取穴】在臂部，首先将手臂自然下垂，以肩骨缝为标志点，确定出肩骨缝，然后自肩骨缝向下 2.5 寸之正中央处取穴。

【主治】膝痛（特效），皮肤病（对颈项皮肤病有特效），小儿麻痹，半身不遂，心悸，血管硬化，鼻出血，肩痛。

【操作】手臂平垂，针深 0.5 ~ 1 寸。左肩痛针右肩穴，右肩痛针左肩穴，具有特效。

【穴性】通经活络，活血祛瘀。

【特效作用】治疗膝痛无力极效；治疗肩痛、坐骨神经痛特效；治疗肌肉萎缩效佳；治疗颈项部皮炎甚效。

【临床运用及说明】本穴作用极为广泛，功效强，在诸多的疾病中本穴常作为主穴运用，是四四部位最重要的穴位，因此本穴为临床常用重要穴位，需要全面理解与深入掌握。

肩中穴治疗膝痛之效已被临床所公认，在董师原著中有特效穴之称，是董师治疗膝痛最常用的穴位。余在临床以本穴为主穴治疗过几十余例膝痛患者，疗效确切，得到了临床之验证，尤其对膝痛无力、下蹲困难疗效佳，针对于关节韧带、肌腱损伤，常与患侧的火主穴或火硬穴配用，有协同疗效。肩中穴在下肢疾病中除了治疗膝痛特效之外，另外对下肢无力、坐骨神经痛、半身不遂也有很好的治效，临床根据患者具体疾病配用相关穴位。如配灵骨穴、大白穴治疗坐骨神经痛；配上曲穴、云白穴或下曲穴、李白穴治疗下肢无力、肌肉萎缩、小腿肚疼痛等甚效。

本穴主治中言治疗颈部皮肤病有特效，对颈部皮肤病最常见的当属于西医学所言的神经性皮炎（即苔藓样病变），临床高发而实属难治，用本穴治疗多能标本兼治，如余所治跟随学习的一名学生，颈项部对称性反复发作皮炎数年，时轻时重，本次加重1个月余，针刺肩中穴、曲池、木穴，隔日1次，经治疗1周后症状基本消失，之后几年未见发作。

肩中穴治疗肩痛具有特效，左病治右，右病治左，虽在肩部取穴，但并非单纯的局部用穴，对肩臂抬举无力或抬举困难皆可以治疗，尤其对中风后的肩臂无力及肩痛极效。治疗鼻子出血也具有特效，主治明确说明治疗血管硬化性鼻子出血，血管硬化多见于老年人，即本穴主要用于老年人的鼻子出血。

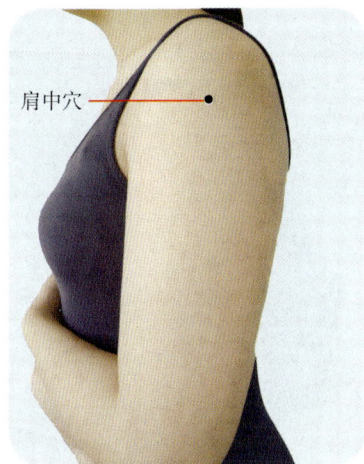

肩中穴 ——

图 2-4-6

◆ 背面穴 ◆

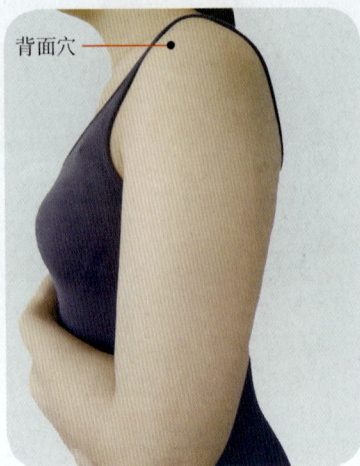

图 2-4-7

【标准定位】当肩骨缝之中央，举臂有空陷之中央处（图 2-4-7）。

【解剖】有三角筋，回旋上臑动脉，头静脉支，锁骨神经支，丹田神经。

【经验取穴】在三角肌区，屈臂外展，于肩峰外侧端前缘之凹陷处取穴。

【主治】腹部发闷，发音无力。

【操作】举臂取穴，针深 3~5 分。用三棱针时，可治全身疲劳、两腿发酸、呕吐、干霍乱、阴阳霍乱。

【穴性】祛风行血，清热泻火，降逆止呕。

【特效作用】治疗全身疲劳、两腿发酸效佳；治疗呕吐极效。

【临床运用及说明】本穴通过取穴法之描述来看，与传统针灸之肩髃穴完全相符，传统针灸肩髃穴主要用于肩部局部病证治疗，而董氏针灸发挥出了新的功效，以全身治疗为用，更主张点刺放血为用，毫针治疗以治疗发音无力为主。点刺放血主要针对全身疲劳、双腿发酸的情况，其疗效确切。如余所治的一名患者，经常发作性疲劳无力，经多次西医实验室及影像学检查，未发现异常，西医临床诊断为癔症，用药未效，后多次服用中药也未见丝毫变化。来诊后即在背面穴周围变化区域点刺放血，每周 2 次，并针灵骨穴、液门穴、鼻翼穴、中九里穴，隔日 1 次，经 1 次治疗患者即感症状明显改善，共治疗 10 次，患者自我感觉恢复正常。

◆ 人宗穴 ◆

【标准定位】在上臂肱骨内缘与肱二头肌腱间之凹陷处，距肘窝横纹 3 寸处（图 2-4-8）。

【解剖】在二头膊筋之旁，桡骨副动脉、头静脉及内膊皮神经、肺之副神经、心之分支神经、肝之副支神经。

【经验取穴】在臂部，首先屈肘以手拱胸，以肘窝横纹为标志点，确定出肘窝横纹，然后于肘窝横纹上3寸之上臂肱骨内缘与肱二头肌腱之间凹陷处取穴。

【主治】脚痛，手痛，肘臂肿痛难动，面黄（胆病），四肢浮肿，脾肿大，感冒，气喘。

【操作】取穴时屈肘测量，以手拱胸。用毫针，针深5分治感冒、气喘，针深8分治臂肿，针深1.2寸治肝、胆、脾病。

【穴性】宣肺利咽，健脾利湿。

【特效作用】治疗手痛、脚痛、肘臂痛极效；治疗脾大效佳。

【注意】下针时，偏外伤肱骨，偏里伤肱二头肌腱，针刺部位应特别准确。

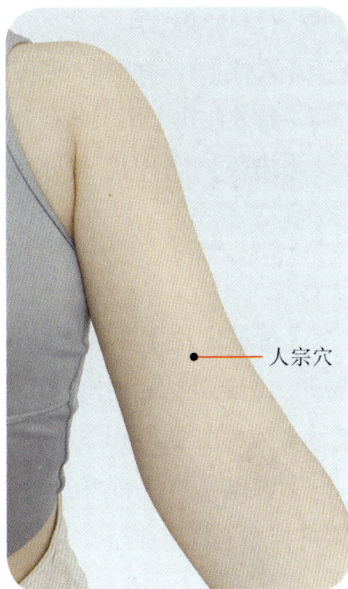

人宗穴

图 2-4-8

◆ 地宗穴 ◆

【标准定位】在上臂肱骨内缘与肱二头肌腱间之凹陷处，距肘窝横纹6寸（即人宗穴上3寸）处（图2-4-9）。

【解剖】在头静脉后，有回旋上膊动脉、腋窝神经、心之支神经。

【经验取穴】在臂部，首先屈肘以手拱胸，以肘窝横纹为标志点，确定出肘窝横纹，然后于肘窝横纹上6寸（即人宗穴上3寸）之上臂肱骨内缘与肱二头肌腱之间凹陷处取穴。

【主治】心脏病及血管硬化；能使阳证起死回生。

【操作】取穴时屈肘测量，以手拱胸。用毫针，针深1寸治轻病，针深2寸治重病，

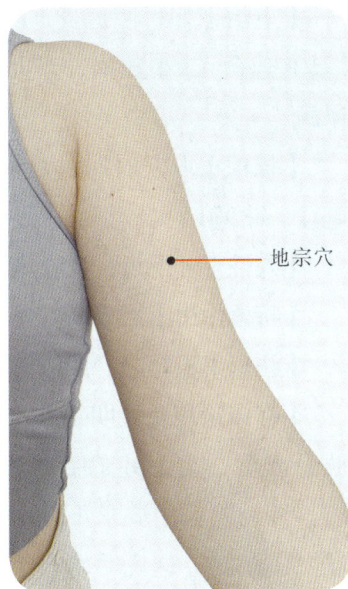

地宗穴

图 2-4-9

两臂穴位同时下针。

【穴性】开窍醒神，回阳救逆。

【特效作用】用于闭证急救及晕针特效。

【注意】下针时，偏外伤肱骨，偏里伤肱二头肌腱，针刺部位应特别准确。

◆ 天宗穴 ◆

【标准定位】在上臂肱骨内缘与肱二头肌腱间之凹陷处，距肘窝横纹9寸（即地宗穴上3寸）处（图2-4-10）。

【解剖】在头静脉后，有回旋上膊动脉、腋窝神经、六腑神经、小腿神经。

【经验取穴】在臂部，首先屈肘以手拱胸，以肘窝横纹为标志点，确定出肘窝横纹，然后于肘窝横纹上9寸（即地宗穴上3寸）之上臂肱骨内缘与肱二头肌腱之间凹陷处取穴。腋前纹头至肘横纹为9寸，故与腋前纹头处相平。

【主治】妇科阴道炎，阴道痛，赤白带下（具有速效），小腿痛，小儿麻痹，狐臭，糖尿病。

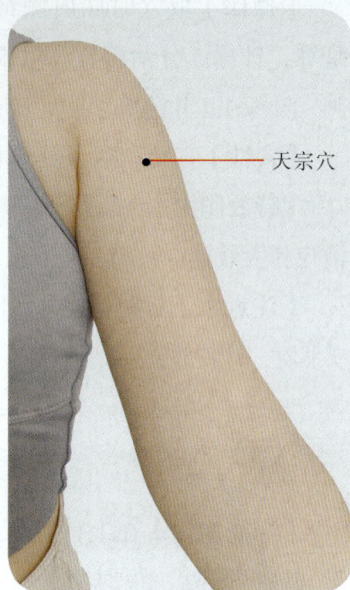

图 2-4-10

天宗穴

【操作】取穴时屈肘测量，以手拱胸。用毫针，针深1~1.5寸。

【穴性】理下焦，清湿热。

【特效作用】治疗妇科炎性疾病极效；治疗狐臭特效。

【注意】下针时，偏外伤肱骨，偏里伤肱二头肌腱，针刺部位应特别准确。

【临床运用及说明】人宗、地宗、天宗三穴在肱骨内缘，进针时均紧贴肱骨内侧，与上述的后椎穴、首英穴、富顶穴及后枝穴紧贴肱骨外缘对应。针刺操作中要求下针时要特别准确，若偏外会伤及肱骨，偏里会伤及肱二头肌腱，这说明本穴组处于肱骨与肱二头肌之间，针刺时紧贴肱骨边缘进针即可。此处所谓伤肱骨伤肌腱是指此处有重要动脉及神经，注意针刺时避开。三穴同用治疗肩胛冈以上疼痛，不分经络皆有效；治大腿内侧痛及小腿痛；三穴同针治疗胸闷针下而立解。

人宗穴有很好的活血化瘀之效，可治疗手痛、脚痛、肘臂肿痛，与三三部位人士穴之效相近，对手足疼痛皆效。人宗穴与三叉三穴配用还可治疗坐骨神经痛、膝内侧痛；人宗穴与地宗穴倒马针治疗瘰疬及肘臂挛急疼痛、颈项拘急。

地宗穴有急救的作用，在董师原著中言地宗穴能使阳证起死回生，首先要明白什么是阳证？起死回生指的是什么问题？起死回生是指病者因各种原因导致了晕厥、昏迷、休克等危急重症，之后通过治疗使患者苏醒，脱离了危险。这在中医中有脱证与闭证之分，脱证为阴证，闭证为阳证，所以此处是指闭证而致的相关症状，如剧痛而致的晕厥，针刺时而致的晕针，以及心绞痛、胆绞痛、肾绞痛等而致的休克等，均为阳证，即是本穴的适应证。本穴这一临床运用早有相关记载。如明代李梴《医学入门》载曰："针晕者，神气虚也……甚者针手膊上侧，筋骨陷中，即蛤蟆肉上惺惺穴，或足三里，即苏。"蛤蟆肉，指肱二头肌于屈肘时呈隆起处，近人称之为"肱中"穴，此处作为晕针的急救穴，故又名"夺命穴"，与在此所言相同。由此可以明确本穴的急救功效极为确切。地宗穴与手解穴配用治疗晕针、急性心脏病等；地宗穴与火主穴配用治疗心衰及重症心脏病。

天宗穴最主要的功效是治疗妇科炎性疾病，如阴痒、阴痛及赤白带下等，与此相邻的云白穴也有相同的作用，临床也常常相互配用，天宗穴配云白穴治疗妇科阴道炎、阴道痒、阴道痛、赤白带下均有特效。由此也说明了在董氏奇穴中某一个区域可治疗某病或某类疾病；本穴还有治疗狐臭的功效，除了本穴还有这一区域中的李白穴及后背部的分枝上穴和分枝下穴，临床运用确有疗效，余在临床亲试5名狐臭患者，其中有2名是跟随余学习的学生，见证了本穴这一功效所言不虚，且让学习的学生亲试了董氏针灸之神奇性，更有了学习董氏针灸的兴趣与动力；本穴对小腿痛及西医学所言的不安腿综合征也均有良效。

◆ 云白穴 ◆

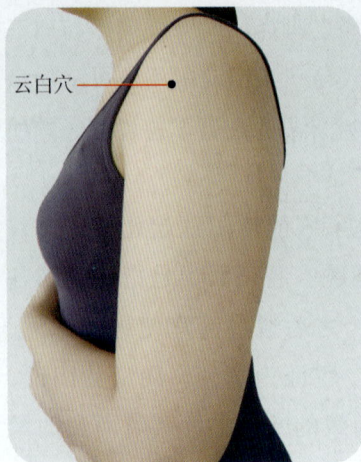

云白穴

图 2-4-11

【标准定位】在肩关节前方，骨缝去肩尖约2寸处。亦即背面穴向胸方向斜下开2寸处（图2-4-11）。

【解剖】有三角肌，回旋上膊动脉、头静脉支，锁骨神经支，六腑神经、肺之副神经。

【经验取穴】在臂部，首先将手下垂，在肩关节前方，肩尖前约2寸处取穴（或者定出肩中穴，再于肩中穴向前横开约1寸，然后再直上约1寸处取穴）。

【主治】妇科阴道炎、阴道痒、阴道痛，赤白带下，小儿麻痹。

【操作】垂手取穴，针深3～5分。

【穴性】理下焦，清湿热，调经带。

【特效作用】治疗妇科炎性疾病极效，治疗肌肉萎缩效佳。

◆ 李白穴 ◆

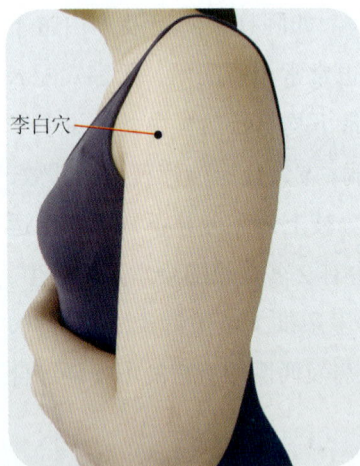

李白穴

图 2-4-12

【标准定位】在上臂外侧，云白穴稍向外斜下2寸处（图2-4-12）

【解剖】头静脉后，有回旋上膊动脉、腋窝神经、肾之副支神经、肺之支神经。

【经验取穴】在臂部，以云白穴为标志点，首先定出云白穴，然后自云白穴稍向外斜下2寸处取穴（或者首先定出肩中穴，再于肩中穴向前横开约1.2寸，然后再直下约1寸处取穴即可）。

【主治】狐臭，脚痛，小腿痛，小儿麻痹。

【操作】针深3～5分。

【穴性】舒筋活血，调理下焦。

【特效作用】治疗狐臭特效；治疗肌肉萎缩及小儿麻痹效佳。

❖ 支通穴 ❖

【标准定位】在上臂后侧，距肘窝横纹4.5寸，即首英穴向后横开1寸处（图2-4-13）。

【解剖】有头静脉，后回旋上膊动脉支，后膊皮下神经，肝之副支神经，肾之副支神经，后背神经。

【经验取穴】在臂后区，以肘窝横纹为标志点，首先确定出肘窝横纹，然后自肘窝横纹直上4.5寸（也即首英穴向后横开1寸）之上臂外侧取穴。

【主治】高血压，血管硬化，头晕疲劳，腰酸。

【操作】针深6分~1寸。

【穴性】清肝泻火，活血祛瘀。

【特效作用】治疗高血压、眩晕效佳。

【注意】贴近肱骨后缘下针。

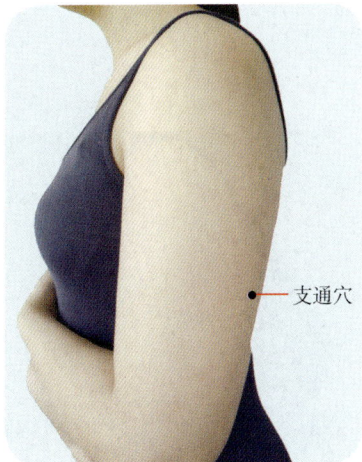

── 支通穴

图 2-4-13

❖ 落通穴 ❖

【标准定位】在上臂后侧，距肘横纹7寸，当富顶穴向后横开1寸处（图2-4-14）。

【解剖】有头静脉，后回旋上膊动脉支，后膊皮下神经，肝之副支神经，肾之副支神经，后背神经。

【经验取穴】在臂后区，以肘窝横纹为标志点，首先确定出肘窝横纹，然后自肘窝横纹直上7寸（也即富顶穴向后横开1寸）之上臂外侧取穴。

【主治】血压高，血管硬化，头晕疲劳，四肢无力，腰酸。

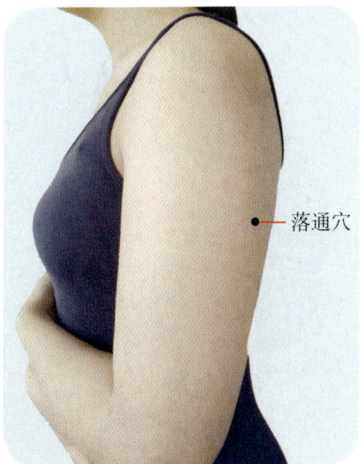

── 落通穴

图 2-4-14

【操作】针深6分~1寸。

【穴性】同支通穴。

【特效作用】同支通穴。

◆ 下曲穴 ◆

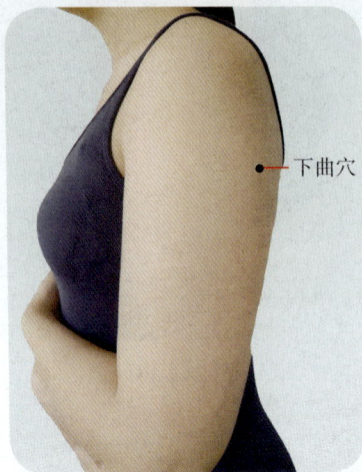

图 2-4-15

【标准定位】在上臂后侧，肩尖后直下，后枝穴向后横开 1 寸处（图 2-4-15）。

【解剖】头静脉，后回旋上膊动脉，后膊皮下神经，肝之支神经，腋下神经，肺支神经。

【经验取穴】在臂后区，以腋后线为标志点，首先确定出腋后线，然后于腋后横纹下约 1 寸（也即后枝穴向后横开 1 寸）处取穴。

【主治】血压高，坐骨神经痛，半身不遂，小儿麻痹，神经失灵等症。

【操作】针深6分~1寸。

【穴性】舒筋活络，通经化瘀。

【特效作用】治疗坐骨神经痛及小儿麻痹极效。

◆ 上曲穴 ◆

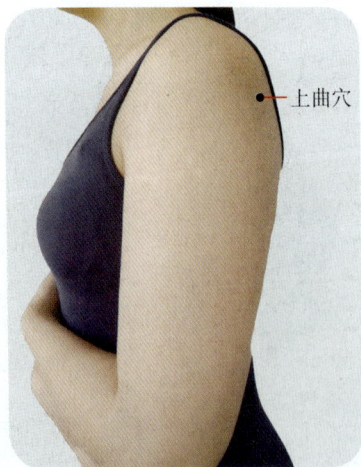

图 2-4-16

【标准定位】在上臂后侧，肩中穴向后横开 1 寸处（图 2-4-16）

【解剖】三角筋，头静脉，后回旋上膊动脉，后膊皮下神经，肝之副神经，肾之支神经。

【经验取穴】在臂后区，以肩中穴为标志点，首先定出肩中穴，然后再在肩中穴向后横开 1 寸处取穴。

【主治】小儿麻痹，坐骨神经痛，臂痛，血压高，小腿胀痛。

【操作】针深 0.6 ~ 1.5 寸。治左臂痛用右臂穴，治右臂痛用左臂穴。用三棱针刺血治肝硬化及肝炎。

【穴性】同下曲穴。

【特效作用】治疗肝硬化及肝炎特效，余与下曲穴相同。

【临床运用及说明】云白穴、李白穴、上曲穴、下曲穴四穴分别以肩中为中心，云白穴、李白穴在肩中之前，上曲穴、下曲穴在肩中穴之后，且与肩中穴有共同的功效，可用于下肢无力、肌肉萎缩及小儿麻痹后遗症，四穴在这一区域有共同的作用，再次表现出了某一区域可治疗某种疾病或某类疾病的作用特性，下曲穴、上曲穴配云白穴、李白穴、肩中穴（一般分成上下两组，即上曲穴、云白穴、肩中穴为一组，在小儿麻痹后遗症有第一特效穴组之称；下曲穴、李白穴、肩中穴为一组，本穴组有第二特效穴组之称），交替针刺治疗小儿麻痹后遗症、下肢无力及肌肉萎缩则有特效作用。

云白穴以治疗妇科炎性疾病为最主要的作用，有着确切的疗效，与天宗穴有相同的作用，因此二穴常配用治疗阴道炎、阴道痒、阴道痛、赤白带下。配李白穴、天宗穴治疗急、慢性膀胱炎，阴囊潮湿，阴道炎，阴道痒，赤白带下效佳；李白穴对狐臭有特效作用，而与这一部位的天宗穴有相同的功效，临床常配天宗穴与背部的分枝上、下二穴治疗狐臭；支通穴与落通穴主要针对血管性疾患，用于高血压、血管硬化及头晕，二穴相互倒马针配用，与这一部位的富顶穴、后枝穴、上曲穴、下曲穴有相同作用，用于血管硬化、高血压的调理；在上曲穴与下曲穴下均有肝之神经，说明作用于肝，能治疗肝病，可用于慢性肝炎及肝硬化的治疗，治疗以上肝病时先在上曲穴、下曲穴点刺出血，再针刺上三黄穴、肝门穴等相关穴位，二穴还能治疗肺气不足、肝血虚而致的坐骨神经痛。

❖ 水愈穴 ❖

【标准定位】在上臂之后侧，背面穴向后横开（稍斜下）2 寸处（图 2-4-17）。

【解剖】三角筋，头静脉，后回旋上膊动脉，后膊皮下神经，腋下神经，肾之支神经。

【经验取穴】在臂后区，首先定出背面穴，然后再于背面穴向后横开（稍斜下）2 寸处取穴。

【主治】肾脏炎，肾结石，腰酸腰痛，全身无力，小便蛋白尿，臂痛，手腕手背痛。

【操作】针深3~5分。用三棱针刺出黄水者，为主治肾脏病之特效针；用三棱针刺出黑血者，主治手腕手臂痛。用三棱针刺左边穴治左臂痛，刺右边穴治右臂痛。

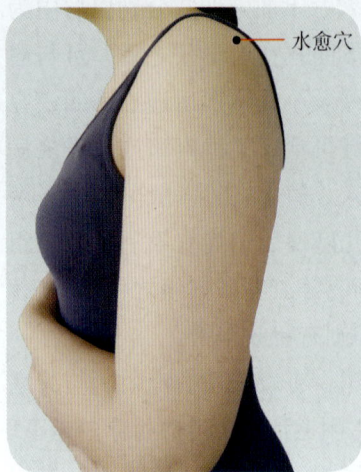

图 2-4-17

水愈穴

【穴性】补肾壮骨。

【特效作用】治疗肾性疾病效佳；治疗灰指甲极效。

【临床运用及说明】水愈穴穴下为肾之神经，名为水，作用于肾，可治疗肾病，以点刺为主，治疗肾病要浅刺，要求以出黄水为有效，出黄水就是轻浅刺。水愈穴点刺放血，配马金水穴、马快水穴治疗肾结石极效；配下三皇穴或通肾穴、通胃穴治疗肾炎极效。治疗手腕手臂痛以出黑血为有效，出黑血当以点刺部位有反应瘀络出现，或深刺出血，即可治疗手腕手臂痛。

本节小结

四四部位为上臂部位，本部分总计17穴名，34个穴位点。

一、本部位穴位主治要点

四四部位主治看起来较为繁杂但是有一定的规律。手臂后面的五穴（水愈穴、上曲穴、下曲穴、落通穴、支通穴）治疗病证多与上焦肺、心相关，对应五行为金、火；中间七穴（背面穴、肩中穴、后枝穴、富顶穴、首英穴、后椎穴、分金穴），治疗病证主要与脊柱相关；手臂前面五穴（云白穴、天宗穴、李白穴、地宗穴、人宗穴）治疗病证多与下焦肾、肝关系密切。

分金穴在肺经上，因此治疗感冒及咽喉疾病有较好的疗效，常与曲陵穴倒马针运用；后椎穴与首英穴常倒马针运用治疗腰椎疾病而致的腰痛；富顶穴与后枝穴二穴常倒马针运用治疗肝肾阴虚而致的高血压、头晕、头痛之疾；肩中穴是这一部位用之最广的穴位，对肩痛、下肢痛、膝痛及肌肉萎缩均有极佳的疗效，并能治疗血管硬化而致的鼻子出血及颈部皮肤疾病；云白穴治疗妇科炎性疾病有很好的疗效，临床根据不同的疾病配用相关穴位；李白穴治疗狐臭特效，配天宗穴；人宗穴、地宗穴、天宗穴合称为三宗穴，临床既可以三针倒马或两针倒马运用，也可以用一穴治疗相关疾病。三穴倒马针治疗肩胛冈以上疼痛具有显著疗效，人宗穴、地宗穴倒马针治疗瘰疬，及肘臂挛急、颈项拘急。人宗穴治疗手痛、脚痛，地宗穴用于急救，天宗穴治疗妇科炎性疾病均具特效；水愈穴主要作为刺血运用，浅刺出血治疗肾脏疾病，深刺出血治疗手腕手背痛。

二、本部位取穴要点

应掌握肘横纹、肱二头肌、肱骨内缘、肱骨外缘、肩峰等解剖标志。

后椎穴、首英穴、富顶穴及后枝穴均在上臂肱骨外侧取穴，当针刺时紧贴肱骨之外缘；人宗穴、地宗穴、天宗穴紧贴肱骨的内缘取穴；云白穴、李白穴、背面穴、水愈穴、上曲穴及下曲穴均以肩中穴为中心点取穴。云白穴可于肩中穴前1寸，再上1寸处定位即可，李白穴在肩中穴前1.2寸，再下1寸处取穴即可，上曲穴在肩中穴后开1寸处定穴，这是简便而准确的定穴方法。

这些穴位分别处在传统相应经脉上，分金穴、人宗穴、地宗穴、天宗穴处在手太阴肺经上；李白穴、云白穴处在手阳明大肠经上；后椎穴、首英穴、富顶穴、后枝穴、肩中穴处在手少阳三焦经上；支通穴、落通穴、下曲穴、上曲穴、水愈穴处在手太阳小肠经上。明确了这些穴位与传统经脉的关系，一是能够便于定位，二是更深入地明确穴位运用原理。

第五节　五五部位（足趾部位）

◈ 火包穴 ◈

【标准定位】在足次趾（第2趾）底第2道横纹正中央处（图2-5-1）。

【解剖】心之神经，肝之神经。

【经验取穴】在脚趾底，首先充分暴露足底面，于第2趾（足次趾）底的第2道横纹上中央点取穴。

【主治】心痛，肝病，难产、胎衣不下。

【操作】平卧，用三棱针刺3分深使其出黑血，立即见效。用毫针针刺深3分，

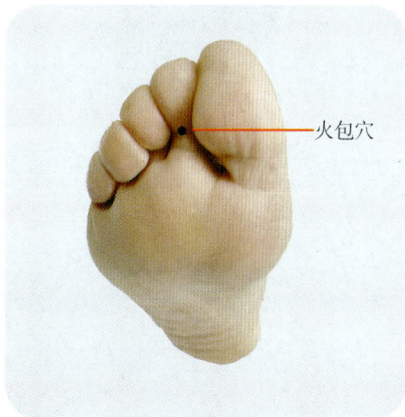

火包穴

图 2-5-1

5 分钟见效。

【穴性】强心止痛，调理下焦。

【特效作用】治疗心绞痛甚效；治疗疝气效佳。

【注意】禁灸，孕妇禁针。

【临床运用及说明】火包穴与传统针灸经外奇穴独阴穴相符，其临床功效也基本相同。其穴下有心之神经，故能治疗心脏病，尤其治疗心痛极效。如余所治疗的一名患者，中年女性，心绞痛发作数年，常备速效救心丸等药物，因陪同孙子前来治疗食欲不振，在孙子就诊过程中，突发心绞痛，面色苍白，肢冷汗出，口唇发干，双手捂在心前区于就诊床上翻滚。立在其左侧内关穴与本穴针刺，针刺完毕疼痛立止。患者连连喊神奇，患者诉说平时服用救心丸一类急救药物需要一定时间才能完全恢复，而本次症状则是瞬间立解，可谓是神奇。本穴下还有肝之神经，肝经与生殖系统联系最为密切，故能治疗生殖系统疾病，对妇科及疝气治疗就是其穴下肝之神经所过。可治疗胎衣不下及难产，这类疾病是产科专属疾病，针灸医师已不再见到，所以无法验证其疗效。本穴对疝气治疗有特效作用，也是传统针灸独阴穴的主要功效，疗效确切。治疗时主要以点刺出血为用。

◆ 上瘤穴 ◆

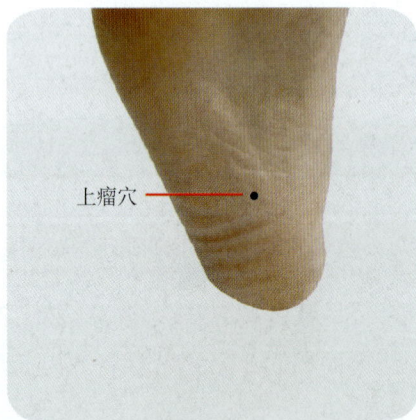

图 2-5-2

【标准定位】在足底后跟硬皮之前缘正中央处（图 2-5-2）。

【解剖】后脑（小脑）总神经。

【经验取穴】在足底，首先充分暴露足底面，然后于足底后跟硬皮之前缘正中央处取穴。

【主治】脑瘤，脑积水（大头瘟引起者），小脑痛，脑神经痛，体弱。

【操作】平卧，针深 3 ~ 5 分。

【穴性】息风潜阳，清头明目，化瘀通络。

【特效作用】治疗脑外伤及脑部肿瘤具有特效。

【注意】针深过量（超过 5 分）会引起心中不安，应忌之。

【临床运用及说明】上瘤穴因治疗脑部疾病，并能治疗脑瘤，故名上瘤穴。本穴为后脑（小脑）总神经，针对于脑，有活脑部气血的作用，能治疗多种脑部疾病，董氏传人可有大量的临床相关验案，用于脑瘤、脑积水、小脑痛、帕金森、小脑萎缩等脑部疾病的治疗报道。尤其善治脑部外伤一类疾病，可配正筋穴、正宗穴，于然谷穴点刺放血，对脑震荡及其后遗症有特效；配足三重穴治疗脑瘤及脑血管意外后遗症。

董师原著中要求针刺时不宜过深，针刺超过 5 分深会导致心中不安，通过临床验证，确有这一不良反应，故针刺时宜注意针刺深度。

◆ 海豹穴 ◆

【标准定位】在大趾内侧（即右足之左缘、左足之右缘），大趾本节（脚趾甲后）正中央处（图 2-5-3）。

【解剖】大趾长伸筋，浅腓骨神经，心之分支神经。

【经验取穴】在足趾，足大趾的内侧，于第 1 跖趾关节远端赤白肉际之凹陷中取穴。

【主治】眼角痛（角膜炎），疝气，大指及食指痛，妇科阴道炎。

【操作】针深 1～3 分深。左手痛在右脚取穴，右手痛在左脚取穴。

【穴性】调理下焦，化瘀通络。

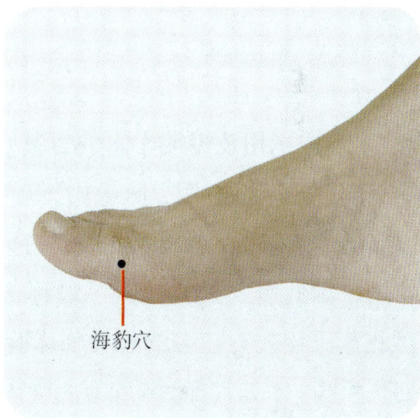

海豹穴

图 2-5-3

【特效作用】治疗妇科阴道炎效佳；治疗大指及食指痛极效。

【临床运用及说明】海豹穴在脾经上，与传统针灸之大都穴相近，但其用在肝，通过董氏针灸解剖理论来看应是肝之神经所过，而非心之神经。治疗眼角痛，肝开窍于目，治疗疝气与妇科阴道炎是足厥阴肝经所行，配云白穴、天宗穴治疗阴痒、阴道痛、阴道炎及带下证。用于大指及食指痛则是对应取穴的思想。

◆ 木妇穴 ◆

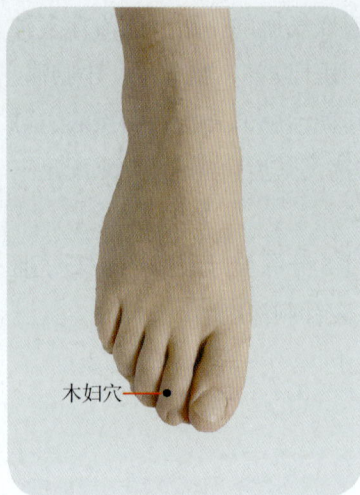

木妇穴

图 2-5-4

【标准定位】在足次趾（第2趾）中节正中央向外开3分处（图2-5-4）。

【解剖】心之副神经。

【经验取穴】在足趾，足的第2脚趾（足次趾）第2节正中央向外侧（向小趾侧）紧贴骨缘取穴即可。

【主治】妇科赤白带下，月经不调，经痛，子宫炎，输卵管不通。

【操作】针深2～4分，贴趾骨下针（用细毫针减轻疼痛）。

【穴性】调经理带，疏理下焦。

【特效作用】治疗带下证极效。

【临床运用及说明】本穴以其功效而命名，顾名思义，以治妇科病为用，足厥阴肝经"循股阴，入毛中，环阴器，抵小腹"。与生殖系统密切联系，所以名为"木妇"。本穴主要治疗妇科炎性疾病为主，对妇科炎性疾病有较好的作用，因此有"妇科圣穴"之称，尤其以各种原因引起的带下症最具特效，对此董氏传人有较多的相关临床验案报道。余常用妇科穴配木妇穴治疗各种妇科疾病；木妇穴配海豹穴治疗妇科炎性疾病甚效。

═ 本节小结 ═

五五部位为足趾部位，本部分总计4穴名，8个穴点。

一、本部位穴位主治要点

火包穴以治疗心绞痛与疝气为特效；上瘤穴有活脑部气血的作用，用于治疗脑部疾病，如脑瘤、脑积水、小脑萎缩等疾病；海豹穴与木妇穴主要用于治疗妇科疾病，海豹穴主要于妇科炎性疾病，用之较少，木妇穴治疗带下证特效。

这几个穴位因在足部，一是针刺时较为敏感，而引起明显疼痛，又因足部取穴不方便，所以在临床用之较少。

二、本部位穴位针刺要点

本部位穴位在足底或足趾边缘，针刺敏感而疼痛明显，因此针刺时宜用细针。火包穴以刺血或指掐为常用；上瘤穴在针刺时注意针刺深度不可过深，针刺超过 5 分会引起心中不安，故应注意；海豹穴治疗眼角痛、眼有血丝者以刺血为用；木妇穴紧贴趾骨下针。

第六节　六六部位（足掌部位）

◆ 火硬穴 ◆

【标准定位】在第 1 跖骨与第 2 跖骨之间，距跖骨与趾骨关节 5 分处（图 2-6-1）。

【解剖】心脏支神经，肝之副神经。

【经验取穴】在足背，在第 1 跖骨与第 2 跖骨之间，在趾蹼缘的后方之 0.5 寸处取穴。

【主治】心悸，头晕，产后胎衣不下，骨骼胀大，下颏痛（张口不灵），强心（昏迷状态时使用），子宫炎、子宫瘤。

【操作】针深 3~5 分。

【穴性】清心泻火，行气止痛，平冲降逆。

【特效作用】治疗凡肝火上炎性疾病皆有特效，如头晕、头痛、失眠等；治疗心脏病特效；治疗生殖系统疾病效佳；治疗眼疾极效。

【注意】禁灸，孕妇禁针。

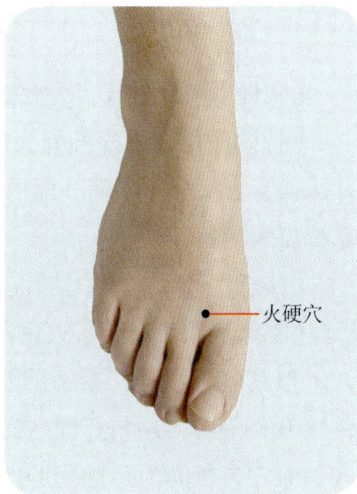

火硬穴

图 2-6-1

◆ 火主穴 ◆

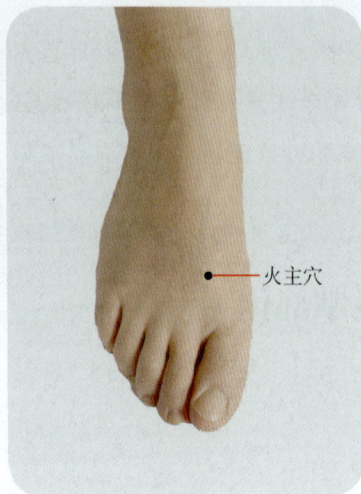

图 2-6-2

【标准定位】在第 1 跖骨与第 2 跖骨连接部之直前陷中，即距火硬穴 1 寸处（图 2-6-2）。

【解剖】心脏支神经，心脏动脉，有感腓骨神经支，前胫骨筋。

【经验取穴】在足背，第 1 跖骨与第 2 跖骨底结合部的前方，循歧缝之间向上按压，压至尽处之凹陷取穴。

【主治】难产，子宫炎、子宫瘤，骨骼胀大，心脏病而引起的头痛，肝病，胃病，神经衰弱，心脏麻痹，手脚痛。

【操作】针深 3~8 分。治手脚痛时，左用右穴，右用左穴。

【穴性】疏肝理气，活血祛瘀，通利下焦。

【特效作用】治疗各种头痛（偏头痛、头顶痛、颅内痛）及膝痛极效；治疗头面五官疾病（喉痛、梅核气、颞颌关节紊乱、面瘫）效佳；治疗男女生殖系统疾病特效。

【注意】禁灸，孕妇禁针。

【临床运用及说明】火主穴与传统针灸太冲穴完全相符，火硬穴近于行间穴，但其名称不同，董师因其发挥出不同作用的功效，通过功效而定其名，传统针灸中的太冲与行间二穴是临床常用重要穴位，太冲为足厥阴肝经之输穴、原穴，行间为足厥阴肝经之荥穴，临床运用广泛，作用强大，是历代被高度重视的穴位。二穴在其传统针灸中以疏肝解郁、清泻肝火为最主要的特性。

火主穴、火硬穴穴下为心之神经，应于心，肝为木，心为火，木能生火（肝生心），肝之木则是心之火之源头，以此上下荣养，无有休息；足厥阴肝经与手厥阴心包经为同名经，同名经同气相求，上病下治，下病上治，则能有效地疏通经脉之功能，以此方法治疗要比直接调理病经作用更为有效。故董师命名为火，主要针对心脏病的治疗。其穴虽在足厥阴肝经，但其用在心。早在《黄帝内经》中就有关于太冲、行间用于心脏病治疗的记载，如《灵枢·厥病》曰："厥心痛，色苍苍入死状，终日不得太息，肝心痛也，取之行间、太冲。"《灵枢·杂病》曰："心痛引小腹满，上下无常处，便溲难，刺足厥阴。"二穴在传统针灸中，无论在理论上还是实践运用上皆是治疗心脏病的重要穴位。临床主要用于严重心脏病的治疗，是强心的要穴。

董师对火主穴、火硬穴二穴的主要治疗作用多是从足厥阴肝经经络循行理论发挥运用。火主穴中言可治疗头痛，其头痛主要是指头顶痛而言，足厥阴肝经与督脉交会于颠（头顶），故《伤寒论》称头顶痛为厥阴经头痛，针之立效；可治张口不灵（下颌痛）及口眼歪斜，足厥阴肝经从目系下颊里，环唇内，因此治之有效，配门金穴、灵骨穴治疗颞颌关节紊乱极效。治疗面瘫也极效，如《百症赋》中言："太冲泻唇歪以速愈。"还常用于子宫炎、子宫瘤、尿道炎、产后胎衣不下等多种妇科疾患，其原理仍是经脉循行理论，足厥阴肝经循股阴、入毛中，环阴器，抵小腹。足厥阴肝经与生殖系统紧密联系。早在《素问·上古天真论》有言："女子二七天癸至，任脉通，太冲脉盛，月事以时下，故有子。"强调了足厥阴肝经与月经病的直接关系。火硬穴对尿道炎有较好的疗效，常配六快穴治疗尿痛、尿道炎，余在临床治疗了几十例患者，疗效确切。如余所治一名跟随学习的学生，尿频、尿急及尿痛数小时，自我感觉痛苦难忍，即用上述二穴，针后立感舒适，半小时起针后即恢复正常。灵骨穴配火主穴不仅治疗诸痛证及头面五官科疾病，而且对妇科病也有特效；二穴治疗咽喉肿痛也极具特效，因为足厥阴肝经循喉咙之后，上入颃颡，其用早在古代就有相关记载。如《标幽赋》言："心胀咽痛，针太冲而必除。"临床中以配三叉三穴治疗咽喉肿痛极为特效。以上所用皆是根据经脉所过主治所及的理论发挥运用，由此可见，董师对传统针灸理解得非常深入，运用到极致，再次说明了董氏针灸与传统针灸的关系是不可分割的。

通过肝的生理、病理及藏象学说等理论，二穴还有诸多的相关运用，如治疗眼疾，这是通过肝开窍于目的理论发挥运用，用之确具实效，常用于眼睛发痒、迎风流泪、眼睛胀痛等十分特效。临床中以火主穴或火硬穴配木穴、上白穴治疗眼睛红肿。火主穴、火硬穴配光明穴治疗青光眼；本穴作用于心，心主血脉，对肝火旺盛而致的高血压、头晕、头痛皆效；肝主筋，因此治疗筋病，用于筋伤之疾，尤其对膝痛极具特效，历代并多有相关记载，如《胜玉歌》言："行间可治膝肿病。"《通玄指要赋》言："行间治膝肿目疾。"《肘后歌》载："股膝肿起泻太冲。"《通玄指要赋》曰："且如行步难移，太冲最奇。"等等，以上记载皆是用于膝痛的治疗，董氏针灸中常以肩中穴或心门穴配火主穴或火硬穴治疗膝痛极效，肩中穴与心门穴健侧取穴，而火主穴与火硬穴皆是患侧取穴。

◆ 门金穴 ◆

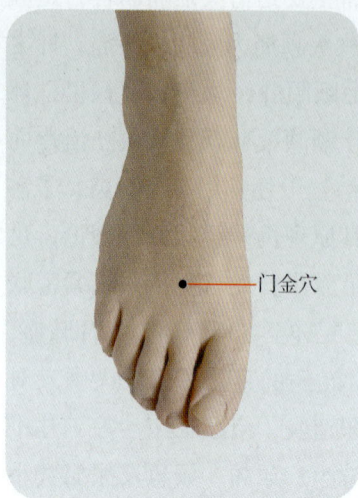

图 2-6-3

【标准定位】在第 2 跖骨与第 3 跖骨连接部之前凹陷中，即与火主穴并列（图 2-6-3）。

【解剖】总趾短伸筋，第 1 骨间背动脉，趾背神经，十二指肠神经，胃之支神经。

【经验取穴】在足背，第 2 跖骨与第 3 跖骨底结合部的前方，循歧缝之间向上按压，压至尽处凹陷处取穴。

【主治】肠炎，胃炎，腹部发胀及腹痛，盲肠炎。

【操作】用细毫针，针深 5 分（具有特效）。

【穴性】健脾化湿，调肠和胃，通经活络。

【特效作用】治疗偏头痛（太阳穴处痛）特效；治疗痛经极效；治疗肠胃炎之腹痛、腹泻极效；治疗胃痛甚效。

【注意】单足取穴，禁忌双足同时取穴。

【临床运用及说明】门金穴与传统针灸之输穴陷谷相符，但董师发挥出了诸多新的功效，不仅用于胃部疾病，还用于肠道疾病。可治疗多种肠道疾病，如对腹胀、腹痛、腹泻及阑尾炎、肠胃炎皆有特效。治疗急性肠胃炎用门金穴配肠门穴、四花下穴、腑肠穴极效，尤其对伴有腹痛者；门金穴配灵骨穴治疗腹痛、腹胀及肠鸣效佳；门金穴配阑尾点及小腿外侧放血，治疗急、慢性阑尾炎极效。

本穴治疗痛经的运用各家均有相同见解，以配内庭用之具有特效，临床并多有相关验案记载。二穴倒马针配用不仅治疗痛经极效，而且还有多方面的功效，也可用于乳痛、颠顶头痛、鼻炎及手中指麻木等。

本穴对太阳穴处痛具有特效，其疗效无他穴可与之相比拟；还可以治疗肩前部痛，其用则是根据经络所行及调补阳明气血之原理；也能治疗颞颌关节功能紊乱，配火主穴具有特效；治疗眼睑下垂也有较好的疗效，常配三叉三穴治疗，配三叉三穴用于治疗腹股沟内侧痛具有特效。

◆ 木斗穴 ◆

【标准定位】在第 3 跖骨与第 4 跖骨之间，距跖骨与趾骨关节 5 分处（图 2-6-4）。

【解剖】脾神经，肝神经。

【经验取穴】在足背，第 3 跖骨与第 4 跖骨之间，在趾蹼缘后方 5 分处取穴即可。

【主治】脾肿大（硬块），消化不良，肝病，疲劳，胆病，小儿麻痹。

【操作】针深 3~5 分。

【穴性】补脾养血，疏肝和胃，调和气血。

【特效作用】治疗脾大、慢性肝炎、肝硬化具有特效；治疗耳内神经痛立效；治疗乳房疾病效佳；治疗麻木极效；治疗缺盆部位疼痛及肿瘤甚效。

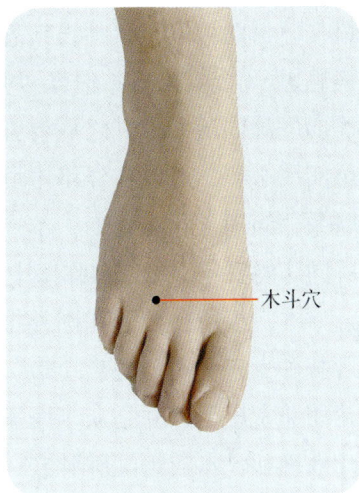

图 2-6-4

◆ 木留穴 ◆

【标准定位】在第 3 跖骨与第 4 趾骨之间，距跖骨与趾骨关节 1.5 寸处（图 2-6-5）。

【解剖】肝神经，脾神经。

【经验取穴】在足背，第 3 跖骨与第 4 跖骨底结合部的前方，于木斗穴上 1 寸处取穴。

【主治】白血病，脾肿大，消化不良，肝病，疲劳，胆病，小儿麻痹。

【操作】针深 3~5 分。

【穴性】同木斗穴。

【特效作用】同木斗穴。

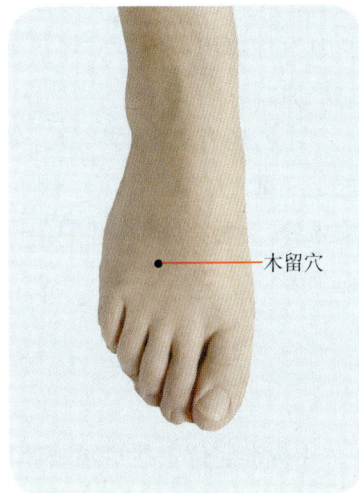

图 2-6-5

【特效配伍】同木斗穴。

【临床运用及说明】木斗穴、木留穴通过所在的位置来看，应处在足阳明胃经上，此处有足阳明经所过，足阳明胃经"其支者，下廉三寸而别，以下中趾外间"。但此处无穴位，此穴位组填补了传统针灸之空白。本穴组其体在胃，其用在肝，故名为"木"，其穴下为肝神经与脾神经，以用于肝脾同病为最佳。由此可见，董师设穴思想之深邃，考虑得全面而周到，符合中医治未病思想。《金匮要略》中言："见肝之病，知肝传脾，当先实脾。"肝病必伤脾，需要肝脾同治，见肝之病要强脾，防止疾病进一步传变，所以肝脾同调的穴位实属必要，所以在经络中肝脾经均起于足大趾上，关系密切，生理上相互联系，病理上相互传变，本穴组这一效能无其他穴位与之相比拟，是治疗肝脾同病的要穴。二穴在临床中多为相互倒马针配用。

本穴组所在位置在国外报道也有相关穴位，被称为脾大穴，也用于治疗肝脾肿大，所用乃同出一辙。通过这些临床运用来看，本穴组治疗肝脾肿大运用非常广泛，并是众多医家经过长期临床所验证的经外特效穴，临床运用疗效确切。本穴组配脾肿穴、足三重穴治疗肝脾肿大极为特效。余在临床曾以本穴组治疗过十几例肝脾肿大的患者，收效满意。

在赖金雄医师所著的《董氏针灸奇穴经验录》中载有董师一病案：一妇人锁骨窝中长一癌瘤，一次针肿瘤消，八次而愈（若是恶性肿瘤不会一次而消，也不会八次而愈，这一点应当明确，当时诊断应是一个误诊，但由此说明了本穴有很好的活血化瘀之功，并对锁骨部位有针对性）。后董氏传人对此多有发挥运用，用于治疗西医学所言的血管瘤、粉瘤等，也用于治疗锁骨部位疼痛。

本穴还有诸多的功效，如治疗三叉神经痛、耳中痛、舌强言语困难，以配足三重穴或侧三里穴、侧下三里穴更具特效；还能用于全身气血不通引起的麻木等。本穴组倒马针配用可有诸多临床功效，当以治疗肝脾同病和调和气血为要。

◆ 六完穴 ◆

【标准定位】在第 4 跖骨与第 5 跖骨之间，距跖骨与趾骨关节 5 分处（图2-6-6）。

【解剖】肺之分支神经，肾之支神经。

【经验取穴】在足背，第4跖骨与第5跖骨之间，当趾蹼缘后方5分处取穴。

【主治】偏头痛，止血（包括跌伤刀伤出血或打针血流不止）。

【操作】针深3~5分。

【穴性】清肺止血。

【特效作用】用于止血甚效；治疗梅尼埃病效佳。

【注意】哮喘、肺病、痰多、体弱患者均禁用刺此穴。

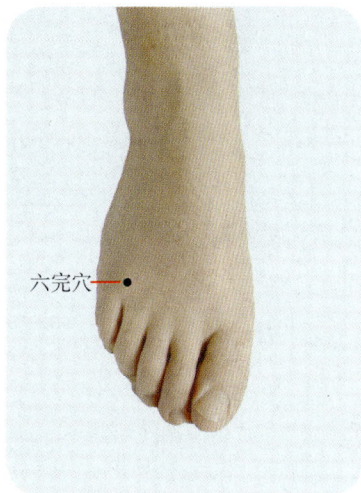

图 2-6-6

【临床运用及说明】六完穴近于传统针灸的侠溪穴，董师对此发挥出了特有的功效，如用于止血治疗，可用于各种出血病证的治疗，董氏传人对此多有临床发挥运用，临床有诸多的相关病案报道，均言明治疗出血效佳，余在临床用于拔牙出血、鼻子出血（配肩中穴）、咳血（配孔最穴）及妇科出血（配三其穴）的治疗，均有应针之喜。赖金雄医师在《董氏针灸奇穴经验录》中还言用于脑充血及肺充血的治疗，余目前尚无运用经验。

六完穴与他穴配用还有较多特效作用，与马快水穴治疗肾积水引起的疼痛也具特效；配足三重穴治疗梅尼埃病极效；配驷马穴治疗肩后侧痛也效。

董师要求单脚取穴，哮喘、肺病、痰多、体弱者禁用，说明本穴主要针对实证，对于虚证不宜选择，临床应当注意其适应证。

◆ 水曲穴（又名马灵穴）◆

【标准定位】在第4跖骨与第5跖骨之间，距六完穴1寸处（图2-6-7）。

【解剖】肾之支神经，肺之分支神经。

【经验取穴】在足背，第4跖骨与第5跖骨底结合部的前方，循歧缝之间向上按压，压至尽处凹陷取穴。

【主治】腰痛，四肢浮肿，腹胀，颈项神经痛，全身骨痛，肌肉萎缩、麻木，神经疼，妇科子宫病。

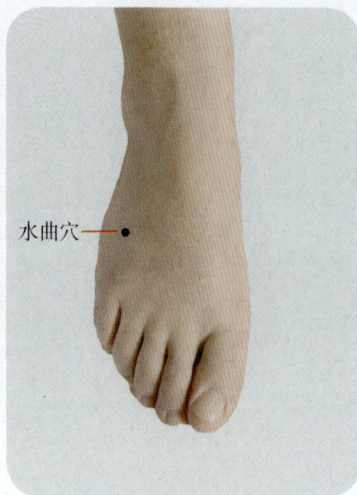

水曲穴

图 2-6-7

【操作】针深 0.5 分~1 寸。

【穴性】利水消肿，行气止痛。

【特效作用】治疗耳鸣、眼痒特效；治疗手腕疼痛或无力甚效；治疗四肢水肿效佳；用于减肥也效佳。

【临床运用及说明】水曲穴与传统针灸之足临泣相符，足临泣为足少阳胆经之输穴，八脉交会穴之一，通于带脉，是临床常用的重要穴位。董师既根据以上特性发挥出新的作用，同时又根据董氏针灸理论扩大了治疗范围。将本穴穴下定为肺、肾之神经，名为水，主要用于水肿之疾的治疗。足临泣在历代被用于水肿病的治疗，如《玉龙歌》言："两足有水临泣泻。"本穴为木经之木穴，为水之子穴，泻水甚效。但以浅刺为佳，一般要求针深 3~5 分，古医家用之水肿亦以浅刺为用，如《针方六集》所言："针入三分，可以出一身之水。"即是说明治疗水肿要浅刺。尤其配中白穴治疗水肿极为特效。因本穴消水肿的作用，所以可用于水湿而致的关节痛，着痹所致的肌痛、肌肉萎缩及周围神经痛等。又因消水肿的功能还可用于减肥，余在临床常以水曲穴、土水穴、三其穴、足三重穴组方用于减肥，对肥胖症有很好的治疗作用，对消将军肚（腹型肥胖）可有特效作用，对大腿、臀部肥胖亦皆效。

因本穴在足少阳胆经，所以可治疗少阳经之偏头痛及耳鸣等，对耳鸣有特效作用，尤其配用中九里穴、中白穴疗效更佳。还对手腕无力极效；配门金穴治疗小腹胀效佳。

◆ 火连穴 ◆

【标准定位】在第 1 跖骨内侧，距趾骨与跖骨关节 1.5 寸处（图 2-6-8）。

【解剖】心之分支神经，肾之副支神经。

【经验取穴】在跖区，以跖趾关节为标志点，首先确定出跖趾关节，然后自跖趾关节后 1.5 寸，紧贴跖骨底缘取穴。

【主治】血压高而引起之头晕眼昏，心悸，心脏衰弱。

【操作】针深 5~8 分，针沿第 1 跖骨底缘刺入。

【穴性】平冲降逆，强心定悸。

【特效作用】治疗前头痛、眉棱骨痛效佳；治疗腹痛及腹胀效佳。

【注意】单足取穴，孕妇禁针。

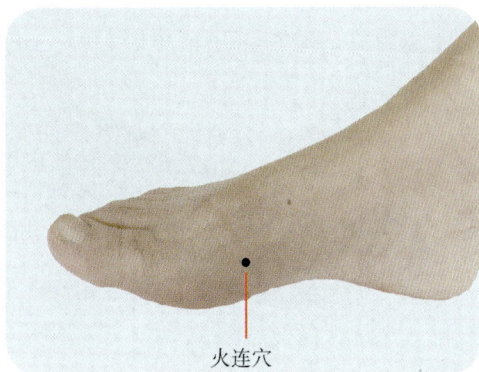

图 2-6-8

◆ 火菊穴 ◆

【标准定位】在第 1 跖骨内侧，距火连穴 1 寸处（图 2-6-9）。

【解剖】心之分支神经，肾之分支神经。

【经验取穴】在跖区，第 1 跖骨底的前下缘赤白肉际之凹陷处取穴，紧贴骨缘定穴。

【主治】手发麻，心悸，头晕，脚痛，高血压，头昏脑胀，眼花、眼皮沉重，颈项扭转不灵。

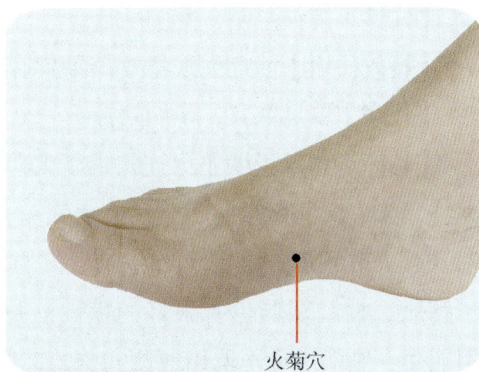

图 2-6-9

【操作】针深 5~8 分。针与跖骨成直角，沿跖骨底缘刺入。

【穴性】清心泻火，清头明目。

【特效作用】治疗前头痛、眉棱骨痛、鼻骨痛甚效；治疗头昏脑胀、目眩、眼皮沉重、颈项扭转不灵效佳。

【注意】单脚取穴，孕妇禁针。

◆ 火散穴 ◆

【标准定位】在第 1 跖骨内侧，距趾骨与跖骨关节 3.5 寸处（图 2-6-10）。

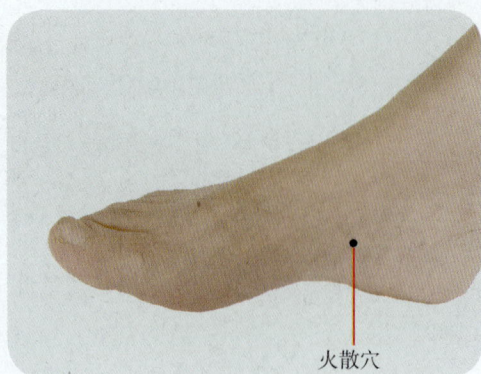

火散穴

图 2-6-10

【解剖】心之分支神经，肾之副支神经，六腑神经。

【经验取穴】在足内侧，踝前大骨(足舟骨粗隆)之下方赤白肉际处。

【主治】头痛、脑胀，眼角痛，肾亏，头晕、眼花及腰酸背痛。

【操作】针深5~8分，针横沿跖骨底缘针刺。

【运用】火连穴、火菊穴、火散穴三穴可同时下针，主治以上各症及脑瘤、脑膜炎，但要特别注意单足取穴，双足不可同时下针。

【穴性】泻火滋阴，醒脑明目。

【特效作用】治疗失眠特效；治疗头痛、脑胀、头晕效佳。

【注意】单足取穴，孕妇禁针。

【临床运用及说明】火连穴近于太白穴，火菊穴近于公孙穴，火散穴近于然谷穴。三穴同用被称为"足三火穴"。三穴可同时下针，董师言火连穴、火菊穴、火散穴三穴同时下针主治各穴主治中的各症及脑瘤、脑膜炎，另对头晕脑胀、神经衰弱也有很好的疗效，并要求单足取穴，双足取穴也无不可，但能用一侧就尽量不取用两侧穴位，针刺时宜贴骨进针。

火连穴近于脾经之太白穴，但董师发挥出了新的临床功效，其穴下定为心、肾神经，具有清头明目之效，主要用于本虚标实之高血压而引起的头痛、失眠。

火菊穴近于脾经公孙穴，董师发挥出了更多的临床作用。有董氏传人言"火菊"应是"火聚"，乃有聚火的意思，与其后的火散相应。也有董氏传人言火菊中的"菊"是菊花之意，有清头明目的功效，通过临床作用来看，"火菊"更符合其用意。火菊名为火，应于心，具有清心火、交通心肾的作用，用于水不济火、火亢之症，如头痛、头晕、眼昏、高血压、眼皮发酸等皆是运用此理。

因本穴与公孙穴相近，公孙穴为脾经之络穴，因此具有很好的调理脾胃功能的作用，通过健脾和胃、消痰化气之功用于肥胖之疾，常与土水穴、水曲穴、关元穴、梁丘穴配用调理肥胖，也能用于胃下垂、呕吐、呃逆等脾胃疾病。公孙穴又为八脉交会之一，通于冲脉，冲为血之海，女子以血为本，因此对妇科的月经不调、不孕等皆效。

火散即"散火"，近于然谷穴，然谷穴为足少阴肾经之荥水穴，犹龙雷之火出于渊，故亦明龙渊，水中之真火，燃于深谷之中，取之不尽，用之不竭，生生不息，少火生气，补之可用于腰酸腰痛、阳痿早泄、月经不调、肾阳虚衰五更泻，配水相穴、门金穴治疗五更泻甚效；泻之可用于虚火扰动精室之遗精强中；刺血用之可对猝病暴痛极效，如脑外伤昏迷、暴头痛、突发腹痛等皆立效，火散穴点刺放血，针刺正筋穴、正宗穴、上瘤穴治疗脑震荡后遗症极效；肾主骨生髓，通于脑，故脑为肾之所使，因此可以治疗头晕、眼花、头痛、脑胀。

◆ 水相穴

【标准定位】在跟腱前缘陷处，当内踝尖直后 2 寸处（图 2-6-11）。

【解剖】肾之支神经，脑神经。

【经验取穴】在足踝区，以内踝尖为标志点，从内踝尖向后 2 寸，于跟腱之前缘凹陷中取穴。

【主治】肾脏炎，四肢浮肿，肾亏而引起之腰痛，脊椎骨痛，背痛，妇科产后风，白内障。

【操作】针深 3~5 分，或过量针亦可（即针沿跟腱前缘刺透）。

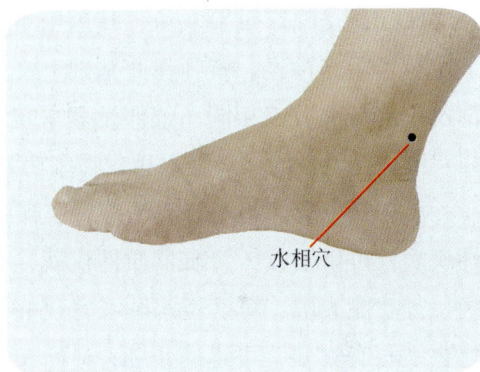

图 2-6-11

【穴性】补肾壮骨，利水消肿。

【特效作用】治疗肾气亏虚诸症（如肾虚腰痛、肾虚牙痛、肾虚头痛眩晕、五更泻、男女生殖系统疾病等）极效；治疗肾脏炎、水肿、蛋白尿等肾脏疾病甚效。

❖ 水仙穴 ❖

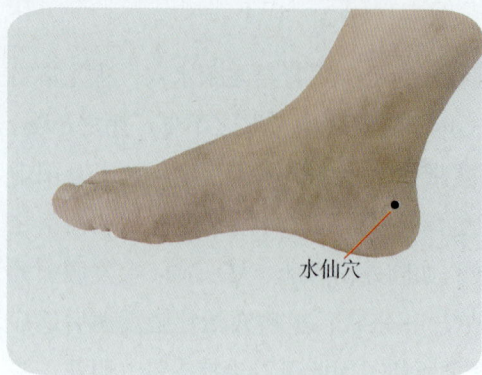

图 2-6-12

水仙穴

【标准定位】在水相穴直下 2 寸处（图 2-6-12）。

【解剖】同水相穴。

【经验取穴】在足跟区，首先定出水相穴，然后再在水相穴直下 2 寸处取穴即可。

【主治】肾亏之背痛，其余同水相穴。

【操作】针深 5 分。

【穴性】同水相穴。

【特效作用】治疗肾气亏虚特效。

【临床运用及说明】水相穴与传统针灸之太溪穴相符，太溪穴属足少阴肾经之原穴，是临床重要穴位，其运用与传统针灸之太溪穴也基本相同，其穴下定为了肾之神经，董师在此基础上又发挥出了新的临床功用。水仙穴其解剖及主治与太溪穴相同，董师设立本穴之思想就是加强水相穴的功效，以水相穴倒马针为目的，加强水相穴临床功效，水仙穴一般不单独用针。

水相穴主要作用于肾，治疗肾脏疾病，无论是肾脏器质性疾病还是功能性疾病皆可以治疗。肾脏器质性疾病，包括肾炎、肾病综合征、糖尿病之肾病、肾功能衰竭、肾病性水肿及肾绞痛皆可以治疗，配下白穴、马金水穴治疗肾结石有立效，可迅速止痛；对肾气亏虚诸疾也具特效，凡中医辨证为肾气亏虚诸疾皆可以治疗，如肾虚所致的眼花、耳鸣、耳聋、牙痛、腰痛等皆有佳效。如余所治的一名患者，中年男性，反反复牙痛 1 月余，疼痛时轻时重，牵及多个牙痛，并感牙齿松动，睡眠差，多梦，头晕，腰酸腰痛，脉沉细，诊断为肾虚牙痛，针刺水相穴，隔日 1 次，3 次后症状明显改善，共治疗 7 次症状消失。

肾主骨，生髓，通于脑。故肾虚可见脑鸣、头晕、记忆力减退等脑部疾病表现，因此董师将其穴下定为脑神经，用于肾气虚而致的脑部疾病。

水相穴对手麻有很好的作用，尤其因颈椎而致的手麻，与水仙穴倒马针配复溜穴具有特效；太溪穴为肾之原穴，补之具有温阳补气的作用，与门金穴、火散穴配用治疗五更泻极效；与肾关穴、人皇穴同用对白内障、重影与飞蚊症也有很好的治疗作用。

◆ 水晶穴 ◆

【标准定位】在内踝尖之直下2寸处（图2-6-13）。

【解剖】子宫神经。

【经验取穴】在足踝区，以内踝尖为标志点，首先确定好标志点，然后自内踝尖向下2寸处取穴即可。

【主治】子宫炎，子宫胀，子宫瘤，小腹气肿胀闷。

【操作】针深5分~1寸。

【穴性】调冲任，理胞宫。

【特效作用】治疗妇科子宫诸病及妇科小腹胀效佳。

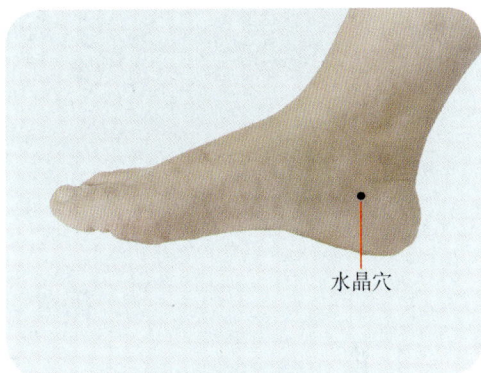

水晶穴

图 2-6-13

【临床运用及说明】水晶穴是子宫病之专用穴，专用于子宫病的治疗。本穴所处的位置在肾之经脉上，肾主生殖，水结聚于子宫，故名为水晶。董氏针灸非常重视妇科病的用穴，因此设立了多组专用于妇科病的穴位，有妇科穴、还巢穴、姐妹穴、木妇穴及本穴。本穴主要用于各种子宫病的治疗，常作为妇科穴、还巢穴，或者姐妹穴的配针，用于各种子宫疾病的治疗，如子宫炎、子宫胀、子宫肌瘤等疾病。对小腹气胀也有较佳的作用，常配三其穴运用。

本穴在针刺时一定要贴骨进针，骨应肾，其作用更为强大。

◆ 花骨一穴 ◆

【标准定位】在足底第1跖骨与第2跖骨之间，距趾间叉口5分一穴，又5分一穴，再5分一穴，再8分一穴，共4穴（图2-6-14）。

【解剖】脾、肺、肾神经。

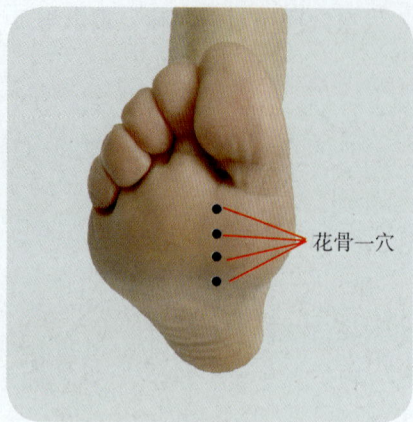

图 2-6-14

【经验取穴】在足底,首先充分暴露足底,于第 1 跖骨与第 2 跖骨之间取穴,距趾间叉口 5 分定第一穴,再连续 2 个 5 分各一穴,后再 8 分取一穴。

【主治】沙眼、眼角红、眼皮炎、眼迎风流泪、怕光、眉棱骨痛,鼻骨疼痛,头痛,牙痛,耳鸣、耳聋。

【操作】针深 5 分 ~ 1 寸。

【穴性】清肝明目。

【特效作用】治疗眼疾特效。

◆ 花骨二穴 ◆

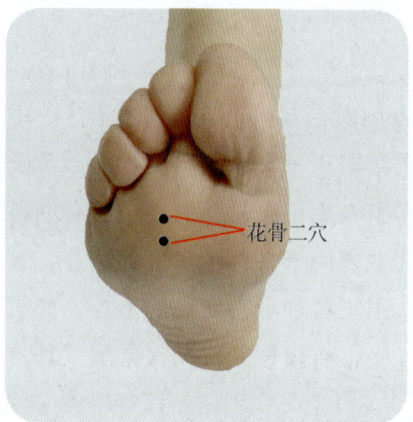

图 2-6-15

【标准定位】在足底第 2 跖骨与第 3 跖骨之间,距趾间叉口 1 寸一穴,又 5 分一穴,共 2 穴(图 2-6-15)。

【解剖】脾之神经。

【经验取穴】在足底,首先充分暴露足底,于第 2 跖骨与第 3 跖骨之间取穴,距趾间叉口 1 寸定第一穴,然后再后 5 分取另一穴。

【主治】手指无力,手臂痛。

【操作】针深 5 分 ~ 1 寸。

【穴性】健脾养血,濡养四肢。

【特效作用】治疗手指无力、手臂痛及手臂不举甚效。

◆ 花骨三穴 ◆

【标准定位】在足底第 3 跖骨与第 4 跖骨之间,距趾间叉口 2 寸处(图 2-6-16)。

【解剖】脾之神经。

【经验取穴】在足底,首先充分暴露足底,于第3跖骨与第4跖骨之间取穴,距趾间叉口2寸处取穴。

【主治】腰痛,坐骨神经痛,脊椎骨痛。

【操作】针深5分~1寸。

【穴性】通经活络,行气止痛。

【特效作用】治疗腰椎痛及坐骨神经痛效佳。

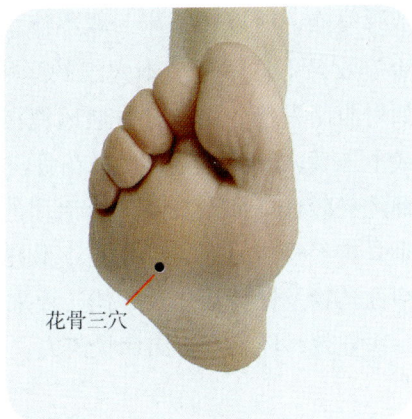

图 2-6-16

❖ 花骨四穴 ❖

【标准定位】在足底第4跖骨与第5跖骨之间,距趾间叉口1.5寸处(图2-6-17)。

【解剖】肺之神经。

【经验取穴】在足底,首先充分暴露足底,于第4跖骨与第5跖骨之间取穴,距趾间叉口1.5寸处取穴。

【主治】脊椎骨痛,坐骨神经痛,小腹痛,胃痛,止血。

【操作】针深5分~1寸

【穴性】通经活络,行气止痛。

【特效作用】治疗坐骨神经痛及小腹痛效佳。

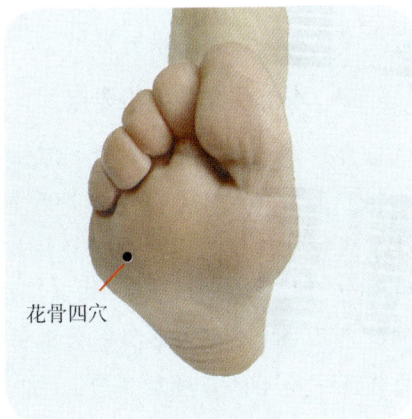

图 2-6-17

【临床运用及说明】本穴组名为花骨穴,其穴在足底部,四穴依次散开,犹如四面之开花,故名为花骨穴。四穴则是根据全息理论组合运用,四穴依次排列,由上至下分别对应,花骨一穴主要治疗头面五官疾病;花骨二穴主要用于上肢疾病的治疗;花骨三穴针对于腰部疾病;花骨四穴对应于小腹及下肢疾病。

四穴组均处于脚底部,一是取穴不方便,二是脚底部角质层较厚,针刺敏感疼痛，所以在临床一般不作为首选穴，当穴证高度相应时，或一般穴位治疗效果不佳时考虑本穴组的运用。花骨一穴对眼疾有着特殊的治疗功效，如对眼睛发痒、眼发红、迎风流泪及眼干作用较好，临床常配上白穴或木穴或上三黄穴治疗上述眼疾；花骨三穴与花骨四穴配用治疗顽固性腰痛与坐骨神经痛较佳。如余在临床所治疗的一男性患者，因腰椎间盘导致左腿太阳经坐骨神经痛半月余，感觉左下肢疼痛麻木酸沉，不能站立行走，在他院经用中西药物及针灸治疗效不佳，故来诊，经用花骨三穴与花骨四穴为主穴治疗，一次立效，经治疗1周症状消失。

<h2 style="text-align:center">—— 本节小结 ——</h2>

六六部位为足掌部位，本部分总计17个穴组，42个穴位点。

本部穴位是比较特殊的一部分，其中有一个很大的特点，这一部位的穴位位置多数与传统针灸的某些穴位位置相符或相近。除了木斗、木留穴，水晶穴，花骨一、二、三、四穴之外，其余的穴位均与传统针灸的某些穴位相符或相近。如果能够明确传统针灸穴位的主治功效，也就比较容易掌握董氏奇穴中这些穴位的临床功用。

一、本部位穴位主治要点

火硬穴与传统针灸荣穴行间穴相近，火主穴与传统针灸之原穴、输穴太冲相符，二穴本就是传统针灸之重要穴位，二穴所用除了从肝经理论及荣穴及原穴特性的发挥而用，而且还从"火"之特性发挥运用。二穴在董氏针灸中名为"火"，火应于心，其治疗功效又从应心运用，临床常用于治疗重症心脏疾患及心血管疾病；门金穴与传统针灸的陷谷穴相近，本穴目前在传统针灸临床中所用的范围较狭窄，用之较少，但是董氏针灸发挥出了诸多实际临床功效，所用除了传统针灸之陷谷穴的作用，董氏针灸将本穴对应于五行之"金"。金具有肃杀、收敛、潜降、清洁的特性，所以可用于上吐（潜降）、下泻（收敛）、腹满、水肿（清洁）等症。另外还常用于痛经、头顶痛、阑尾炎等疾病，故在临床中极为重要；木斗、木留穴在胃经上，此处传统针灸无穴位，填补了此处之空白，不仅可治疗脾胃疾病，而且董氏针灸将其发挥运用，其立足点应于木，作用于肝，主要用于肝脾同病的治疗，二穴临床功用非常多，疗效也极为肯定，故是特别重要的穴位；六完穴与传统针灸胆经荣穴侠溪相近，水曲穴与传统针灸胆经输穴足临泣相近，董氏针灸除了运用胆经输穴、荥穴之作用，又发挥了新的功效，董氏针灸将其命名为"水"，说明二穴能作用于肾的功效特性，这是董师对此二穴的进一步发挥运用，除了原有功效，还用于水湿泛滥及肾虚之疾，如四肢浮肿、关节肿痛、肌肉萎缩、肢体肥胖、腰痛、妇科病等。六完穴发挥出的用于出血性疾病的治疗特效，可谓是不得不令人惊叹；火连穴与太白穴相近、火菊穴与公孙穴相近，二穴为足太阴之穴位，而董氏针灸名为"火"，可应于心之意，其体在脾，其用在心，具有心脾同调之功。脾为土，心为火，土能火生，故心为脾之母，若脾虚子盗母气，出现头晕眼昏、心悸、心脏无力、眼皮发酸等心脾两虚之问题，二穴可以解决。且火连穴、火菊穴、火散穴三穴联合运用可治疗脑瘤、脑膜炎；水相穴与太溪穴相符，其主治也相符，太溪穴为肾经之原穴，在临床中特别重要，是常用重要穴位之一；水仙穴与水泉穴相近，功效也相近，临床将水相穴与水仙穴常倒马运用治疗肾虚诸症；水晶穴主要用于子宫疾病的治疗，为治疗子宫之专用穴；花骨穴组均在足底，足底角质层较厚，针刺较痛，加之取穴不便，因此临床用之较少，花骨一穴由4个点组成，主要用于五官科疾病，尤其对眼疾最效。花骨二穴由2个点组成，主要治疗上肢病证。花骨三穴与花骨四穴分别各有1个穴点，花骨三穴治疗腰脊痛及坐骨神经痛，花骨四穴治疗坐骨神经痛及小腹痛，二穴常倒马针配用。4个穴点为足部全息之运用，分别对应于头面五官、上肢、腹部、腰背及下肢。

二、本部位取穴要点

本部位穴位虽然与传统针灸的穴位位置基本相符，但董氏针灸的取穴与传统针灸之取穴有所不同，针刺时强调贴骨或者贴筋而针。如火主穴紧贴着第1、2跖骨缝针刺，门金穴紧贴第2、3跖骨缝针刺，火连穴、火菊穴、火散穴紧贴第1跖骨底缘刺入，水相穴沿着跟腱前缘刺入，水晶穴在内踝尖之下紧贴骨缘针刺，所以在用穴时应当注意，这就是董氏针灸与传统针灸之别，看似相同，实则有别，应当领悟。

第七节　七七部位（小腿部位）

◈ 正筋穴 ◈

【标准定位】在足后跟筋正中央上，距足底3.5寸处（图2-7-1）。

【解剖】脊椎骨总神经，脑之总神经。

【经验取穴】在小腿后区，其穴正在足跟腱的中央上，自足底向上量 3.5 寸处取穴。

【主治】脊椎骨闪痛，腰痛（限脊柱部位），颈项筋痛（扭转不灵），脑骨胀大，脑积水。

【操作】针深 5~8 分（针透过筋效力尤佳）。体壮可坐位扎针，体弱应侧卧位扎针。

【穴性】通督醒脑，行气止痛，活血化瘀。

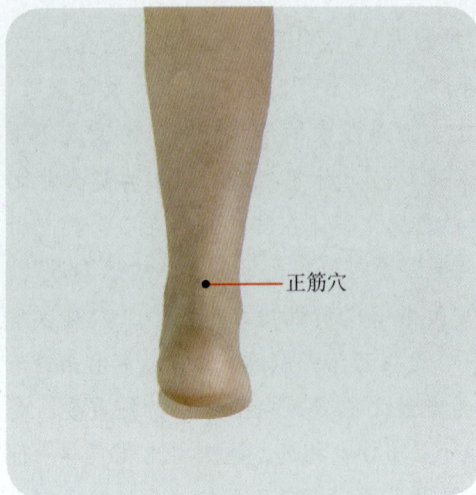

图 2-7-1

【特效作用】治疗颈椎病及腰部竖脊肌疼痛特效；治疗脑震荡后遗症及脑部肿瘤甚效。

◆ 正宗穴 ◆

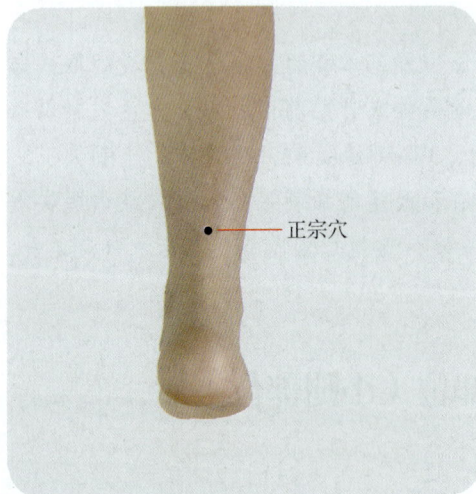

图 2-7-2

【标准定位】在足后跟筋正中央上，距正筋穴 2 寸处（图 2-7-2）。

【解剖】脊椎骨总神经，脑之总神经。

【经验取穴】在小腿后区，其穴正在足跟腱的中央上，自足底向上量 5.5 寸（即正筋穴上 2 寸）处取穴。

【主治】脊椎骨闪痛，腰痛（限脊柱部位），颈项筋痛（扭转不灵），脑骨胀大，脑积水。

【操作】针深 5~8 分（针透过筋效力尤佳）。体壮可坐位扎针，体弱应侧卧位扎针。

【运用】正筋、正宗两穴相配同时下针。

【穴性】同正筋穴。

【特效作用】同正筋穴。

正士穴

【标准定位】在足后跟筋正中央上，距正宗穴 2 寸处（图 2-7-3）。

【解剖】肺之分支神经，脊椎骨总神经。

【经验取穴】在小腿后区，其穴正在足跟腱的中央上，自足底向上量 7.5 寸（即正宗穴上 2 寸）处取穴。

【主治】肩背痛，腰痛，坐骨神经痛。

【操作】针深 5 分 ~ 1 寸。

【穴性】通经活络，舒筋止痛。

【特效作用】治疗背痛、腰痛效佳。

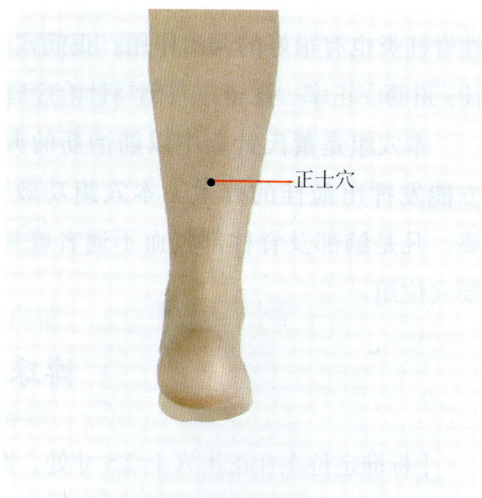

正士穴

图 2-7-3

【临床运用及说明】正筋、正宗、正士三穴均在足后跟腱上，三穴同用被称为三正穴。一般正筋穴、正宗穴倒马针运用，若是严重的背痛或病变范围较大的情况可以三针倒马针同用。

本穴组从所处的部位来看，处于足太阳膀胱经上，因此本穴组可治疗足太阳经循行之病变，尤对颈部落枕及颈项强痛有较好的治疗作用，本穴组正处于筋上，又在足踝部位，对应于颈部，故治疗颈部疾病甚效，颈部疼痛不能前后者取之最佳，不能左右者常以重子、重仙穴为用。

足太阳膀胱经循行"其直者，从颠入络脑"，足太阳膀胱经入于脑，因此针刺足太阳经脉能调理脑内疾病，董师将其本穴组定为脑之总神经，作用于脑，其理论基础就在于此。本穴组有活脑部气血之效，凡需要活脑部气血之用皆可用之，如脑部外伤、脑血管意外后遗症、脑部肿瘤等，皆是常用重要穴位。本穴组配然谷穴点刺放血治疗脑外伤及脑震荡后遗症特效；本穴组配上

◆ 二重穴 ◆

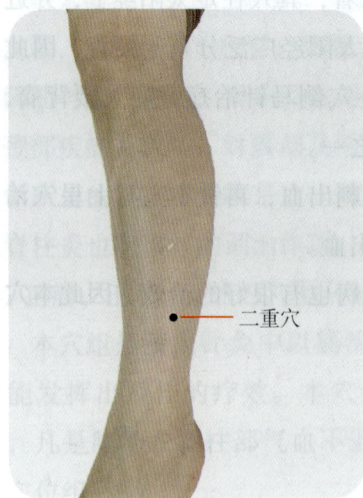

图 2-7-6

【标准定位】在一重穴直上2寸处（图2-7-6）。

【解剖】同一重穴。

【经验取穴】在小腿外侧，以外踝尖为标志点，向上量5寸（即一重穴直上2寸），紧贴腓骨前缘取穴即可。

【主治】同一重穴。

【操作】同一重穴。

【穴性】同一重穴。

【特效作用】同一重穴。

◆ 三重穴 ◆

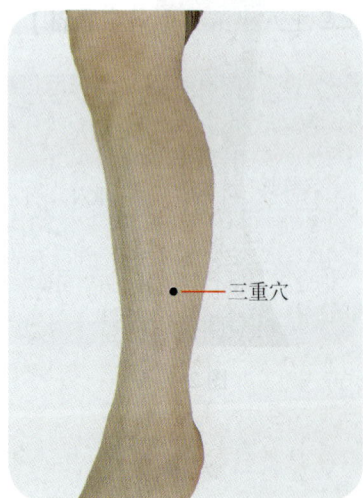

图 2-7-7

【标准定位】在二重穴直上2寸处（图2-7-7）。

【解剖】同一重穴。

【经验取穴】在小腿外侧，以外踝尖为标志点，向上量7寸（即二重穴直上2寸），紧贴腓骨前缘取穴即可。

【主治】同一重穴。

【操作】同一重穴。

【运用】三穴同时下针（即所谓回马针），为治上述各症之特效针。

【穴性】同一重穴。

【特效作用】同一重穴。

【临床运用及说明】足三重穴是在下肢，由3个穴点组成，分别自下而上为一、二、三个点，三穴功效相同，并一起运用，故称为足三重穴。其定位是在足外踝尖之直上，并再向前横开1寸处，所在位置就在足少阳经与足阳明经之间，因此本穴组具有了阳明与少阳之双重作用。少阳主风，阳明主痰，故本穴具有祛风化痰的作用，用于风痰证的治疗。风痰是痰扰肝经的病证。对风痰描述首见于《医学入门》卷五："动于肝，多眩晕头风，眼目眴动昏涩，耳轮瘙痒，胁肋胀痛，左瘫右痪，麻木蜷跛奇证，名曰风痰。"由此可见，用本穴组可治疗头晕目眩、头痛、胸胁胀痛、面瘫、面痛、面肌痉挛、中风后遗等相关疾病。以上诸证足三重穴皆特效，是常用重要穴组，尤其在中风后遗症中本穴组极具特效。足三重穴不仅有祛风化痰之效，而且还有极强的活血化瘀之效，因其两个方面的作用，故对中风后遗症特效。一般常以灵骨、大白穴与足三重穴为基本穴组，两穴组配用犹如中药名方补阳还五汤之效。灵骨、大白如同补气之黄芪，足三重穴如同活血的当归、川芎、桃仁、赤芍、地龙，所以功效强大。笔者在近十余年治疗中风后遗症均以此为治疗思路，治疗病例几百余例，均收到良效，要比一般传统针灸的治疗疗效提高许多，既能较快地发挥治疗作用，又能达到长期有效的治疗效应。通过大量的病案观察来看，中风后遗症及时早期运用这一方案，可获得极佳的疗效，若是病程超过 6 个月以上，治疗疗效将明显降低，治疗时间越早疗效越好，临床值得注意。举一例余所治的一患者，男性，43 岁，脑出血 4 个月余，经某院综合治疗半个月，病情稳定，后继续在康复科施以针灸及功能康复锻炼 1 个月，疗效不佳，后转入他院继续针灸及康复治疗月余，疗效仍不理想，行走困难，下肢无力发凉，上肢屈伸不利，故来诊，来诊后，经以木火、灵骨、大白、肾关穴及本穴组为主穴针刺，经十余次的治疗，患者已能够顺利行走，上肢活动灵活，经治疗 1 个月，患者基本康复，行走、跑步已经正常，恢复到正常日常生活。患者甚为激动，对此连连称奇，对余称之为"神医"，并赠送锦旗示以感谢，余认为这是董氏奇穴的重要功效，乃董氏针灸之神奇，而非余所能，余仅是行使者而已。

　　本穴除了祛风化痰的作用特性，还具有活血化瘀、破血行气的作用特性，凡在临床需要活血化瘀或破血行气的疾病皆可以取用本穴组。因其活血化瘀作用极强，临床常用于甲状腺及乳腺疾病的治疗。甲状腺疾病近几年来呈迅速增长状态，各种甲状腺疾病成为现代临床高发病种，已成为目前严重影响国人健康的重要疾病，目前西医学对甲状腺一类疾病治疗尚缺乏理想的方法。通过针灸临床来看，针灸调理各种甲状腺类问题十分理想，近几年，余在临床以针灸调理各种甲状腺疾病，包括西医学所言的甲状腺功能亢进症（简称甲亢）、甲状腺功能减退症（简称甲低，也称甲减）、甲状腺结节、甲状腺癌、甲状腺炎、单纯甲状腺肿等，均有着理想的效果。董氏针灸中有诸多穴位对甲状腺类疾病有调理作用，除本穴组外，还有足五金、足千金穴，通关、通山、通天穴，足驷马穴（驷马中穴、驷马上穴、驷马下穴）及外三关穴等，皆能治疗甲状腺相关疾病。如本穴组配驷马穴（治疗突眼性甲亢）或外三关穴（治疗甲状腺瘤或结节）或通关、通山、通天穴（治疗伴有心悸不安者）治疗甲状腺相关疾病均具特效。

本穴组也是治疗乳腺增生（乳癖）、乳腺结节及乳腺纤维瘤（乳核）的重要穴位，尤其乳腺增生极具特效，乳腺增生在中医学称之为乳癖，是乳腺疾病中最常见的一类疾病，占乳腺疾病的 75% 以上，多发于 35～55 岁女性，从现代医学分析来看，乳腺增生既不是肿瘤，也不属于炎症，从组织学来看，是乳腺组织增生及退行性变，与内分泌紊乱密切相关，因此现代医学尚无有效的方法，余通过长期的针灸临床治疗来看，针灸可谓是有效首选方法，传统针灸治疗常以足厥阴肝经与足阳明胃经为主。本穴组对乳腺增生具有很好的调治作用，因为本穴具有很好的活血化瘀、破血行气及祛风化痰的作用，因为乳腺增生（乳癖）其病机主要是气滞痰凝，故用之足三重治疗乳腺增生（乳癖）具有特效，临床可配用太冲、内关、膻中等穴，以提高疗效。

本穴组在诸多的论著中皆言能治疗各种西医学中所言的癌症类疾病，并言之有良效，其用理论是根据本穴组之作用特性及本类疾病的病机特点而言的。癌症之疾病为西医学之疾病名称，本类疾病发病病因及病机具有极大的相似性，多因气血瘀滞、痰结湿聚等因素导致了经络瘀阻而致，本穴组具有祛风化痰、活血化瘀、破血行气的作用特性，故而能对此类疾病有着较好的调理作用，临床常与外三关穴为基本配合，根据不同患者配用相关穴位治疗各类良性及恶性类肿瘤，如本穴组配灵骨穴、大白穴、心常穴治疗肺癌；三重穴配水晶穴、妇科穴、还巢穴治疗子宫肌瘤、卵巢囊肿效佳；配木斗穴、木留穴与上三黄穴交替运用治疗肝脾肿大极效等。

本穴组具有很好的活脑部气血的作用，董氏针灸具有活脑部气血的穴位可有本穴组、灵骨穴、上瘤穴及正筋穴、正宗穴，所以这些穴位常用于多种脑部疾病的治疗，如脑部外伤、脑昏迷、脑瘤、脑膜炎等，临床根据患者不同疾病施以相应的治疗。

另外，根据本穴组所在位置及作用特性，还常用于偏头痛、面痛、胁痛、耳鸣、耳聋、肩背痛等治疗。本穴组作用广泛，对诸多疾病有较强的治疗功用，其治疗作用不仅仅以上所述，还有诸多方面的实际功效，难以尽述，临床运用主要抓住祛风化痰、活血化瘀及破血行气的作用特性，灵活用于临床，可使本穴发挥出更高的实际效能。

◆ 四花上穴 ◆

【标准定位】当外膝眼之下方 3 寸，在胫骨前肌与长总趾伸肌起始部之间陷中（图 2-7-8）。

【解剖】肺支神经，心支神经。

【经验取穴】在小腿外侧，犊鼻穴下 3 寸，紧贴胫骨前肌上取穴（与足三里相平行，在足三里内侧）。

【主治】哮喘，牙痛，心悸，口内生瘤，头晕，心脏炎，抽筋，霍乱。

【操作】针深 1.5～3 寸。针深 1.5～2 寸治哮喘，针深 3 寸治心脏病。

【运用】四花上穴配博球穴治转筋霍乱，此时四花上穴须针深 3 寸。

【穴性】健脾和胃，补益气血，扶正培元。

【特效作用】治疗胃肠消化系统疾病、哮喘、心脏病甚效；治疗面瘫特效；治疗颞颌关节紊乱甚效；治疗上牙痛效佳；治疗气血不足极效。

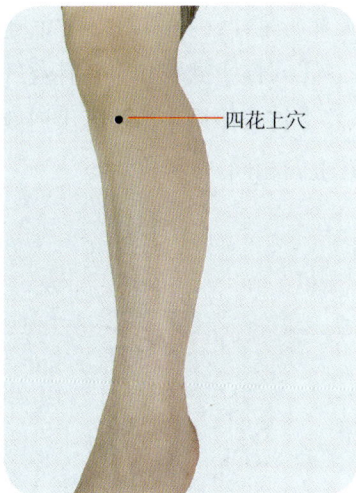

四花上穴

图 2-7-8

◆ 四花中穴 ◆

【标准定位】在四花上穴直下 4.5 寸处（图 2-7-9）。

【解剖】心之分支神经，肺之支神经，心脏之支神经，六腑之副神经。

【经验取穴】在小腿外侧，以四花上穴为标志点，先定出四花上穴，自四花上穴直下 4.5 寸（近于传统针灸条口穴）处取穴即可。

【主治】哮喘，眼球病，心脏炎，心脏血管硬化（心两侧痛），心脏麻痹（胸闷、坐卧不安），急性胃痛，骨骼胀大，肺积水，

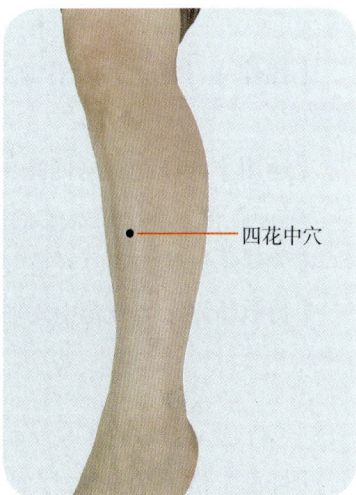

四花中穴

图 2-7-9

肺结核，肺瘤，肺气肿，肩胛痛，臂弯痛，食指痛。亦可消骨生肌。

【操作】三棱针刺出血治心脏血管硬化、急性胃痛、肠炎、胸部发闷、肋膜炎。毫针针刺深 2~3 寸治哮喘、眼球痛。

【穴性】健脾和胃，补益气血，扶正培元。

【特效作用】治疗五十肩效佳；治疗肩胛痛、肘弯痛、食指痛极效；余与四花上穴相同。

◆ 四花副穴 ◆

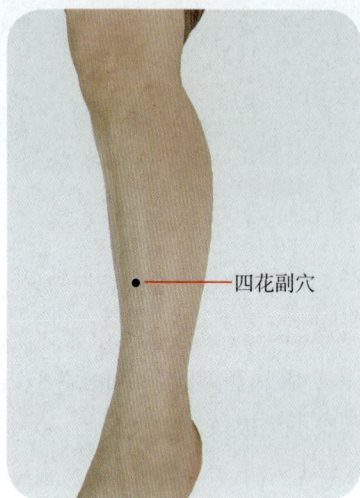

图 2-7-10

【标准定位】在四花中穴直下 2.5 寸处（图 2-7-10）。

【解剖】心之分支神经，肺之支神经，心脏之支神经，六腑之副神经。

【经验取穴】在小腿外侧，以四花中穴为标志点，先定出四花中穴，从四花中穴再直下 2.5 寸处取穴。

【主治】哮喘，眼球病，心脏炎，心脏血管硬化（心两侧痛），心脏麻痹（胸闷难过，坐卧不安），急性胃痛，骨骼胀大，肺积水，肺结核，肺瘤，肺气肿，肩胛痛，臂弯痛，食指痛。亦可消骨生肌。

【操作】三棱针刺出黑血，治心脏血管硬化、心脏麻痹、急性胃痛、肠胃炎。

【运用】四花副穴与四花中穴配合使用，治以上诸症，立见其效。但扎针时，对正血管（不论在穴之左右）下刺，以能见黑血为准。

【穴性】健脾和胃，补益气血，扶正培元。

【特效作用】与四花中穴功效相似，临床主要以点刺放血为主。

◆ 四花下穴 ◆

【标准定位】在四花副穴直下 2.5 寸处（图 2-7-11）。

【解剖】六腑神经，肺之副神经，肾之副神经。

【经验取穴】在小腿外侧，以四花副穴为标志点，首先定出四花副穴，再于四花副穴直下 2.5 寸处取穴。

【主治】肠炎，腹部胀，胸胀，胃痛，浮肿，睡中咬牙，骨骼胀大。

【操作】针深 5 分～1 寸（用细毫针）。

【穴性】通腑化滞，行气止痛。

【特效作用】治疗肠胃之疾特效。

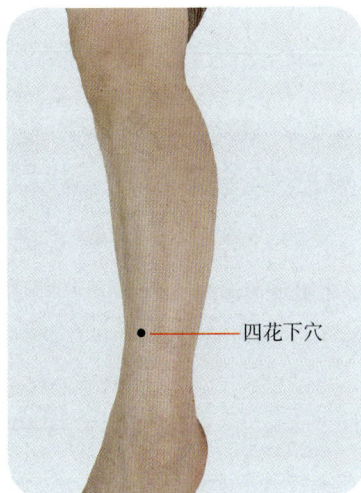

图 2-7-11

◆ 腑肠穴 ◆

【标准定位】在四花下穴直上 1.5 寸处（图 2-7-12）。

【解剖】六腑神经，肺之副神经，肾之副神经，心脏之副神经。

【经验取穴】在小腿外侧，以四花下穴为标志点，先定出四花下穴，从四花下穴再直上 1.5 寸处取穴。

【主治】肠炎，腹部胀，胸胀，胃痛，浮肿，睡中咬牙，骨骼胀大。

【操作】针深 5 分～1 寸（用细毫针）。

【运用】通常为四花下穴之配穴，效力迅速，但不单独用针。

【穴性】通腑化滞，行气止痛。

【特效作用】治疗肠道疾病特效。

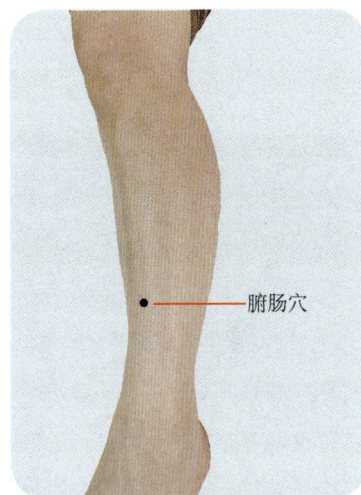

图 2-7-12

◆ 四花里穴 ◆

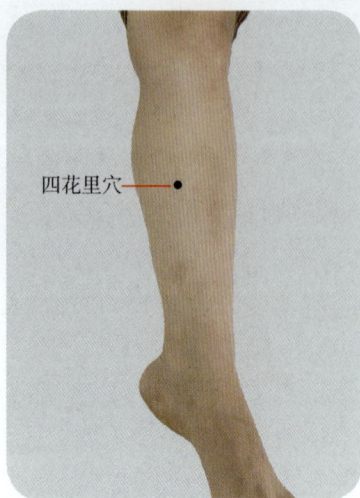

图 2-7-13

【标准定位】在四花中穴向里横开 1.2 寸，至胫骨外缘处（图 2-7-13）。

【解剖】心之支神经，肺之支神经。

【经验取穴】在小腿内侧，以四花中穴为标志点，首先确定好四花中穴，然后从四花中穴再向里横开 1.2 寸处取穴。

【主治】肠胃病，心脏病，心悸，转筋霍乱（呕吐），心脏麻痹。

【操作】针深 1.5～2 寸。

【穴性】健脾和胃，补益气血。

【特效作用】治疗膝关节增生效佳；治疗心脏病效佳。临床主要以这一部位瘀络刺血为用。

◆ 四花外穴 ◆

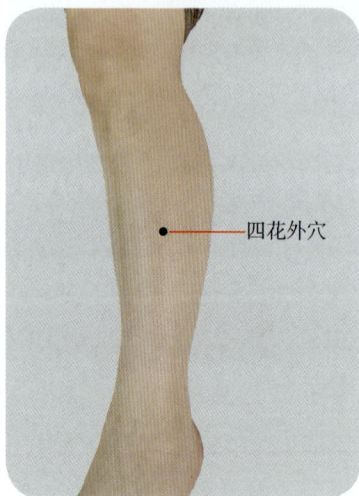

图 2-7-14

【标准定位】在四花中穴向外横开 1.5 寸处（图 2-7-14）。

【解剖】肺之支神经，六腑神经。

【经验取穴】在小腿外侧，以四花中穴为标志点，首先定出四花中穴，然后再从四花中穴向外横开 1.5 寸处取穴。

【主治】急性肠炎，牙痛，偏头痛，面瘫，肋膜痛。

【操作】针深 1～1.5 寸。

【运用】用三棱针扎出黑血，治急性肠胃炎、肋膜痛、胸部发胀、哮喘、坐骨神经痛、肩臂痛（针刺患侧穴位）、耳痛、慢性鼻炎、头痛、高血压。

【穴性】活血祛风，通经止痛。

【特效作用】点刺放血治疗上述各症特效。

【临床运用及说明】本穴组由 7 个穴点组成，除了四花外穴及四花里穴之外，余穴均在足阳明胃经上，是董氏针灸重要穴组。本穴组占据了整个小腿外侧，其运用首先是根据三焦理论上下对应，在上的四花上穴对应于在上的头面及心肺上焦之疾；在中的四花中穴及四花副穴对应于中焦之脾胃；在下的四花下穴、腑肠穴对应于肠道疾病。临床施治时根据其对应运用，在上焦的四花上穴可治疗头面五官及心肺疾患，常与四花中穴倒马针配用加强；在中焦的四花中穴可与四花上穴或四花副穴治疗胃部疾病；在下焦的四花下穴与腑肠穴配用治疗肠道疾病。本穴组总体运用有一定的规律可循，按照这一对应规律灵活运用可治疗诸多疾病。

四花上穴与传统针灸穴位足三里十分相近，四花上穴紧贴胫骨进针，其功效更为强大。传统足三里就是全身重要穴位之一，临床有"百病莫忘足三里"之说，因此四花上穴就十分重要，也是临床重要穴位，需要深入理解、全面掌握、灵活运用。四花上穴配四花中穴治疗主治中各症均甚效；配膈俞治疗消化系统疾病出血；配天皇穴治疗小便不利及水肿；配驷马穴、迎香穴治疗过敏性鼻炎；配门金穴治疗胃痛极效。

四花中穴仍处于足阳明经脉上，足阳明经多气多血，气血充盛，故在临床中十分重要，本穴近于条口与丰隆穴，条口与丰隆均是临床重要穴位，丰隆是点刺放血的重要穴位，诸多慢性顽症痼疾在丰隆穴处会出现瘀络反应，因此四花中穴在临床中运用十分广泛，与四花上穴或四花副穴配伍治疗主治中各症极具特效；尤其与四花外穴或四花副穴点刺放血同用，治证更广，可波及诸多的顽症痼疾，临床需要深入理解、灵活配用。

四花上穴、四花中穴及四花副穴其穴下为肺之神经与心之神经，也就是说几穴主要作用于肺与心，这与传统针灸也不谋而合。几穴处在足阳明经脉，治疗肺病是自然之理，手太阴肺经起于中焦，土能生金，针刺本穴组治疗肺病则是通过培土生金以达治疗的根本目的，对于肺气不足而致诸疾极具特效。本穴治疗心脏疾病也是子母之关系，脾胃为土，心为火，其体在胃，其用在心，与八八部位之通关穴、通山穴、通天穴作用原理一致，当脾胃虚弱时则会出现子盗母气之现象，从而可出现心虚之征象，可见心悸不安、心跳无力、头晕眼花等心气虚损各种表现，通过实子补母之法以解母子之虚，且有效避免了心火旺之现象，此时针刺本穴组可有标本兼治之功，针刺时需要深刺方能发挥出应有疗效。

四花下穴与腑肠穴处在小腿最下，应于下焦，二穴配用治疗主治中各症具有特效，二穴倒马针伍用治疗各种肠道疾病特效，二穴与肠门穴、肝门穴配用治疗腹泻、腹胀极具特效。四花下穴与腑肠穴并用亦称削骨针，可治疗骨刺，尤对膝关节与足跟关节骨刺疗效佳；腑肠穴、四花下穴配门金穴治疗各种肠炎腹泻、腹痛；腑肠穴配外三关穴治疗红肿的青春痘效佳。

四花外穴在足阳明胃经与足少阳胆经之间，为夹经之穴，具有阳明与少阳两经之效，本穴主要以刺血为用，具有广泛的作用，是董氏针灸刺血最重要的穴位，可与四花中穴或四花副穴及四花上穴区域瘀络刺血治疗诸多顽症痼疾，可用于心脏病、肺病、胃病、鼻炎、耳病、坐骨神经痛、膝痛、胁肋痛、肩臂痛、偏头痛、高血压、高血脂、精神疾病等。临床若见疑难顽症痼疾，一般治疗若不能有效解决，可在这一区域瘀络点刺放血，或有意想不到之功效。

本穴组除了四花外穴之外，针刺时一定贴骨进针，四花下穴与腑肠穴取穴时自外踝尖上取穴更方便准确。腑肠穴自外踝尖上量5寸，四花下穴自外踝尖上量3.5寸。

◆ 上唇穴 ◆

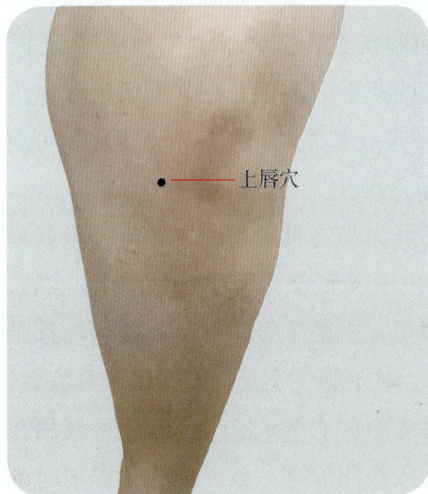

图 2-7-15

【标准定位】在膝盖正下缘髌骨韧带上（图 2-7-15）。

【解剖】属经外奇穴。

【经验取穴】在膝区，在膝盖正下方之边缘，紧贴髌骨韧带而取穴。

【主治】唇痛，白口症。

【操作】用三棱针刺膝盖下缘髌骨韧带及其附近，使其出黑血，立即见效。

【穴性】清热泻火，利咽消肿。

【特效作用】治疗唇炎及口舌生疮特效。

◈ 下唇穴 ◈

【标准定位】在膝盖正下缘约 1 寸处（图 2-7-16）。

【解剖】属经外奇穴。

【经验取穴】在膝区，以上唇穴为标志点，首先定出上唇穴，然后自上唇穴直下 1 寸取穴即可。

【主治】唇痛，白口症。

【操作】用三棱针刺膝盖下缘髌骨韧带及其附近，使其出黑血，立即见效。

【穴性】同上唇穴。

【特效作用】同上唇穴。

【临床运用及说明】二穴名为上唇及下唇，主要治疗口唇疾病，取穴是根据援物比类、取象作用、对应之意。膝盖犹如人体之头面部，上唇穴在膝盖上类似于人之上唇，而下唇穴在下，则类似于人之下唇。在八八部位还有一失音穴，其取穴思想也源于援物比类。

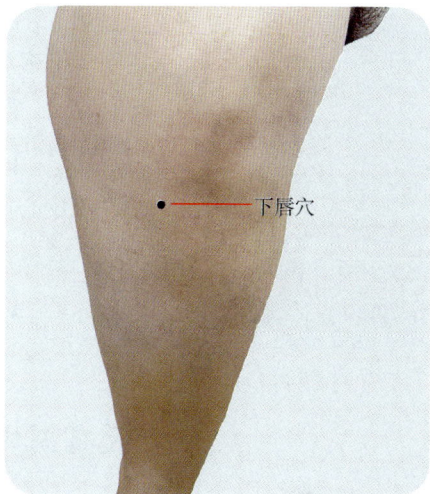

图 2-7-16

上、下唇穴是以点刺出血为用，主要用于口唇疾病，若有其适应证可在此处找瘀络点刺出血。余在临床曾以本穴治疗过反复性口炎、口舌生疮，用之确具实效。在此穴区瘀络点刺放血，再配失音穴治疗舌强难言、失音也有佳效。余还以本穴配制污穴点刺放血，配以拳尖穴施灸，针刺支正穴治疗生殖器疱疹极效。根据取象对应原理，本穴组点刺放血还可以用于女性之阴唇疾病，如阴唇炎、阴唇损伤等，用之也有较好的疗效。

◈ 天皇穴 ◈

【标准定位】在胫骨头之内侧，距膝关节 2.5 寸处（图 2-7-17）。

【解剖】肾之神经，六腑神经，心之分支神经。

【经验取穴】在小腿内侧，用拇指沿着胫骨内缘由下往上推，至拇指抵膝关节下时，在胫骨向内上弯曲的凹陷中取穴。

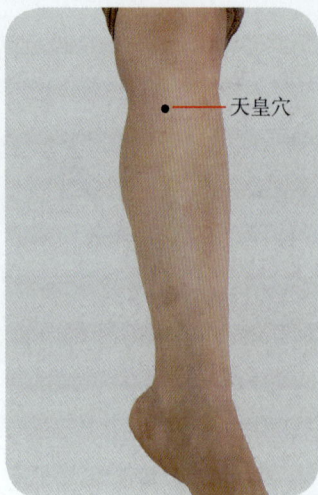
图 2-7-17

【主治】胃酸过多，反胃（倒食症），肾脏炎，糖尿病，蛋白尿。

【操作】针深 5 分 ~ 1 寸。

【运用】与天皇副穴配合治疗倒食症、胃酸过多。

【穴性】健脾补肾，降逆通滞。

【特效作用】治疗小便不利、水肿极效；治疗心脏病及心脏而引起的头晕、头痛、失眠极效；治疗高血压效佳；治疗肩痛及臂痛甚效。

【注意】不宜灸，孕妇禁针。

◆ **天皇副穴（肾关穴）** ◆

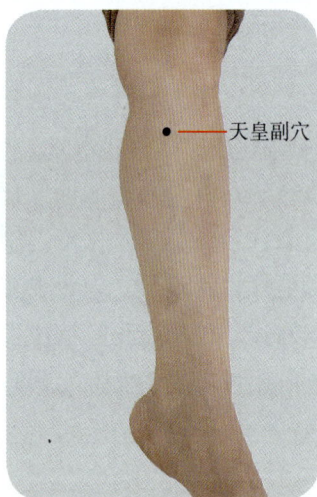
图 2-7-18

【标准定位】在胫骨头之内侧，天皇穴直下 1.5 寸处（图 2-7-18）。

【解剖】六腑神经。

【经验取穴】在小腿内侧，以天皇穴为标志点，首先定出天皇穴，然后再于天皇穴直下 1.5 寸处取穴。

【主治】眼球歪斜，散光，贫血，癫痫病，神经病，眉棱骨痛，鼻骨痛，头晕，肾亏所引起之坐骨神经痛、腰酸（若诊断属肾亏所引起的，即可见效），近视，多泪，两腿无力，臂麻，心刺痛，胸口痛，胃酸过多，倒食症。

【操作】针深 5 分 ~ 1 寸。

【运用】通常为天皇穴之配针，治疗倒食症、胃酸过多。

【穴性】大补元气，滋补肝肾。

【特效作用】治疗一切肾亏诸疾特效；治疗肩臂痛及肩臂不举特效。

◆ 地皇穴 ◆

【标准定位】在胫骨内侧后缘，距内踝7寸处（图2-7-19）。

【解剖】肾之神经。

【经验取穴】在小腿内侧，以内踝为标志点，确定出内踝边缘，从内踝边缘向上量7寸，于胫骨内侧缘后际取穴。

【主治】肾脏炎，四肢浮肿，糖尿病，淋病，阳痿、早泄、遗精、滑精、梦遗，小便蛋白尿，小便出血，子宫瘤，月经不调，腰痛。

【操作】针与腿约成45°角刺入，针深1～1.8寸。

【穴性】行气化水，疏理下焦，补益肾气。

【特效作用】治疗肾气亏虚诸症效佳。

【注意】孕妇禁针。

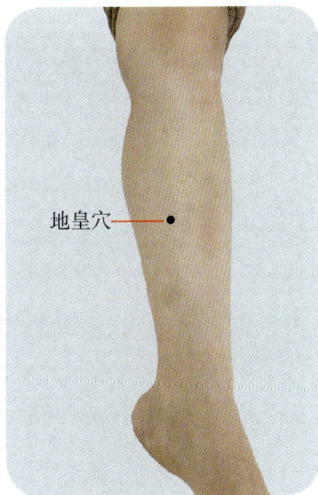

图 2-7-19

◆ 四肢穴 ◆

【标准定位】当胫骨内侧后缘，在内踝上4寸处（图2-7-20）。

【解剖】心之支神经，四肢神经，肾之分支神经。

【经验取穴】在小腿内侧，以内踝为标志点，确定出内踝边缘，从内踝边缘上量4寸，于胫骨内侧缘后际处取穴。

【主治】四肢痛，颈项痛，糖尿病。

【操作】针深6分～1.2寸。

【穴性】健脾行气，通经活络。

【特效作用】治疗四肢痛及麻木、肘痛特效。

【注意】孕妇禁针。

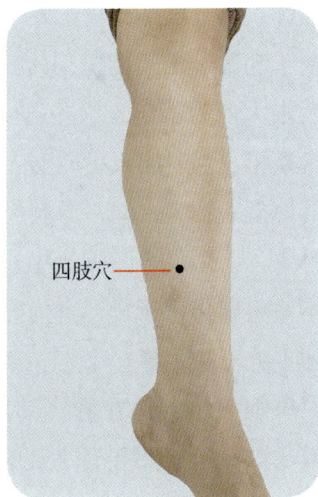

图 2-7-20

◆ 人皇穴 ◆

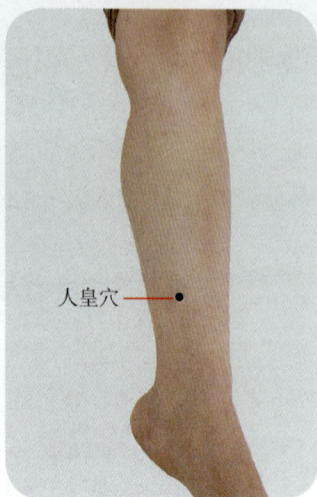

人皇穴

图 2-7-21

【标准定位】当胫骨之内侧后缘，在内踝上 3 寸处（图 2-7-21）。

【解剖】肾之分支神经。

【经验取穴】在小腿内侧，以内踝为标志点，确定出内踝，然后从内踝边缘上量 3 寸，胫骨内侧缘后际处取穴。

【主治】淋病，阳痿、早泄、遗精、滑精，腰脊椎骨痛，颈项痛，头晕，手麻，糖尿病，小便蛋白尿，小便出血，肾脏炎，肾亏腰痛。

【操作】针深 8 分 ~ 1.2 寸。

【穴性】健脾益肾，通经化湿，疏理下焦。

【特效作用】脾肾双补，用于脾肾亏虚诸疾特效。

【注意】孕妇禁针。

【临床运用及说明】本穴组名为"皇"，将在上的称为"天皇"，在中的称为"地皇"，在下的称为"人皇"，三穴并称为"三皇穴"。三皇穴之名称有其渊源，三皇之号最早记载于《周礼·春官·外史》，在此前尚无相关称谓。"三皇"起源于民间传说，其实就是原始社会为人民做出巨大贡献的群体和个人，后来人们为了纪念这些群体和个人的功绩，将其神话，归类为神祇人物以供奉祭祀。当时的天皇原型人物为伏羲，原型代表图腾为龙，故称为天皇；地皇的原型人物为女娲，原型代表图腾为蛇，故称为地皇；人皇的原型代表人物为神农，原型代表图腾为牛，故称为人皇。所以三穴就有了天、地、人之称谓。本穴组因作用于肾，肾为先天之本，借此强调了本穴组的重要性，故有了天、地、人三穴之称。

本穴组其体在脾，其用在肾，本穴组位置在传统针灸之脾经上，但是其功效完全作用于肾，还有八八部位之通肾、通胃、通背三穴，也是其体在脾，其用在肾，这一运用在理论上有着深刻的意义。董师将补肾的穴位并不设在肾经，而是全部设在了脾经上，这一设穴思想有很强的实际性临床意义。

肾为先天之本，乃禀受于父母，先天禀赋不足只有靠后天的濡养，脾将水谷精微吸收并转输至全身，以营养五脏六腑、四肢百骸，为维持人体的生命活动提供物质基础，故而能充养先天之精，促进人体生长发育，故是"后天之本"，这样以通过补后天来养先天，从而达到了有效的治疗目的。因此补肾的穴位董师设在了脾经上，而未设在肾经上，正是董师全面深入理解了中医之理论，熟知了经络，才有了相关的穴位诞生。

天皇穴之定位与传统针灸阴陵泉相符，天皇穴定位言之在胫骨头之内侧陷中，与传统针灸定位所言相同，董氏传人多言本穴在阴陵泉偏下的位置，若是根据董氏针灸贴骨理论，符合阴陵泉定位更为恰当。本穴既有阴陵泉的作用功效，董师又发挥出了新的作用疗效。就其所定的解剖来看，定之为肾之神经、六腑神经和心之分支神经，也就是说本穴可作用于肾、脾胃和心脏，主要用于肾脏疾病的治疗，尤其为水肿之疾要穴。因水肿其本在肾，其治在脾，故对水肿特效，本穴配四花上穴治疗小便不利及水肿甚效；天皇穴配肾关穴治疗肩臂疼痛及不举极效，治疗胃酸过多、倒食症甚效。

肾关穴原名为天皇副穴，因本穴补肾的功效强大，故又名为肾关穴，"关"有关口、关隘之意，说明是肾气通行之要塞，来强调其作用的重要性。本穴主治功效非常明确，易于理解，便于记忆，凡是肾气亏虚的患者均为本穴的适应证。本穴不仅能够大补肾气，而且还能有效地诊断肾气之亏虚，当肾气亏虚时，此处按压可有明显的酸痛，由此针之可立显效。本穴有极为广泛的作用，但其所用的核心是以补肾为目的，临床当抓住这一核心，灵活运用。若与他穴合理配伍，可发挥出特有的功效。与光明穴配伍治疗飞蚊症、重影甚效；配太阳穴点刺放血治疗斜视、散光甚效；配马快水穴或水通穴、水金穴治疗尿频、夜尿频多甚效；配曲陵穴或足五金、足千金穴治疗肩臂不举特效；配四肢穴治疗四肢麻木疼痛极效；配腕顺一穴治疗落枕效佳；肾关穴（双侧取穴）与木火穴、灵骨穴、大白穴、足三重穴（均健侧取穴）配伍治疗中风后遗症甚佳。肾关穴针刺方向因治疗不同方向有别，一般补肾及治疗眉棱骨痛、前头痛时，则由脾经透向肝、肾两经，若治疗胸口闷、胸口痛、强心及肩痛时，则由脾经透向胆经。

地皇穴与传统针灸之漏谷相近，本穴在临床一般不单独用针，而是常作为下三皇的组合针，用于调补肾气。也即常作为肾关穴、人皇穴的配针，可治疗脾肾诸疾重症，如痛风、糖尿病、甲状腺疾病、红斑狼疮、肾炎等疾病。尤其与人皇穴配用对男科中之阳痿、早泄、性功能低下最效。

　　人皇穴与传统三阴交相符，三阴交是传统针灸中极其重要的穴位，尤其在妇科病治疗中作用广泛，在传统针灸中有妇科病"第一穴"之称。三阴交为足太阴、厥阴、少阴三经交会之穴，寓藏着肝、脾、肾三脏之阴阳，既能补脾养血，又能补肾固精、滋阴柔肝，是治疗妇科病、血证以及肝、脾、肾三脏有关的男女生殖、泌尿系统疾病之常用穴，因此作用十分广泛，本穴独用即功效强大，若与他穴配合作用更为广泛，疗效更强。在董氏针灸中将本穴与天皇穴（或肾关穴）、地皇穴同用构成了下三皇穴，由此作用更为广泛。三皇穴同用首先是治疗各种肾脏疾病的基本用穴；三皇穴同用对甲状腺功能亢进症有卓效；三皇穴同用治疗男性阳痿、早泄效佳；三皇穴同用对女性的泌尿生殖疾病极效；三皇穴同用可使面部皮肤白里透红，以达皮肤美容之效；三皇穴配上三黄穴治疗肝斑甚效；三皇穴同用治疗斜视极效；三皇穴同用治疗糖尿病理想；三皇穴同用治疗痛风有效，其功效多多，难以尽述。因本穴组均在脾经线上，脾为后天之本、气血生化之源，脾为统血之脏，脾属土，润泽四方，百病皆由脾胃衰而生，故其作用十分强大。脾虚则子盗母气，从而产生心气虚损，脾虚则不能生金，而致肺气不足，土克水，若土不能制水则就湿浊停滞，泛滥为患，出现痰饮、水肿、小便不利、大便溏泄等土不制水之病患。三穴同用可有相辅相成、作用倍增的功效，不仅治疗上述疾病特效，而且对多种慢性顽固性疾病有较好的调理作用。

　　四肢穴也与下三皇穴组密切联系，在脾经循行线上，但本穴不单独用针，单独运用其效不佳，多与人皇穴、地皇穴或肾关穴配用，以倒马针之法用于临床，在针刺时应稍深，以30°角贴骨由下向上斜刺。余根据四肢病变部位不同发挥出了相关配穴运用，若是治疗手腕及足踝以下的疼痛麻木，与人皇穴倒马针配用效佳，可用于治疗手脚疼痛麻木、手腕痛、脚腕痛等疾病。若是治疗手腕以上或足踝以上的疼痛麻木，与肾关穴配用效佳，可用于治疗手臂酸痛、肘痛、肩痛、颈项痛等疾病。

◆ 侧三里穴 ◆

【标准定位】在腓骨前缘，即四花上穴向外横开 1.5 寸处（图 2-7-22）。

【解剖】肺之分支神经，牙神经。

【经验取穴】在小腿外侧，以四花上穴为标志点，首先定出四花上穴，然后自本穴再向外开 1.5 寸处取穴。

【主治】牙痛，面瘫。

【操作】针刺 5 分 ~ 1 寸。

【穴性】活血祛瘀，行气止痛。

【特效作用】治疗牙痛极效；治疗手腕痛、肘痛、臂痛特效；治疗面瘫、面痉挛、面痛效佳。

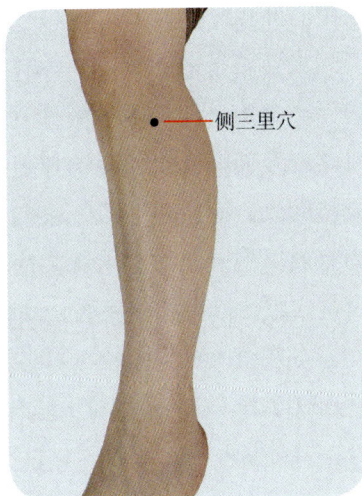

图 2-7-22

◆ 侧下三里穴 ◆

【标准定位】在腓骨前缘，即侧三里穴直下 2 寸处（图 2-7-23）。

【解剖】同侧三里穴。

【经验取穴】在小腿外侧，以侧三里穴为标志点，首先定出侧三里穴，然后自侧三里穴再直下 2 寸处定穴。

【主治】同侧三里穴。

【操作】针深 5 分 ~ 1 寸。

【运用】侧三里穴与侧下三里穴同时取用，但单足取穴。治左取右穴；治右取左穴。

【穴性】同侧三里穴。

【特效作用】同侧三里穴。

【临床运用及说明】侧三里穴、侧下三里穴处于足阳明与足少阳两经之间，

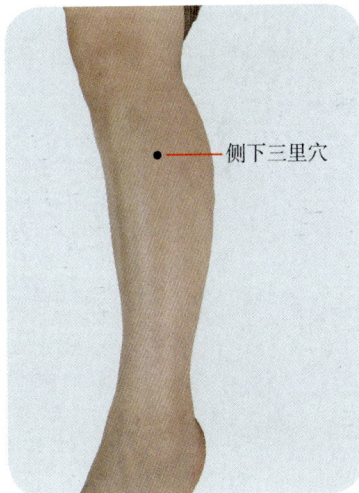

图 2-7-23

为二经夹经之穴，即处于胫骨与腓骨之间，既能疏调阳明之气血，又能解少阳风邪，因此也具有祛风和血之效。二穴临床一般不单独用针，多为倒马针运用，健侧取穴，左病取右，右病取左。

本穴组主治中仅以治疗牙痛和面瘫为用，这两个方面的作用治疗确具实效，尤其用治牙痛疗效颇佳。面部疾病不仅对面瘫效佳，而且也可以治疗面肌痉挛及面痛，对面痛治疗更具特效。董氏针灸对面部三大疾病各有一组对应特效穴，面肌痉挛以三泉穴为用，面瘫以足三重穴为用，面痛以本穴组更为有效。本穴组对甲状腺类疾病、舌下肿及面颊肿也具特效。余在临床也常以本穴组治疗甲状腺疾病，其临床疗效也极为满意。

本穴组因在少阳经与阳明经之间，具有和血、祛瘀、祛风、化痰之效，故其功效颇多，对人体侧身疾病有着很好的调治作用，除了牙痛、面部三大疾病之外，另对偏头痛、耳鸣、耳聋、胁肋痛及身体偏身感觉障碍等均有佳效。

本穴组对上肢疾病还有特效作用，可用于肩臂痛、肘痛、小臂痛、手腕痛及手痛，尤对手腕痛最具特效，针之即效。

◆ 足千金穴 ◆

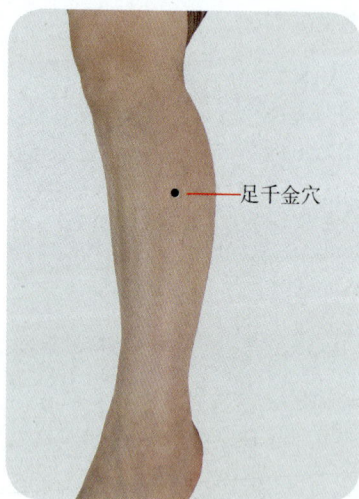

图 2-7-24

【标准定位】在腓骨前缘，即侧下三里穴向后横开 5 分再直下 2 寸处（图 2-7-24）。

【解剖】肺之支神经，肾之分支神经，喉侧（甲状腺）神经。

【经验取穴】在小腿外侧，以侧下三里穴为标志点，自侧下三里穴先向外横开 5 分然后再直下 2 寸，在腓骨前缘处取穴。

【主治】急性肠炎，鱼骨刺住喉管，肩及背痛，喉咙生疮，喉炎（火蛾病），扁桃体炎，甲状腺肿。

【操作】针深 5 分～1 寸。

【穴性】清肺热，利咽喉，祛瘀滞，通经络。

【特效作用】治疗咽喉疾病特效；治疗肩臂不举甚效；治疗甲状腺疾病效佳。

◆ 足五金穴 ◆

【标准定位】在腓骨前缘，即足千金穴直
下 2 寸处（图 2-7-25）。

【解剖】同足千金穴。

【经验取穴】在小腿外侧，以足千金穴为
标志点，首先定出足千金穴，然后于足千金
穴直下 2 寸腓骨前缘处取穴。

【主治】同足千金穴。

【操作】针深 5 分 ~ 1 寸。

【穴性】同足千金穴。

【特效作用】同足千金穴。

【临床运用及说明】本穴组名为千金、五
金，关于千金与五金的穴位有三组，最常用

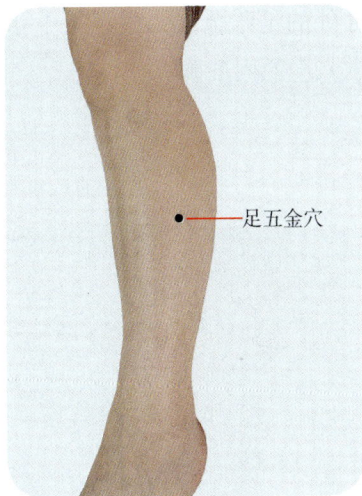
——足五金穴

图 2-7-25

的则是本穴组，千金则是指身体沉重犹如千金难以活动之意，因此可治疗肢
体的困重疼痛，根据对应原理，在小臂部位的手千金、手五金穴治疗下肢的
疼痛麻木，在小腿部位的千金、五金穴可治疗上肢的疼痛沉重不举，用于肩
臂疼痛难以抬举，尤其在肩前位置疼痛用之最效，因为名为"金"，金为肺，
肩前为肺经所行，故治疗肩前痛极效。

本穴组对咽喉疾病具有特效，董师将其穴下定为喉侧（甲状腺）神经，
意思为作用于咽喉部，通治颈部咽喉疾病，用于喉咙生疮、喉炎、扁桃体炎、
咽炎、声音嘶哑、鱼刺鲠喉等咽喉部疾病，针之可有极佳的疗效，并对颈部
瘿瘤瘰疬均有治效，可治疗甲状腺瘤、甲状腺结节及颈部瘰疬，凡颈部疾病
均可取用本穴组，根据患者不同情况配用相关穴位，本穴组具有清利咽喉、
化痰理气的作用。

足千金穴、足五金穴对肠道疾病也有很好的调理作用，"金"不仅作用于
肺，而且还可以作用于肠，临床常用于肠炎、腹胀、阑尾炎等肠道疾病的治
疗，常配肠门穴、肝门穴运用。另外，本穴组用于自肩及后脑前伸至太阳穴
连成一片的区域性疼痛，针之立效。

本穴自侧下三里穴外开 5 分再直下 2 寸处取穴，这样取穴不仅麻烦，而

且取穴不准，可根据骨度折量定位法取穴，自腘横纹至外踝尖为 16 寸，足千金穴自上往下是 7 寸，足五金穴是 9 寸，先找到中点定 8 寸，中点上 1 寸为 7 寸处的足千金穴，中点下 1 寸为 9 寸处的足五金穴，在胫、腓骨之间。这样取穴简便而准确。

◆ 七虎穴 ◆

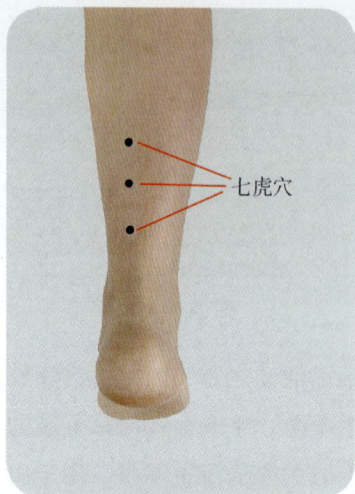

图 2-7-26

【标准定位】在外踝后 1.5 寸直上 2 寸一穴，又上 2 寸一穴，再上 2 寸一穴，共 3 穴（图 2-7-26）。

【解剖】腓肠神经，胸骨、锁骨及肋骨神经。

【经验取穴】在小腿后区，以外踝为标志点，先自外踝向后量 1.5 寸，再直上 2 寸定第一穴点，然后再分别直上两个 2 寸定第二穴点和第三穴点。

【主治】肩背痛，锁骨炎，胸骨痛及肿胀，肋膜炎。

【操作】针深 5 分～1 寸，三穴同时用针。

【穴性】舒筋活络，祛风止痛。

【特效作用】治疗胸胁痛、肋痛、肩背痛效佳。

【临床运用及说明】本穴组定位以贴跟腱进针，其主治多为少阳经所行之疾，其原因则是本穴之穴性善祛风止痛，少阳主风，故对肝经所行及因风邪所致诸疾可治疗，临床常用于面瘫、面肌痉挛、胸骨、锁骨、肋骨、坐骨神经痛的治疗。配中九里穴治疗面瘫、面肌痉挛效佳；配足千金穴、足五金穴治疗坐骨神经痛、麻木极效；配驷马穴、火串穴治疗胸骨、锁骨及肋骨痛甚效。

◆ 外三关穴 ◆

【标准定位】在外踝尖与膝盖外侧高骨（即腓骨小头）连线中点一穴，中点与该高骨之中点又一穴，中点与外踝之中点又一穴。共 3 穴（图 2-7-27）。

【解剖】肺神经。

【经验取穴】在小腿外侧，首先定出外踝尖及腓骨小头的位置，就在两点的连线之中点定出第一穴，然后再分别以此中点与腓骨小头定出上点，再以此中点与外踝尖定出下点即可。

【主治】扁桃体炎，瘤，癌，喉炎，腮腺炎，肩臂痛，各种瘤。

【操作】针深 1 ~ 1.5 寸。

【穴性】破血行气，消瘀散结，清热解毒。

【特效作用】治疗腹部肿瘤特效；治疗乳腺结节、甲状腺结节甚效；治疗脂肪瘤效佳。

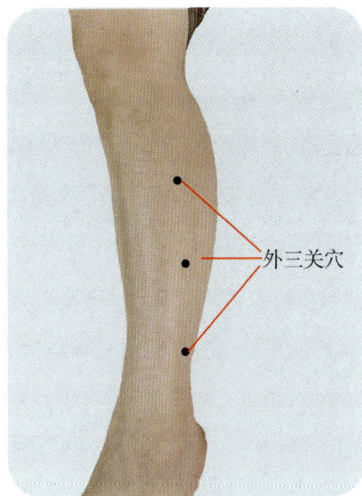

图 2-7-27

【临床运用及说明】本穴所治疗的问题多为各种瘤及癌等疾病，本类疾病在西医学中治疗多需要外科手术处理，也即所属的外科类疾病，其穴位并是由 3 个穴点组成，故名为外三关穴。

本穴具有很强的破血行气、消瘀散结之效，所以可治疗各种癌与瘤，瘤与癌的产生主要因气滞血瘀、痰结湿聚、邪毒郁热等导致了经络瘀阻不通而致。可见外三关穴所用可正对瘤与癌，以通过破血行气、散瘀消结之功通其经络，从而使瘤与癌消失。本穴组治疗甲状腺与乳腺中的结节、良性与恶性肿瘤均有着很好的功效，余在临床曾以本穴组与足三重穴为主穴治疗了数例相关患者，确具很好的实效性，可谓是本类疾患患者之福音。外三关穴配上三黄穴或足千金、足五金穴治疗脂肪瘤极效。除了治疗上述癌、瘤特效外，对脑瘤、腹部肿瘤也具有很好的治疗作用，如子宫肌瘤配妇科穴、水晶穴治疗特效；配上三黄穴、足三重穴治疗肝硬化、肝癌甚效。

因本穴具行气散瘀之效，故还可治疗肩背痛、臂痛无力、手臂酸痛、手臂麻木等上肢疾病，常与足三重穴或足千金、足五金穴配用。

本穴还具有很好的清热解毒功效，因此对扁桃体炎、喉炎、腮腺炎、中耳炎、疮疡痈肿、红肿青春痘也有很好的治疗作用，常与制污穴点刺放血同用，其效更佳。

◆ 光明穴 ◆

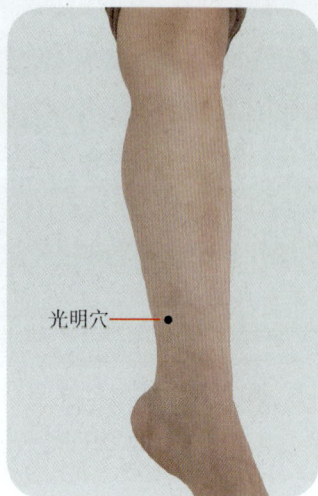

图 2-7-28

【标准定位】在内踝尖之直后 1 寸又直上 2 寸处（图 2-7-28）。

【解剖】肺、脾神经。

【经验取穴】在小腿内侧，以内踝尖为标志点，首先定出内踝尖，然后自内踝尖之直后 1 寸再直上 2 寸处取穴。

【主治】眼皮神经麻痹、睁开无力，眼散光及白内障。

【操作】针深 5 分 ~ 1 寸。

【穴性】滋补肝肾，养血明目。

【特效作用】治疗眼疾特效；治疗小便不利效佳；治疗腰痛及闪腰岔气效佳；治疗手脚麻木效佳。

【临床运用及说明】本穴定位在内踝尖直后 1 寸再直上 2 寸处取穴，就以此取穴应在复溜与交信之间，更与复溜相近，复溜在跟腱之前缘处，交信则是在胫骨内侧缘后际，言与交信相同者则存在着明显的错误。本穴名为光明，其是治疗眼疾的意思，在传统针灸中也有相同的穴名，并且亦治眼疾，但是其作用原理不同。传统针灸光明穴为胆经通于肝经之络，通过清泻肝胆之火而发挥治疗作用，主要用于迎风流泪、眼痒、红肿疼痛及目视不明的治疗。而本穴在肾经，且与肾经母穴复溜相近，因此本穴则是通过滋水涵木之理论发挥治疗作用，且肝肾同源，因此可用于诸多眼疾，如眼花、目视不明、斜视、散光、重影、飞蚊症等用之皆效，对西医学所言的青光眼、白内障等眼疾也有卓效。临床常配太阳穴刺血，再针刺肾关穴、人皇穴治疗飞蚊症、散光、白内障效佳；配三叉三穴、门金穴治疗眼睑无力。

本穴还对手脚麻木有很好的调治作用，配肾关穴治疗手脚麻木甚效。

⌘ 本节小结 ⌘

七七部位为小腿部位，本部分总计 28 个穴组，64 个穴位点。

七七部位是董氏奇穴穴位之核心部分，为董氏针灸穴位之精华所在，穴位密集，重要穴位多，治疗范围广，这些穴位主要用于全身功能调整，且多是倒马组穴的运用，下面将本部分重点穴位的主要功效总结如下。

一、本部位穴位主治要点

正筋穴、正宗穴、正士穴被称为三正穴，其穴位在足太阳经上，且在筋上，故对足太阳膀胱经之颈痛、肩背痛及竖脊肌疼痛特效，因具有活脑部气血的作用，故还能治疗脑部疾病，一般多是正筋穴与正宗穴倒马针运用，疼痛面积较大、症状较重的情况时三穴常倒马运用；搏球穴近于传统针灸承山穴，其功效也相近，董师发挥出治疗鼻出血的运用；一重穴、二重穴、三重穴三穴倒马针运用，不单独用针，可以用一侧三穴，三穴合用被称为足三重穴，其功效为活血化瘀，临床凡需要活血化瘀之疾均可以本穴组为主穴治疗，因此本穴组用之范围极广，可波及全身相关疾病的治疗，若能深入明确本穴组的作用特性，就能在临床中灵活地运用发挥；四花穴组是一组大穴，包括四花上穴、四花中穴、四花里穴、四花外穴、四花副穴、腑肠穴、四花下穴，被称为四花穴组，四花穴组用穴比较灵活，可以单独用一穴，也可以两穴或几穴倒马针运用。四花中穴、四花副穴、四花外穴主要以刺血为常用，这是董氏针灸刺血最主要的区域，在此区瘀以瘀络刺血可治疗多种顽症痼疾，如心脏病、肺病、胃病、高血脂、高血压等疾病均可在此处刺血治疗。本穴组占据整个小腿，由上而下全息分布，在上的四花上穴治疗上焦头面及胸部的心肺，在中的四花中穴、四花副穴治疗中焦脾胃病，在下的四花下穴、腑肠穴治疗下焦肠道病。本穴组穴位多，配穴灵活多变，作用广泛；天皇穴、肾关穴、地皇穴、人皇穴是董氏针灸的重要穴位，其穴在脾经，其用在肾，通过补后天而养先天的作用理念，凡肾气亏虚诸疾本穴组就为首选穴位，天皇穴、地皇穴、人皇穴或肾关穴、地皇穴、人皇穴合用均被称为下三皇；四肢穴用于四肢疼痛及肘痛、肩痛，但本穴不单独用针，多与肾关穴或人皇穴配用；侧三里穴与侧下三里穴倒马合用，也不单独用针，原著中本穴组仅用于牙痛、面瘫的治疗。本穴组临床发挥运用极为广泛，凡是人体侧身部疾病皆可运用，故对面痛、面肌痉挛、侧身障碍均有特效，另对手腕痛、肘痛、上臂痛也具特效；足千金、足五金二穴也是倒马针运用组合，通治咽喉疾病，并为治疗肩臂不举的特效穴；外三关穴是由3个点组成，3点同用，主要用于各种瘤、癌的治疗，常与足三重穴配用。且外三关穴还有清热解毒之效，所以对扁桃体炎、喉炎、腮腺炎等疾病也有显著疗效；光明穴以治疗眼疾为主，故称为光明穴，以通过滋水涵木之作用发挥疗效，临床用于多种眼疾的治疗；上唇穴、下唇穴主要以刺血为主，治疗唇炎及口腔炎；七虎穴由3个点组成，主要用于胸胁痛、肋痛之少阳经病变。

二、本部位取穴要点及针刺注意事项

应掌握腓骨、腓骨前缘、外踝、内踝、胫骨内侧后缘、腓肠肌、跟腱、腓骨小头、髌骨及髌骨韧带等解剖标志。

正筋穴、正宗穴、正士穴均扎在筋上，传统针灸禁忌扎在筋上，而董氏针灸强调针刺到筋上，与之不同；足三重穴紧贴腓骨前缘进针，外三关穴紧贴腓骨后缘进针；四花上、中、副及下穴均紧贴胫骨外廉进针，被称为削骨针法；天皇穴、肾关穴、人皇穴及四肢穴均紧贴胫骨内侧后缘进针；侧三里穴、侧下三里穴及足千金穴、足五金穴在腓骨前缘；四花外穴强调点刺放血为用；上、下唇穴也是以刺血为用。

第八节　八八部位（大腿部位）

◆ 通关穴 ◆

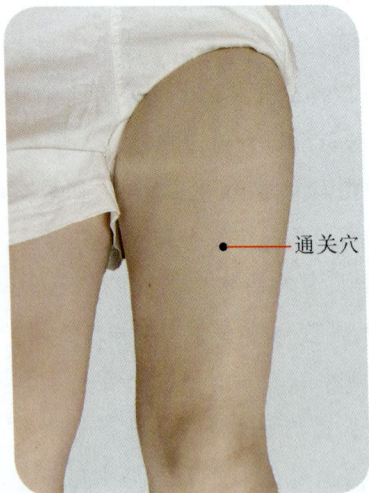

图 2-8-1

【标准定位】当大腿正中线之股骨上，距膝盖横纹上5寸处（图2-8-1）。

【解剖】心之总神经。

【经验取穴】在股前区，以膝盖横纹为标志点，首先确定出膝盖横纹，于膝盖横纹上量5寸之大腿正中线上取穴即可。

【主治】心脏病，心包络（心口）痛，心两侧痛，心脏病而引起身体各部风湿病，头晕眼花，心悸，胃病，四肢痛，脑贫血。

【操作】针深3~5分。

【穴性】健脾和胃，理气和血，疏经通络。

【特效作用】治疗心脏病特效；治疗丹毒、

手指痛疗效极佳；治疗乳腺增生效佳；治疗消化不良甚效；治疗神经性呕吐及妊娠呕吐特效；治疗下肢浮肿效佳。

◆ 通山穴 ◆

【标准定位】当大腿正中线之股骨上，距通关穴 2 寸处（图 2-8-2）。

【解剖】心之总神经。

【经验取穴】在股前区，以通关穴为标志点，首先定出通关穴，再于通关穴上量 2 寸处正中央取穴即可。

【主治】心脏病，心包络（心口）痛，心两侧痛，心脏病而引起身体各部风湿病，头晕眼花，心悸，胃病，四肢痛，脑贫血。

【操作】针深 5~8 分。

【穴性】同通关穴。

【特效作用】同通关穴。

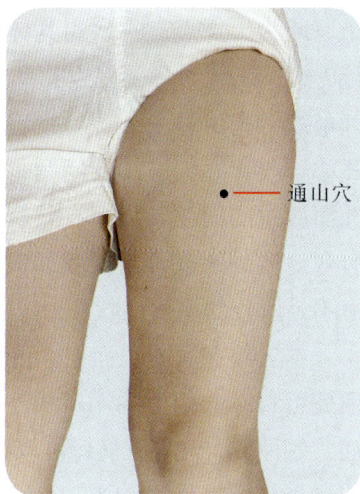

图 2-8-2

◆ 通天穴 ◆

【标准定位】当大腿正中线之股骨上，距通山穴 2 寸处（图 2-8-3）。

【解剖】心之总神经。

【经验取穴】在股前区，以通山穴为标志点，先定出通山穴，再于通山穴上量 2 寸处正中央取穴即可。

【主治】心脏病，心包络（心口）痛，心两侧痛，心脏病而引起身体各部风湿病，头晕眼花，心悸，胃病，四肢痛，脑贫血。

【操作】针深 5 分~1 寸。

【穴性】同通关穴。

【特效作用】同通关穴；治疗膝盖痛甚效。

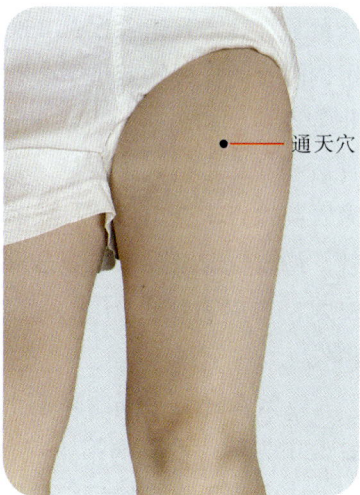

图 2-8-3

【注意】通关、通山、通天三穴不能双足六穴同时下针，而且仅能双足各取1~2穴下针，高血压者双足只许各取一穴。

【临床运用及说明】本穴组就其所在的位置来看，应在足阳明胃经之脉上，但其功效作用于心脏，其体在胃，但作用于心，董师将本穴组定为心之总神经。董师对董氏针灸之大穴所设很注重五行生克制化理论的运用，本穴组也是以此为出发点。本穴组其体在足阳明胃经，为五行之土，但其用在心，五行为火，二者为母子相生关系。若脾胃虚弱，则会出现子盗母气之病理；若心气虚损，则由母及子，导致脾胃之虚损。通过强脾胃，调阳明之气血，就能强心、改善心气虚损的问题，不仅达到了有效强心之目的，而且也不会导致补而所过的问题，从而有效解决了心火易上扰之现象。通过调补本穴组，可有效地调理心气不足而致的头晕、眼花、心悸不安、胸部闷胀，以及心肌供血不足所致的系列症状。

本穴组在大腿正面上，占据了大腿前面的主要位置，因本穴组作用于心，因此可将本穴组所在循行线看作董氏针灸之心经，主治重在与心脏有关的疾病，各种器质性心脏病皆可取用本穴组治疗。通过藏象学说之理论，本穴组还有诸多的相关功效，因心主血脉，可用于血液循环系统疾病的治疗，包括西医学所言的血管硬化、高血压、血压循环障碍等疾病的治疗。临床配心门穴、血海穴治疗丹毒效佳；与五虎穴、肾关穴配用治疗类风湿关节炎效佳。

通过董师所治疗的医案也能发现本穴组是以健脾胃为用，如董师所治的下利清谷医案，患者老年男性，因患本病，百治不效，从云林到台北求医，经董师针刺本穴组，仅针8次而愈。从这一医案之记载，也从而证明了本穴组调脾胃的良好功效性。余在临床常以本穴组配脾肿穴治疗消化不良，获效非常理想。如余所治一病患，女性，34岁，身体日渐消瘦2年余，饮食可，食后嗳气，且饱胀感明显，大便腹泻与便秘时有交替出现，身感乏力，经多家医院检查未查出器质性疾病，后求诊于省市级中医医疗机构中药调理，未效，体重较前减轻15kg，故来诊，余以本穴组配脾肿穴、木斗穴、木留穴为主穴，每周治疗3~4次，经治疗10次体重增长2.5kg，嗳气及食后饱胀感消失。

本穴组还有很强的降逆止呕功效，犹如传统针灸之内关，内关穴在传统针灸中为治疗心脏病第一穴，也是降逆止呕第一穴。通关，通于内关之意，因此本穴组不仅是治疗心脏病的要穴，而且还是治疗呕吐之特效穴组，包括治疗妊娠之呕吐极效。

赖金雄医师还有本穴组任取二穴配上三黄穴治疗癫痫病，久扎会好的临床经验。余在临床常配传统针灸中之督脉穴位运用，督脉入脑，"督脉为病脊强反折"，因此同时配用疗效更佳。

前辈用穴经验，治疗呕吐一般三穴同取；治疗心脏病、癫痫病多取用两穴；治疗高血压一般取用一穴即可。

◆ 姐妹一穴 ◆

【标准定位】在通山穴向里横开 1 寸后直上 1 寸处（图 2-8-4）。

【解剖】六腑神经，肾分支神经。

【经验取穴】在股前区，以通山穴为标志点，首先定出通山穴，自通山穴先向内横开（平开）1 寸，然后再直上 1 寸处取穴。

【主治】子宫瘤，子宫炎，月经不调，经期不定，子宫痒，肠痛，胃出血。

【操作】针深 1.5 ~ 2.5 寸。

【穴性】理下焦，通胞宫，调经血。

【特效作用】主要对妇科炎性疾病具有特效。

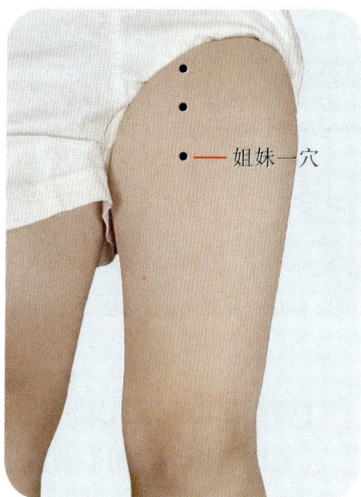
图 2-8-4

◆ 姐妹二穴 ◆

【标准定位】在姐妹一穴直上 2.5 寸处（图 2-8-5）。

【解剖】六腑神经，肾分支神经。

【经验取穴】在股前区，以姐妹一穴为标志点，首先定出姐妹一穴，然后自姐妹一穴直上量 2.5 寸处取穴即可。

【主治】子宫瘤，子宫炎，月经不调，经期不定，子宫痒，肠痛，胃出血。

【操作】针深 1.5 ~ 2.5 寸。

【穴性】同姐妹一穴。

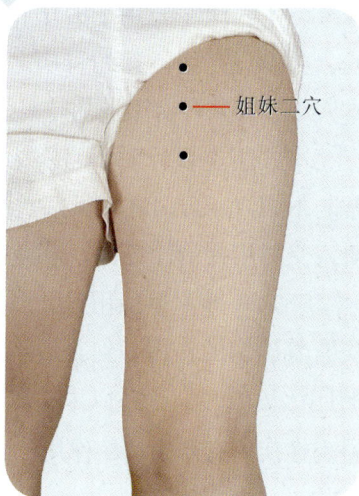
图 2-8-5

【特效作用】同姐妹一穴。

◆ 姐妹三穴 ◆

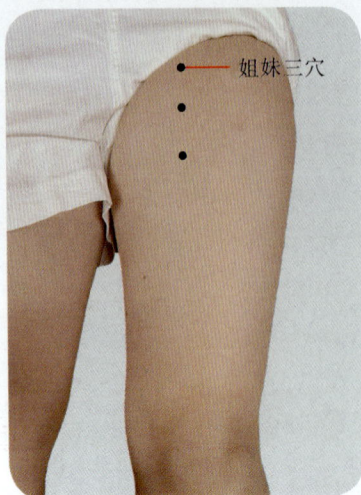
姐妹三穴

图 2-8-6

【标准定位】在姐妹二穴直上 2.5 寸处（图 2-8-6）。

【解剖】六腑神经，肾分支神经。

【经验取穴】在股前区，以姐妹二穴为标志点，首先定出姐妹二穴，然后再由姐妹二穴直上量 2.5 寸处取穴即可。

【主治】子宫瘤，子宫炎，月经不调，经期不定，子宫痒，肠痛，胃出血。

【操作】针深 1.5 ~ 2.5 寸。

【运用】三姐妹穴两腿六穴通常同时取穴下针。

【穴性】同姐妹一穴。

【特效作用】同姐妹一穴。

【临床运用及说明】本穴组在大腿内侧边缘，处于通关、通山、通天三穴与通肾、通胃、通背三穴之间。本穴组名为姐妹穴，姐为女中之长者，妹为女中之小者，姐妹即指所有女性的意思，因本穴组专治女性病证，故名为姐妹穴。本穴组主要用于治疗妇科类病证，在董氏针灸中非常重视妇科病的用穴，并专设几组治疗妇科病之大穴，如妇科穴、还巢穴，木妇穴，水晶穴及本穴组，几穴各有不同的特点，临床中要有针对性地用穴。

本穴组主要针对子宫病为主，与水晶穴作用相近，常与之配穴运用；也常与木妇穴、云白穴、天宗穴配合治疗妇科炎性疾病；临床也常与妇科穴、还巢穴交替用穴治疗各种妇科疾病。

三穴一般不单独用针，多三穴倒马组合用于妇科疾病的治疗，对妇科诸疾有着确实的作用，但是因本穴组位置较高，取穴极不方便，故限制了临床的广泛运用，临床多以手上取穴方便的妇科穴、还巢穴代替，但本穴组对妇科炎性疾病有着确切的作用，因此在临床中还需要掌握。

◆ 感冒一穴 ◆

【标准定位】在姐妹二穴向里横开 1 寸处（图 2-8-7）。

【解剖】六腑神经，肺之分支神经。

【经验取穴】在股前区，以姐妹二穴为标志点，首先确定出姐妹二穴，然后再从姐妹二穴向里横开 1 寸处取穴即可。

【主治】重感冒，高热，发冷，感冒头痛。

【操作】针深 8 分 ~ 1.5 寸。

【穴性】疏风清热，通络止痛。

【特效作用】治疗重感冒特效。

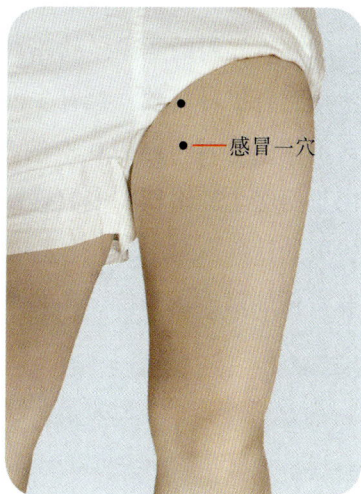

图 2-8-7

◆ 感冒二穴 ◆

【标准定位】在姐妹三穴向里横开 1 寸处（图 2-8-8）。

【解剖】六腑神经，肺之分支神经。

【经验取穴】在股前区，以姐妹三穴为标志点，首先确定好姐妹三穴，然后再从姐妹三穴向里横开 1 寸处取穴即可。

【主治】重感冒，高热，发冷，感冒头痛。

【操作】针深 8 分 ~ 1.5 寸。

【运用】感冒一、二穴同时取穴，针向腿中心斜刺。

【穴性】同感冒一穴。

【特效作用】同感冒一穴。

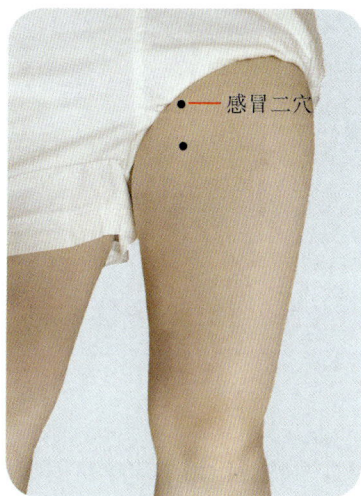

图 2-8-8

【临床运用及说明】顾名思义，因本穴组主要用于感冒的治疗，故名。本穴治疗感冒确具特效，尤其对时行感冒（流行性感冒）或虚人感冒为特效，在其主治中言治疗重感冒及高热，也即指的时行感冒（流行性感冒），一般感冒时不取用本穴。本穴在大腿内侧，位置较高，取穴不方便，故临床实际用之较少，一般感冒多在手上及头面方便部位取穴。但对重感冒或虚人感冒不要忽视本穴组的运用。就感冒而言，针灸治疗既简便，疗效又好，传统针灸治疗感冒极具特效，且有多种疗法运用，如艾灸、拔罐、刮痧、刺血等，针对不同的感冒可施以相应的方法，一般仅取用几穴即可立竿见影。近几年，由于西医学的干预，多数感冒患者选择了西医学方法处理，而较少选择物美价廉的针灸自然疗法，这是十分可惜的医学资源浪费。我们作为一个中医人，有责任加以发扬和传承，尤其做好常见病、多发病的针灸治疗有着十分重要的意义。

◆ 通肾穴 ◆

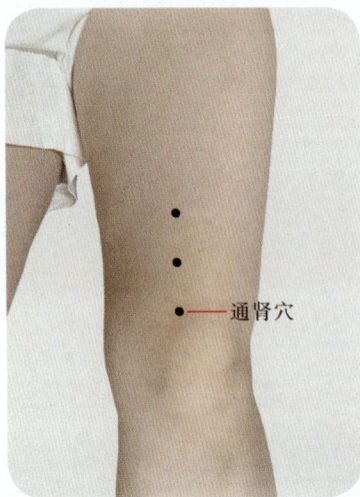

图 2-8-9

【标准定位】在膝盖内侧上缘凹陷处（图 2-8-9）。

【解剖】肾之神经。

【经验取穴】在股前区，以膝盖内侧上缘为标志点，首先确定出膝盖内侧上缘，然后在内侧上缘凹陷处取穴。

【主治】阳痿，早泄，淋病，肾脏炎，糖尿病，肾亏而引起之头晕及腰痛，肾脏病之风湿痛，子宫痛，妇科赤白带下，口干，喉痛，喉瘤，水肿，尿蛋白。

【操作】针深 3~5 分。

【穴性】滋阴泻火，利咽消肿，补肾益精。

【特效作用】治疗口干咽燥甚效；治疗水肿极效；治疗肾病、糖尿病特效；预防流产、保胎特效；治疗阳痿、早泄效佳。

❖ 通胃穴 ❖

【标准定位】膝盖内侧上缘之上2寸，即
通肾穴上2寸处（图2-8-10）。

【解剖】肾之神经。

【经验取穴】在股前区，以通肾穴为标志
点，首先确定出通肾穴，然后再在通肾穴直
上2寸处取穴。

【主治】同通肾穴，又治背痛。

【操作】针深5分~1寸。

【穴性】同通肾穴。

【特效作用】同通肾穴；另仅用本穴可治
疗胃痛。

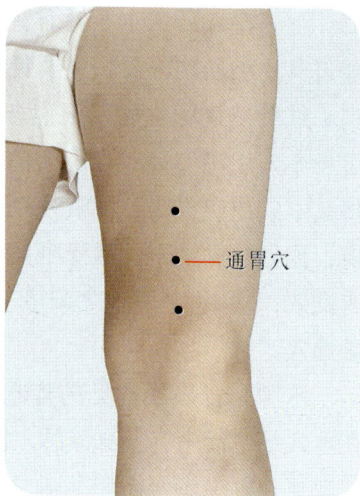

图2-8-10

❖ 通背穴 ❖

【标准定位】在通胃穴上2寸处（图2-8-
11）。

【解剖】肾之神经。

【经验取穴】在股前区，以通胃穴为标志
点，首先确定出通胃穴，然后再在通胃穴直
上2寸处取穴。

【主治】同通胃穴。

【操作】针深5分~1寸。

【穴性】同通肾穴。

【特效作用】同通肾穴；另仅用本穴可治
疗背痛。

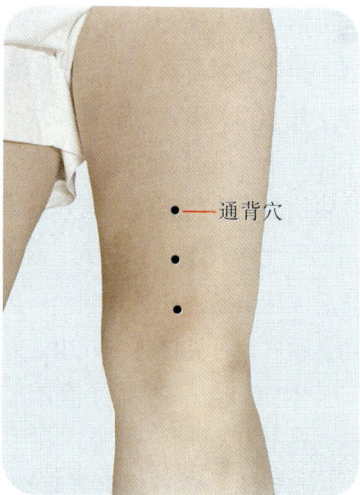

图2-8-11

【临床运用及说明】通过本穴组穴位定位
来看，三穴所在位置应在脾经之线上，若与小腿部下三皇穴的位置来看，两
组穴位均在脾经线上，此穴组就是下三皇穴之延长线，且两组穴位均作用于
肾，为补肾之专穴，此线区域可以完全当作董氏针灸之肾经，其设穴思想乃
以强后天之本养先天。虽然两组穴位均作用于肾，但两组穴位所用同中有异，

其体均在脾，其用均在肾，其穴下皆为肾之神经，这是相同之处，其不同点乃在阴阳寒热之属性不同，这也是董师所设两组大穴用于治疗肾脏疾病之目的。下三皇穴所用主要针对肾阳亏虚所致的诸疾，以肾阳虚寒为治。本穴组通过其主治所用来看，主要针对肾阴虚，临床可用于阴虚津液不足之口面诸疾、红肿热痛类水肿及下焦湿热之阳痿，所治以上诸疾皆是因肾阴虚而致，可见本穴组确实针对肾阴而治。本穴组因滋肾阴功效强大，故在临床有医家将其本穴组美誉为"津液发动机"之说，凡津液亏虚，津液不能上承口面诸疾，比如口燥咽干、喉痒咽痛、干咳少痰、舌红少津，面部甚至全身脱皮皆有良效；若因湿热下注之阳痿、早泄、淋病、妇科赤白带下之证，本穴组也为首选穴。

水肿是肾病最常见的症状之一，本穴组用于治疗水肿也是其主要作用，在本穴组主治中有全身浮肿、四肢浮肿及脚红肿，但并非水肿一定取用本穴，临证要根据患者肾阴阳亏虚之不同，对应用穴，下三皇穴主要针对肾阳亏虚而致的水肿，本穴组主要针对阴虚及红肿热痛类的水肿，若肾之阴阳皆亏可两穴组互为运用，具有水火既济、阴阳同补同调的功效。

董师有以上三穴任取一穴治疗妇人流产的运用经验，董师言本穴组任取一穴为治疗妇人流产之补针，先兆流产及习惯性流产治疗半个月即无流产之虞（忧虑、担忧的意思）。对先兆流产及习惯性流产均具特效，余在临床曾以本穴组治疗十几例相关患者，确具实效。如余所治一名曾跟随学习的学生，婚后受孕一直不能坐胎，已习惯性流产4次，经各大医院检查，未查出器质性问题，在多家医疗机构服用中药调理，未效。当跟随余学习时将其苦恼言之，余即让一起学习的同学针之本穴组、妇科穴、还巢穴及肾关穴，隔天1次，共治疗15次，再次受孕后成功坐胎，并足月顺产一男婴。还有与此基本相同的2例患者，也以此法成功达顺产，可见针刺本穴组连续治疗半个月即无流产之担忧，所言不虚。

本穴组与一一部位指肾穴有诸多相同功效，如治疗口干、慢性背痛，两组穴位皆可运用，指肾穴在手指上，取穴方便，但针刺偏疼痛，且功效不如本穴组强大，临证以患者病情而定，可取用某一组，也可配合运用。

本穴组在运用中言三穴任取二穴（两腿四针）配针，禁忌三穴同时下针，强调了少用针，三穴同时下针而没有不可，可以三穴同下，一般多在严重肾气亏虚的情况下三穴同取，一般多二穴配用，取用一穴治疗相关疾病也具特效，如通肾穴乃通于肾，可独取本穴治疗肾病；通胃穴直通于胃，独取用于治疗胃病；通背穴乃通于背，独取用于慢性背痛。

◆ 明黄穴 ◆

【标准定位】在大腿内侧前后上下之中心点处（图 2-8-12）。

【解剖】肝之总神经，心之总神经，心脏之动脉；表层属肾之副神经，中层属肝之神经，深层属心之神经。

【经验取穴】在股前区，以大腿内侧之中央点为取穴点，确定出中央点即可。

【主治】肝硬化，肝炎，骨骼胀大，脊柱长芽骨（脊柱骨膜炎），肝功能不足而引起之疲劳、腰酸、眼花、眼痛、肝痛，白血病（特效针），消化不良。

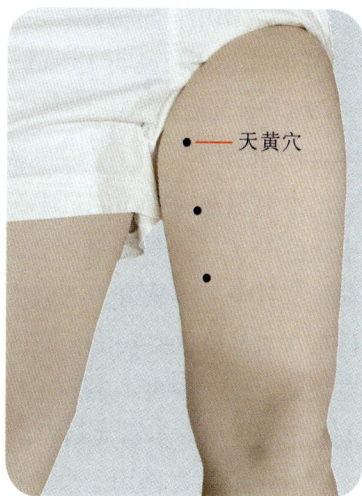

【操作】针深 1.5~2.5 寸。

【穴性】疏肝利胆，强筋壮骨，平肝息风，调肝明目。

【特效作用】治疗慢性肝炎、肝硬化特效；治疗眼疾效佳；治疗帕金森、舞蹈病、癫痫病极效；治疗贫血、白细胞过多效佳；治疗腰椎病极效。

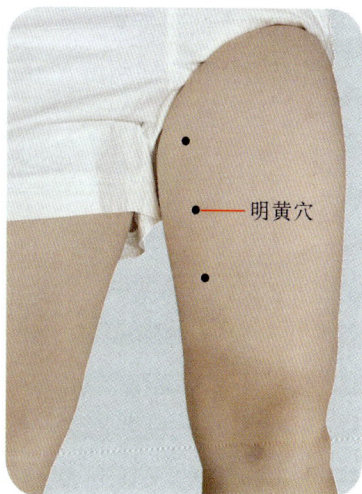

图 2-8-12

◆ 天黄穴 ◆

【标准定位】在明黄穴直上 3 寸处（图 2-8-13）。

【解剖】肝之总神经，心之总神经，心脏之动脉；表层属肾之副神经，中层属肝之神经，深层属心之神经。

【经验取穴】在股前区，以明黄穴为标志点，首先定出明黄穴，然后自明黄穴直上量 3 寸处取穴。

【主治】肝硬化，肝炎，骨骼胀大，脊柱长芽骨（脊柱骨膜炎），肝功能不足而引起之疲劳、腰酸、眼花、眼痛、肝痛，白血病（特

图 2-8-13

效针），消化不良。

【操作】针深 1.5~2.5 寸。

【穴性】同明黄穴。

【特效作用】同明黄穴。

◆ 其黄穴 ◆

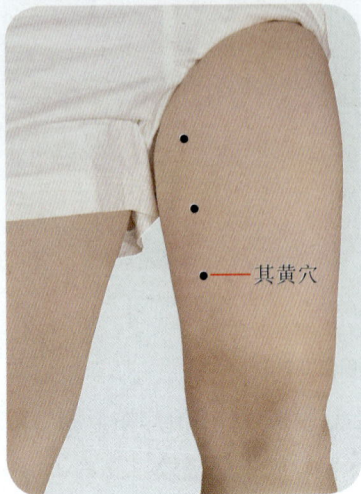

图 2-8-14

【标准定位】在明黄穴直下 3 寸处（图 2-8-14）

【解剖】胆总神经，心之支神经，肝之分支神经。

【经验取穴】在股前区，以明黄穴为标志点，首先确定出明黄穴，然后自明黄穴直向下量 3 寸处取穴。

【主治】黄疸病及明黄穴主治各症。

【操作】针深 1.5~2 寸。

【运用】天黄、明黄、其黄三穴同时取穴下针主治肝炎、肝硬化、骨骼胀大、肝功能不足引起各症、脾硬化、舌疮。

【穴性】同明黄穴。

【特效作用】同明黄穴。

【临床运用及说明】明黄、天黄、其黄三穴同用被称为上三黄穴，临床一般三穴倒马针同用，作用于肝，三穴一线区域完全可以看作董氏针灸之肝经，用于一切肝病的治疗。

本穴组在大腿内侧之中央线上，在大腿内侧传统针灸穴位较少，三穴的出现弥补了传统针灸肝经在这一部位穴位的不足，且与传统针灸不谋而合，与传统针灸肝经相合，三穴能够有效地发挥其作用，具有很强的实效性，不仅是八八部位重要穴位，也是董氏针灸常用的重要穴位。取穴时先定明黄穴，在大腿内侧正中央，本穴定位较为灵活，以大腿内侧上髁上缘与腹股沟之中点处定穴，取穴不需太刻板，具有一定的灵动性。

本穴组主要作用于肝，因此治疗肝脏疾病则是最基本、最主要的作用，既是治疗肝脏实质性疾病之要穴，又是治疗与肝相关的功能性疾病要穴。无论急、慢性肝病皆可以治疗，尤以慢性肝病为主，如慢性肝炎、肝硬化及肝功能异常。急性肝病则以肝门穴为主穴。治疗肝脏实质性疾病确具实效，余在临床以本穴组为主穴配用相关穴位治疗多例以上慢性肝病，其治疗结果非常理想。上三黄穴配眼黄穴治疗慢性黄疸病甚效；本穴组配木穴、木斗穴、木留穴治疗慢性肝炎效佳；本穴组配木斗穴、木留穴、足三重穴治疗肝硬化极效。

通过藏象学说理论，本穴组可从肝主筋、肝藏血、肝主风及肝主疏泄的生理功能发挥临床运用。首先从肝主筋来论述，肝之气血充盛，筋膜得养，则筋力强健，运动灵活。《素问·六节藏象论》曰："肝者……其充在筋。"《素问·经脉别论》曰："肝之气血的亏虚，筋膜失养，则筋力不健，运动不利。"《素问·上古天真论》曰："七八，肝气衰，筋不能动。"均论述了肝与筋之间的关系。由此可见，治肝则当以强筋，通过用上三黄治疗腰椎疾病并不是直接去治骨，而是通过治筋达到治疗目的。本穴组能够治疗椎间盘所致的症状，乃是调筋治筋的作用原理，骨正筋柔气血以流，骨不正气血难以运行，因此通过上三黄穴以治筋使筋柔、气血得通，故椎间盘骨质增生及突出压迫症状也即消失。因此不仅治疗腰痛极效，而且治疗各种筋伤疾病也具特效，尤其对急性者更效。

《素问·至真大要论》言："诸风掉眩，皆属于肝。"风，抽搐，头部和肢体抽搐；掉，摇也，即肢体、头部振摇之状；眩，目前黑也，指头晕、目眩的症状。风胜则动，肢体、头部摇动是外在的表现，头晕、目眩是自我之感觉，其现象皆属于"风"象。从中医而言，这些症状的表现均责之于肝。其具体表现可见于头晕、痉挛、抽搐、震颤等症状，相当于西医学中所言的晕动病、梅尼埃病、癫痫、舞蹈病、帕金森综合征等疾病，这类疾病均可以本穴组为主穴治疗。本穴组配肾关穴、正会穴、镇静穴治疗帕金森、舞蹈病、癫痫病效佳。如余所治一帕金森患者，女性，58岁，手足震颤1年余，当紧张劳累后症状明显，以左侧为明显，经某市医院检查，确诊为帕金森综合征，经用左旋多巴等药物治疗，疗效不佳，故来诊。治疗以上三黄穴与下三皇穴交替用针，配正会穴、镇静穴、中九里穴为主穴，隔日1次，经治疗15次后症状明显改善，在日常震颤症状已不明显，仅在情绪激动紧张及劳累后症状出现，再继续治疗30余次，其症状已基本消失，1年后随访状况良好。

肝藏血是肝脏的最基本生理功能，肝脏有涵养肝气、调节血量、濡养肝脏及筋目、为经血之源及防止出血等多方面的作用。若肝气不足，就会出现藏血功能失常，摄血无力，而致各种出血或相关血证。如月经失调、崩漏、面色晦暗、头晕眼花以及藏血不好的白血病等与之相关的疾病，这也就是临床所言的肝血亏虚之证。以上三黄穴配木斗、木留穴或配火枝、火全穴治疗白细胞增多症特效；上三黄穴配悬钟、脾俞治疗贫血极效。

肝主疏泄，是指肝具有疏通、调畅全身气机的功效，使之通而不滞、散而不郁的作用。疏泄以调畅人之情志，情志活动以气血运行为基础，肝气疏泄正常则能调畅气机，促进血行，故情志活动正常。肝失疏泄则见肝气郁结之症，可见头痛、头胀、胸胁胀疼、嗳气、失眠、烦躁、情绪紧张、月经不调等肝气郁结相关症状，此类症状皆是本穴组的适应证。

肝开窍于目，所以本穴组对眼疾的治疗也具特效，无论肝血亏虚而致的目视不明、眼睛昏花，还是肝火上炎而致的目赤肿痛、迎风流泪、眼痒皆有较佳的治疗作用。上三黄穴配木穴、木炎穴治疗肝火上炎之眼疾；上三黄穴配光明穴、肾关穴治疗肝血亏虚之眼疾。

本穴组还是美容之要穴，治疗女人肝斑具有特效，余在临床常以此三穴配血海、三阴交埋线的方法调治肝斑取得了显著疗效。董氏针灸美容方面具有很好的优势，除了本穴组，还有下三皇穴，具有使皮肤白里透红之效；足驷马穴可改善面部气血黯淡无光、面微有尘等状况。

◆ 火枝穴 ◆

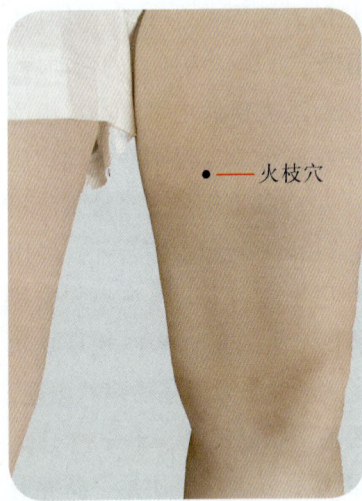

图 2-8-15

【标准定位】在其黄穴直上 1.5 寸处（图 2-8-15）。

【解剖】肝胆神经，心之分支神经。

【经验取穴】在股前区，以其黄穴为标志点，首先定出其黄穴，然后自其黄穴直向上量 1.5 寸处取穴。

【主治】黄疸病，黄疸病之头晕眼花及背痛，胆囊炎。

【操作】针深 1.5～2 寸。

【运用】明黄、火枝、其黄三穴同时下针治黄疸病、胆囊炎。

【穴性】清利肝胆。

【特效作用】治疗胆囊炎甚效；治疗黄疸病特效。

◆ 火全穴 ◆

【标准定位】在其黄穴下 1.5 寸处（图 2-8-16）。

【解剖】肝胆神经，心之分支神经，脊柱神经。

【经验取穴】在股前区，以其黄穴为标志点，首先确定出其黄穴，然后自其黄穴直向下量 1.5 寸即可。

【主治】同火枝穴，并主治脊椎骨痛及足跟痛。

【操作】针深 1.5～2 寸。

【运用】火全穴配合其黄穴、火枝穴下针，亦可治黄疸病、胆囊炎及胆结石（可止痛）；火全穴单独取穴治疗脊椎骨及足跟痛。

【穴性】同火枝穴。

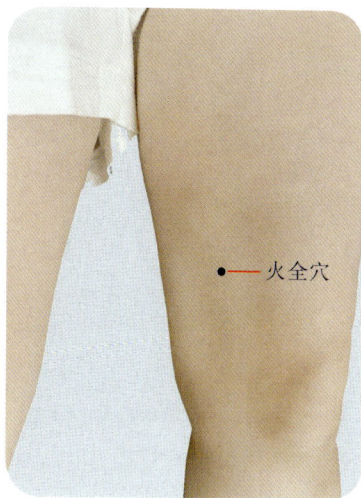

●—— 火全穴

图 2-8-16

【特效作用】同火枝穴；另仅用本穴可治疗足跟痛。

【临床运用及说明】火枝穴、火全穴与上三黄穴在同一条线上，且联系密切，分别作用于肝胆，上三黄穴重在肝，本穴组重在胆，常与其黄穴倒马针配用。

本穴组名为火，穴名表明了穴性，主要针对肝胆火旺所致的问题，如肝胆火旺而致的头晕、眼花、口苦及郁热上蒸而致的黄疸皆为特效。

本穴组作用于胆，因此对西医学所言的胆囊炎、胆结石皆有很好的治效，常与下白穴、中九里穴配用，多能立止疼痛。余曾治一患者，女性，63 岁，某日晚饭后突发寒战、高热，并感右胁肋部绞痛，放射至肩背部，急邀余出诊。患者原有胆囊炎胆石症发作史，通过症状及病史诊为胆囊炎胆石症急性发作，即针刺其黄穴、火枝穴、火全穴、下白穴、胆囊穴及水曲穴，针后 10 余分钟疼痛明显缓解，留针 30 分钟，已无不适。

赖金雄医师言本穴组配土水穴治疗癫痫特效，针 1 个月可有断根之说。临床可与通关穴、通山穴、通天穴配上三黄穴交替运用，其效更佳。

二穴还能治疗足跟痛及脊椎骨痛。

◆ 驷马中穴 ◆

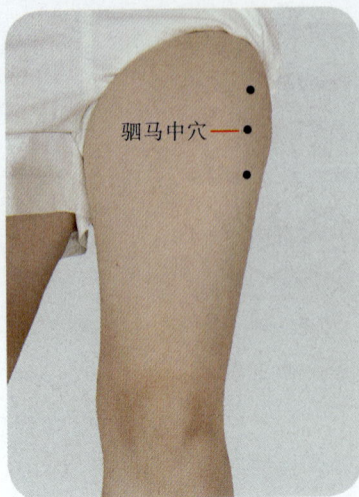

图 2-8-17

【标准定位】直立，两手下垂，中指尖所至处再向前横开 3 寸处（图 2-8-17）。

【解剖】肺之总神经，肝之分支神经。

【经验取穴】在股前区，直立而将两手自然下垂，中指尖到达之处再向前（向大腿内侧方向）横开（平开）3 寸处取穴。

【主治】肋痛，背痛，肺功能不足之坐骨神经痛，肺气虚，肺病，胸部被打击后而引起之胸背痛，肋膜炎，鼻炎，耳聋、耳鸣、耳炎，面瘫，眼发红，哮喘，半身不遂，皮肤病。

【操作】针深 8 分 ~ 2.5 寸。

【穴性】补益肺气，肃肺平喘，宣肺散邪，补虚疗损。

【特效作用】治疗哮喘、慢性支气管炎特效；治疗皮肤病甚效；治疗耳鸣、耳聋极效；治疗鼻炎甚效；治疗乳腺疾病甚效；治疗突眼型甲亢特效；治疗胸胁背痛效佳。

◆ 驷马上穴 ◆

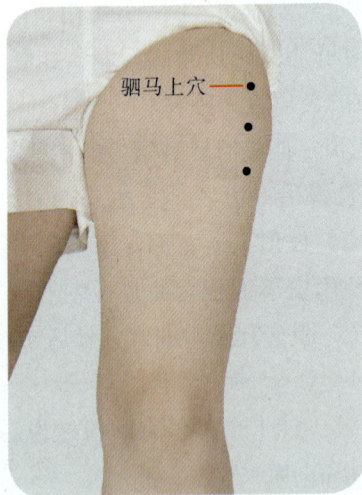

图 2-8-18

【标准定位】在驷马中穴直上 2 寸处（图 2-8-18）。

【解剖】同驷马中穴。

【经验取穴】在股前区，以驷马中穴为标志点，首先确定出驷马中穴，然后再向上 2 寸处取穴即可。

【主治】同驷马中穴。

【操作】针深 8 分 ~ 2.5 寸。

【穴性】同驷马中穴。

【特效作用】同驷马中穴。

<h1 style="text-align:center">◆ 驷马下穴 ◆</h1>

【标准定位】在驷马中穴直下 2 寸处（图 2-8-19）

【解剖】同驷马中穴。

【经验取穴】在股前区，以驷马中穴为标志点，首先确定出驷马中穴，然后再向下 2 寸处取穴即可。

【主治】同驷马中穴。

【操作】针深 8 分~2.5 寸。

【运用】治肋痛、背痛、坐骨神经痛单足取上、中、下三穴，其余各症两脚六针同时取之。

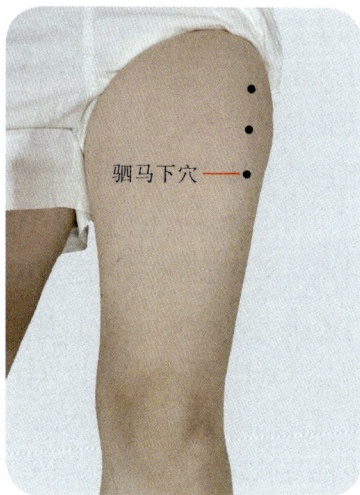

驷马下穴

图 2-8-19

【穴性】同驷马中穴。

【特效作用】同驷马中穴。

【临床运用及说明】驷马中穴、驷马上穴及驷马下穴不单独用针，三穴同用，被称为足驷马，治疗肩背痛酸、胁肋痛、坐骨神经痛（肺气不足）及半身不遂可健侧单独用针，其余所治均为两腿六针同时下针。

本穴组通过穴位定位来看，其穴组完全处于足阳明经脉上，其体在胃，其用在肺，董氏解剖也定为肺之总神经，本穴组所在循行线可以看作董氏针灸之肺经。本穴组功能定于肺，既有可靠的理论，又有很好的临床实践疗效。驷马穴作用于肺，与传统针灸理论完全相合，"肺手太阴之脉，起于中焦"，中焦为脾胃所属，提示肺经内属于肺脏，而根于胃。《灵枢·营卫生会》言："人受气于谷，谷入于胃，以传于肺，五脏六腑，皆以受气。其清者为营，浊者为卫。营行脉中，卫行脉外形成相互呼应。"按照五行学说，胃属土，肺属金，土能生金，故胃腑能够生养肺脏和肺脉。因此，生理上，"食气入胃……淫精于脉。脉气流经，经气归于肺，肺朝百脉……饮入于胃，游溢精气，上输于脾。脾气散精，上归于肺，通调水道，下输膀胱。"（《素问·经脉别论》）。在病理上，脾胃虚弱，肺病故迁延难愈，造成慢性肺病。临床中对于脾胃虚弱，土不生金，而出现慢性肺病迁延不愈之患者，若仅从肺处理，难以获取疗效，此时就需要在肺经"起于中焦"之理论指导下，运用培土生金法而获取应有的疗效。董师就是以此相关理论而诞生了本穴组的运用，在多气多血的足阳明胃经上巧设一组治疗肺病的大穴，用于主治肺病诸疾，以最基本的培土生金法来治疗慢性肺病，这一设穴思想可谓之巧妙，达到了用穴之极致。正如手太阴肺经经脉并不起于本经脉，这是唯一一条不起于自身的经脉，虽然手太阴肺经能担当起首发经脉，但肺气的来源还要依靠后天之本的脾胃，因此肺经就不起于自身，而根于胃，这一理论包含了中医之深刻内涵。

因本穴组作用于肺，以治疗肺脏病症为要，因此对肺脏相联系的胸胁、背部疼痛极具特效，胸连及到背，或背连及到胸，针之均效。

本穴组的运用核心仍是根据其藏象学说理论进一步发挥，肺主皮毛，故可治疗各种皮肤病，如传统针灸之肺俞，作用于肺，所以能治疗各种皮肤病，其理论同出一辙。本穴组其主治中载有牛皮癣及皮肤病的功效，牛皮癣为皮肤病之顽症，治疗较为棘手，临床还需要配合辨证用穴。余在临床以本穴组为主治疗了 10 余例牛皮癣患者，初发病者确为实效，但病程超过 1 年以上者治疗难度倍增。对于一般性皮肤病，如荨麻疹、慢性湿疹、青春痘、瘙痒症等多有良效，但病程长久者仍难以治疗。

肺开窍于鼻，所以能治疗鼻病，对鼻过敏、鼻塞、鼻窦炎等均有特效。董氏针灸著名传人赖金雄医师因鼻窦炎求诊于董师，董师以驷马穴为主穴将其治愈，赖金雄医师方拜董师学习董氏针灸。余例举所治一病案，患者男性，17 岁，反复过敏性鼻炎 2 年余，以晨起或受寒后发作加重，可出现鼻痒、流涕、喷嚏等症状，中西医治疗均乏效，经人介绍来诊。针刺足驷马穴、四花上穴、印堂、合谷、迎香为主穴治疗，因上学时间紧张，每周 2 ~ 3 次，经治疗 10 次，症状基本消失。

通过金生水的作用原理（肾开窍于耳，肺金肾水，母子相生），本穴组治疗耳鸣、耳聋也有很好的作用，并是董氏针灸治疗耳病的重要穴组。余在董氏针灸学习初期时以本穴组治疗了几例顽固性耳鸣患者，获得显效后进一步增强了余对董氏针灸的深爱。如所治一名 55 岁的耳鸣、耳聋男性患者，时轻时重，已有 1 年余，曾于多家医疗机构检查，诊断为神经性耳鸣、耳聋，间断性服用中西药物，也曾于他处针灸治疗，但症状未缓解，并有加重，经人介绍来诊。当时余对董氏针灸用之较少，尚在初期学习阶段，余以本穴组配中九里穴、水曲穴、三叉三穴、听宫、完骨为主穴，经治疗 7 次后，患者自我感觉良好，耳鸣症状渐轻，听力有所改善，并介绍一名与之基本相同的女性患者来诊，本名患者因发病时间短，其疗效更为明显，最后达到痊愈。耳鸣、耳聋治疗效果的好坏与病程长短有着重要的关系，因此及时正确的治疗至关重要，病程越短疗效越好，若超过1年以上其治疗难度则将大大增加。

本穴还对甲状腺疾病及乳腺增生有很好的调治作用，尤其对突眼性甲状腺功能亢进症有特效。因本穴有调气行气的功效，故还能治疗各种跌打扭挫伤，如胸胁部跌打伤、手腕扭伤、下肢扭挫伤、踝关节扭伤、手指关节肿大等。

本穴组作用极为广泛，正如董氏针灸传人陈渡人记载："师曰：驷马穴统治全身病。"董师认为本穴组可治疗全身疾病。这与肺司呼吸、主气的功能有关。肺主治节，朝百脉，与五脏六腑的关系最为密切，故肺之功能会影响到各个脏腑。根据气为血之帅的关系，人体的气血运行以气为先，从而治血先治气，治气以调血，气活血行而百病消。临床运用抓住调气行气的作用特效，再从五行生克制化关系考虑，灵活运用，可用于多脏腑疾病的治疗。

◆ 下泉穴 ◆

【标准定位】在膝关节外侧面正中央直上2.5寸处（图2-8-20）。

【解剖】肺部与面部之机动神经。

【经验取穴】在股前区，以膝关节外侧面正中央为标志点，首先确定出膝关节外侧面之中央点，然后由此点直上2.5寸处取穴即可。

【主治】面瘫，面部痉挛。

【操作】针深3~5分。

【穴性】祛风养血。

【特效作用】治疗面肌痉挛、面瘫甚效；治疗耳鸣效佳。

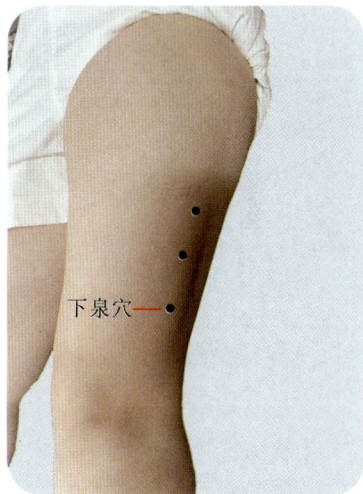

下泉穴

图2-8-20

◆ 中泉穴 ◆

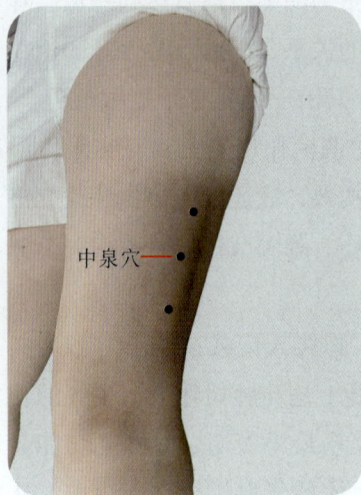

图 2-8-21

【标准定位】在下泉穴直上 2 寸处（图 2-8-21）。

【解剖】同下泉穴。

【经验取穴】在股前区，以下泉穴为标志点，首先确定出下泉穴，然后由此再直上 2.5 寸处取穴即可。

【主治】同下泉穴。

【操作】针深 3～8 分。

【穴性】同下泉穴。

【特效作用】同下泉穴。

◆ 上泉穴 ◆

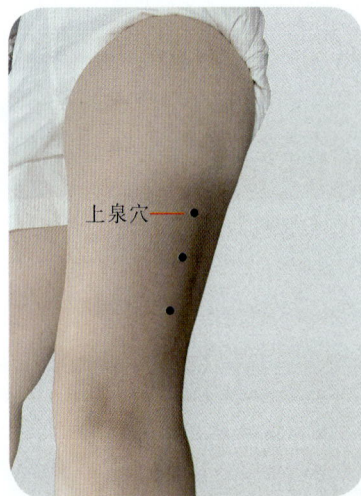

图 2-8-22

【标准定位】在中泉穴直上 2 寸处（图 2-8-22）

【解剖】同下泉穴。

【经验取穴】在股前区，以中泉穴为标志点，首先确定出中泉穴，然后由此再直上 2.5 寸处取穴即可。

【主治】同下泉穴。

【操作】针深 5 分～1 寸。

【运用】上泉、中泉、下泉三穴单脚同时取穴下针。治左用右穴，治右用左穴。

【穴性】同下泉穴。

【特效作用】同下泉穴。

【临床运用及说明】本穴组从其定位来看，应处于足少阳胆经上，三穴主治功效及董氏解剖均一致，于少阳经脉之原理，三穴一般不单独用针，三穴倒马针同用，多为健侧三针同时取穴。三穴同用被称为三泉穴。

其穴下定为机动神经，机动神经即指跳动的意思，因此本穴治疗面部痉挛特效，也能治疗面部口眼歪斜。董氏针灸对面部三大疾病各有一组特效用穴，治疗面部口眼歪斜（面瘫）以足三重穴为主；治疗面痛（三叉神经痛）以侧三里穴、侧下三里穴为主；治疗面部痉挛即本穴组为特效。

因其穴下为机动神经，因此临床运用应不仅限于面部经络，对其他痉挛也应有效，本穴组在足少胆经线上，少阳主风，故对痉挛有效，可用于帕金森病、舞蹈病的治疗。

◆ 金前下穴 ◆

【标准定位】在膝盖骨外侧上角，直上1寸处（图2-8-23）。

【解剖】肺之机动神经，肝之交感神经。

【经验取穴】在股前区，以膝盖外侧上角为标志点，首先确定出膝盖外侧之上角，然后自此处直上1寸处取穴。

【主治】胸骨向外鼓出，肺弱，羊角风，头痛，肝弱，皮肤敏感。

【操作】针深3～5分。

【穴性】平肝潜阳，养血祛风。

【特效作用】治疗癫痫与鸡胸效佳。

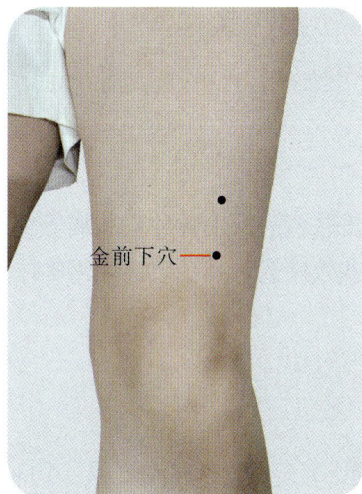

金前下穴

图2-8-23

◆ 金前上穴 ◆

【标准定位】在金前下穴直上1.5寸处（图2-8-24）。

【解剖】同金前下穴。

【经验取穴】在股前区，以金前下穴为标志点，首先确定出金前下穴，然后自金前下穴直上1寸处取穴。

【主治】同金前下穴。

【操作】针深5分～1寸。

【运用】金前上、下二穴，双腿同时配穴下针。

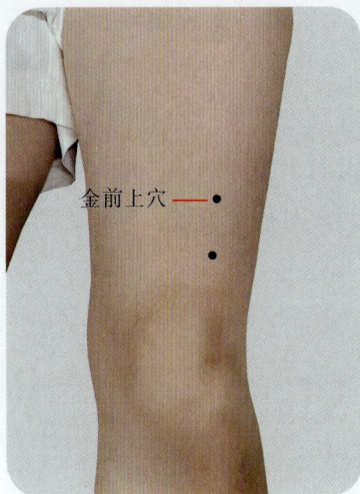

金前上穴 ——

图 2-8-24

【穴性】同金前下穴。

【特效作用】同金前下穴。

【临床运用及说明】本穴组是董氏针灸中发挥运用较少的穴位，临床中很少提及本穴组的运用。对本穴的运用首先要明确本穴中的基本主治，功效中记载胸骨向外鼓出即指鸡胸一类疾病，赖金雄医师在《董氏针灸奇穴经验录》中有载，本穴对鸡胸治疗有确切的作用，但需要较长的治疗时间，余目前尚无治疗经验。羊角风即指癫痫病，在董氏针灸中治疗癫痫的用穴较多，本穴组主要用于大癫痫发作时。对于皮肤敏感即指皮肤容易过敏，如经常发生的荨麻疹、皮肤划痕症、皮肤容易发生各种皮肤病等情况，余在临床配合本穴组治疗10余例相关患者，获效满意，其功效还尚需临床进一步观察总结。

◆ 中九里穴 ◆

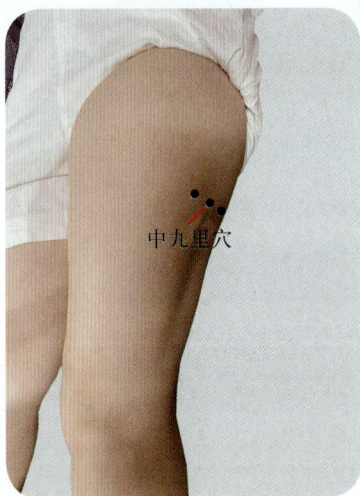

中九里穴

图 2-8-25

【标准定位】直立，两手下垂，中指尖所至处直上1寸（图2-8-25）

【解剖】肺之区支神经，腿之弹力神经。

【经验取穴】在股部，其穴在大腿外侧之中央线的中点处取穴。取穴时让患者直立或者自然仰卧位，两手自然下垂，其中指尖所到之处取之。

【主治】背痛，腰痛，腰脊椎骨痛，半身不遂，神经麻痹，颈项痛，头晕眼胀，手麻臂麻，腿痛，肢无力。

【操作】针深8分~1.5寸。

【穴性】祛风行血，强筋壮骨。

【特效作用】治疗失眠特效；治疗耳鸣、耳聋效佳；治疗风疹瘙痒极效；治疗偏头痛、面瘫、中风后遗症效佳；治疗腰椎病极效。

◆ 上九里穴 ◆

【标准定位】在中九里穴向前横开 1.5 寸处（图 2-8-26）。

【解剖】心之神经，肾之神经。

【经验取穴】在股部，以中九里穴为标志点，首先定出中九里穴，然后再从中九里穴向前横开（平开）1.5 寸处取穴。

【主治】心经之臂痛、眼痛，肾气不足之腹胀。

【操作】针深 1 ~ 1.8 寸。

【特效作用】治疗偏头痛效佳；治疗肩痛手不能举效佳。

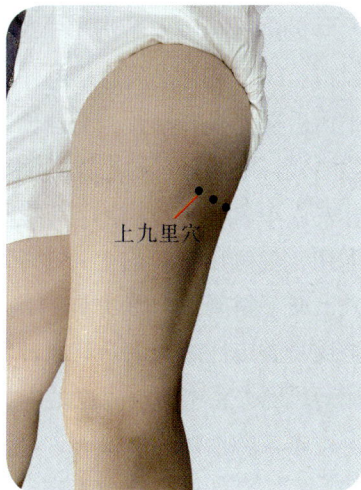

图 2-8-26

◆ 下九里穴 ◆

【标准定位】在中九里穴向后横开 1.5 寸处（图 2-8-27）。

【解剖】背神经，腿神经。

【经验取穴】在股部，以中九里穴为标志点，首先找到中九里穴，然后再从中九里穴向后横开（平开）1.5 寸处取穴。

【主治】背痛，腿痛。

【操作】针深 8 分 ~ 1.5 寸。

【特效作用】治疗腿痛效佳。

【临床运用及说明】中九里穴与传统针灸风市取穴方式完全相同，风市取穴时直立，两手下垂，乃中指尖所至处，中九里穴简便

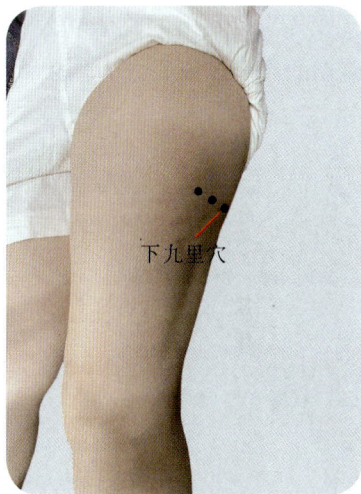

图 2-8-27

取穴法也是同一方法，乃在中指尖所至处再直上 1 寸的位置，故二穴相差 1 寸，定位清晰明确，毋庸争辩。

大腿外侧缘面积虽然较大，但传统针灸穴位极少，仅设有风市与中渎二穴，董氏针灸也将二穴所用，仅名称有所变动，名为中九里穴及七里穴（本

穴在后面补遗部分讲解），但董氏针灸对此发挥出了更广的作用，其运用理论核心仍从传统针灸之胆经和风市穴发挥运用。

风市乃为风邪游行不定聚集之市集，功善祛风，治疗风邪所致诸疾，故名风市。风市具有祛风通络的作用，因此善治风邪所致的痿痹证及皮肤瘙痒。对中风后遗症具有特效，无论传统针灸还是董氏针灸，本穴皆是治疗中风后遗症之主穴，中九里穴与七里穴倒马针配用，在董师原著中记载本穴曾为治疗某国际友人中风之要穴；治疗风邪所致的肩臂痛、手不能上举极效，常与上九里穴配用，健侧用针，向上 45° 角方向斜刺，治疗风邪所致的下肢疼痛，健侧用穴，向下斜刺 45° 角方向斜刺，治疗腰椎疾病，双侧用穴，深刺抵骨；本穴善治周身游走性疼痛，乃其风邪特性，配上三黄穴治疗游走性疼痛极效。因皮肤病乃风邪关系密切，故也是皮肤病之要穴，尤其全身瘙痒针之极效。

本穴善治疼痛性疾病，可治疗全身各种疼痛，尤善治人体侧面之疼痛，如偏头痛、三叉神经痛、面痛、肩背痛、胁肋痛、少阳经之坐骨神经痛等，皆极具特效。

本穴还有很强的镇静安神之效，因此对心跳、失眠、头晕极效。

中九里穴与传统针灸风市相符，风市穴就是临床十分重要的穴位，董师又发挥出了更多的临床功效，与下九里穴或上九里穴配用，对上述诸症有着确切的作用，因此成为临床重要穴位，需要深入理解与正确掌握。

◆ 解穴 ◆

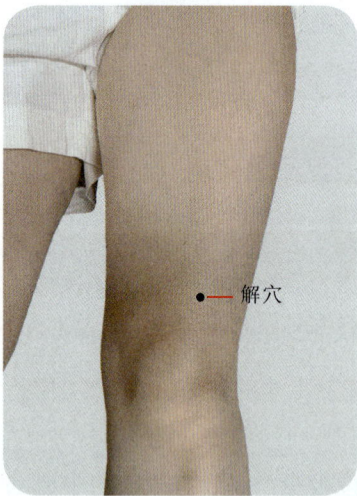

图 2-8-28

【标准定位】在膝盖外侧上角，直上 1 寸再向前横开 3 分处（图 2-8-28）。

【解剖】心脏敏感神经及血管。

【经验取穴】在股前区，以膝盖外侧上角为标志点，首先确定出膝盖外侧上角，自此点直上量 1 寸之后再向前横开 3 分处取穴。

【主治】扎针后气血错乱，血不归经，下针处起包、疼痛，或是西医注射后引起之疼痛、跌打损伤、精神刺激而引起的疼痛、疲劳过度之疼痛。

【操作】针深 3~5 分。

【穴性】调和气血，通经活络。

【特效作用】解除晕针及扎针后一切不良现象；对早期的跌打损伤，尤其伤后皮下瘀血肿胀疼痛效佳；治疗眼睑麦粒肿及头面诸疮有特效。

【临床运用及说明】本穴所在位置与传统针灸之梁丘相近，梁丘穴属足阳明胃经，且为足阳明胃经之郄穴，郄穴，即气血深聚之处。足阳明多气多血，郄穴气血深聚，尤善解决急性问题，故针刺之通调气血作用强大，因此解晕针之效极为灵验。

针灸虽然为绿色疗法，但针刺不当，或错误用针，仍然会造成不良现象，所以每个针刺者都要仔细认真，做到《大医精诚》中所言："夫大医之体，欲得澄神内视，望之俨然，宽裕汪汪，不皎不昧，省病诊疾，至意深心，详察形候，纤毫勿失，处判针药，无得参差，虽曰病宜速救，要须临事不惑，唯当审谛覃思，不得于性命之上，率尔自逞俊快，邀射名誉，甚不仁矣。"这说明治病一定要认真仔细，不可大意，只有如此方能避免意外。不要认为有解穴，就乱针乱刺，再求于解穴，这是不可取的。

本穴不仅可解除晕针现象，而且对针刺引起的各种不良现象皆可以解决，如针刺后的红肿疼痛、针后现象（针刺后的异常感觉）及针刺后麻木等，皆可以调理。并且还能治疗急性跌打损伤、精神失常，亦可解救中毒。

◆ 内通关穴 ◆

【标准定位】在通关穴内开5分处（图2-8-29）。

【解剖】心之总神经。

【经验取穴】在股前区，以通关穴为标志点，首先定出通关穴，然后再向内量5分处取穴即可。

【主治】半身不遂，四肢无力，四肢神经麻痹，心脏衰弱，中风不语。

【操作】针深3～5分。

【穴性】健脾和胃，理气和血，疏经通络。

【特效作用】与通关穴相同，内通关穴、内通山穴、内通天穴一般作为通关穴、通山穴、通天穴的代替用针。

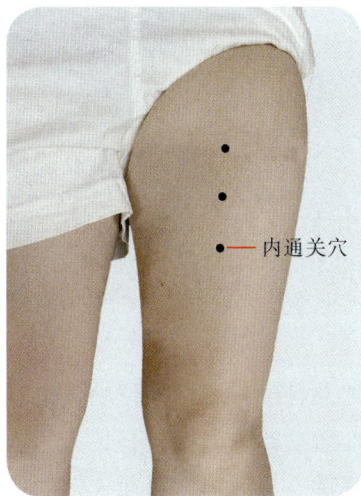

内通关穴

图2-8-29

◆ 内通山穴 ◆

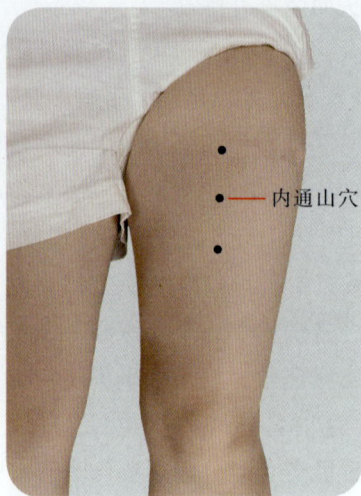

图 2-8-30

【标准定位】在通山穴内开5分处（图 2-8-30）。

【解剖】同内通关穴。

【经验取穴】在股前区，以通山穴为标志点，首先定出通山穴，然后再向内量5分处取穴即可。

【主治】同内通关穴。

【操作】针深5～8分。

【穴性】同内通关穴。

【特效作用】同内通关穴。

◆ 内通天穴 ◆

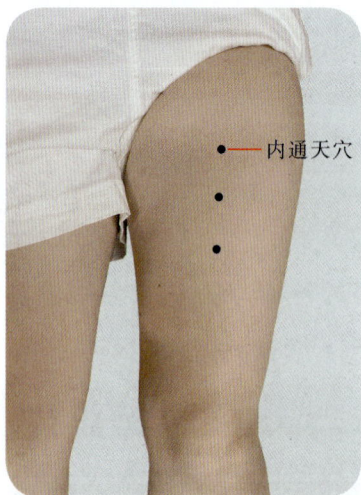

图 2-8-31

【标准定位】在通天穴内开5分处（图 2-8-31）。

【解剖】同内通关穴。

【经验取穴】在股前区，以通天穴为标志点，首先定出通天穴，然后再向内量5分处取穴即可。

【主治】同内通关穴。

【操作】针深5分～1寸。

【穴性】同内通关穴。

【特效作用】同内通关穴。

【临床运用及说明】本穴组分别在通关穴、通山穴、通天穴内开0.5寸处，其穴下仍是心之总神经，两组穴位功效也基本相同，主要用于心脏疾病方面的治疗，一般心脏病治疗时间较长，为了防止穴位的疲劳，提高其治疗疗效，临床常作为通关穴、通山穴、通天穴的代替用针。本穴组不仅治疗心脏类疾病，而且还能治疗中风及肢体痿证，尤其对中风后失语、言语不清极具特效，也用于四肢无力的治疗。

◆ 失音穴 ◆

【标准定位】在膝盖内侧之中央点一穴，其下2寸处一穴，共2穴（图2-8-32）。

【解剖】肾神经，喉之主神经。

【经验取穴】在膝部，以膝盖的内侧中央点为基点，先找出膝盖内侧之中央点，为第一个穴点，然后再以这个基点向下2寸为另一点。

【主治】嗓子哑，失音，喉炎。

【操作】针深3~5分。

【穴性】滋阴利咽。

【特效作用】治疗失音、舌强难言、口舌生疮特效。

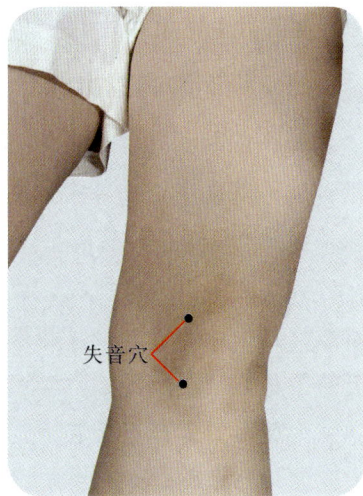

图 2-8-32

【临床运用及说明】本穴名为失音穴，顾名思义，本穴主要治疗失语、言语不清、声音嘶哑等与发音有关的疾病。本穴是由上下两穴组成，先从膝盖内侧之中央点取第一针，由脾经透向肾经，沿皮而刺，然后在其穴点下2寸处取第二针，方法相同。本穴穴下为董氏针灸解剖中肾之神经与喉之主神经，足少阴肾经经脉病候中言："主肾所生病者，口热，舌干，咽肿上气，嗌干及痛……"咽干、咽痛、喑哑是肾经基本主治，且直接作用于咽喉，因此用本穴组针刺治疗失语、喑哑、发音困难、咽喉肿痛、咽干等，皆有疗效。对甲状腺疾病也有治疗作用。常配金津、玉液点刺出血，再针廉泉、通里治疗喑哑、失语；配少商点刺出血，再针足五金、足千金穴治疗咽喉肿痛、喉炎、嗓子哑；配足三重穴或足五金、足千金穴治疗甲状腺疾病。

本穴组的确立，乃从取象比类法而设，本穴组是由上、下2个穴点组成，两针在皮下夹着股骨内上髁的上下缘，内上髁如同喉结，上下两针犹如夹喉结而刺。

ᐧ═ 本节小结 ═ᐧ

八八部位为小腿部位，本部分总计32个穴组，66个穴位点。

本部分也是董氏针灸穴位的精华部分，这一部位的穴位多为三穴倒马针，其作用主治主要针对全身功能调整及脏腑症候群之整体性治疗，并且构成了一个整体，从而形成了董氏针灸特有的经络系统。这是八八部位精妙之处，也是董氏针灸精髓之处。

一、本部位穴位主治要点

大腿正中央为心经所在，由通关、通山、通天三穴点倒马针组成，作用于心脏，以治疗心脏诸疾为要。同时根据藏象学说理论及心主血脉理论，还能治疗血液循环系统疾病。

大腿外侧为肺经所在，由驷马中穴、驷马上穴、驷马下穴三穴点倒马针组成，作用于肺，以治疗肺系疾病为要。同时根据藏象学说及肺主皮毛、肺开窍于鼻等理论，还用于各种皮肤病、鼻疾等的治疗。

大腿内侧为肾经所在，是在下三皇穴延长线上，由通肾、通胃、通背三穴点倒马针组成，作用于肾，以治疗肾气亏虚及肾脏疾病为要。

肾经内后侧为肝胆经所在，由明黄、天黄、其黄三穴点倒马针组成上三黄穴，作用于肝，三穴点延长线上之火枝、火全穴作用于胆，以治疗肝胆疾病为要。根据藏象学说理论及肝主藏血、肝主风、肝主筋等理论，还可以用于血液系统疾病、癫狂病、帕金森病、腰腿痛等疾病的治疗。

由此形成了独具特色的董氏针灸经络系统，所以说董氏针灸是能够自成体系的针灸流派。本部分多数穴位均为重要穴位，除了一些穴位取穴不便之外，皆极为常用。

下泉穴、中泉穴、上泉穴主要作用于面部，对面瘫、面肌痉挛有效，尤其对面肌痉挛效佳，三穴被简称为三泉穴；中九里穴在胆经上，近于传统针灸的风市穴，对多种疾病有着显著的疗效，如失眠、耳鸣、耳聋、皮肤瘙痒、偏头痛、中风后遗症等均有显著疗效，常配上九里穴、下九里穴为倒马针，加强其疗效；解穴用于针刺后的一切不良现象及晕针；失音穴由2个穴点组成，主要治疗失语性疾病；姐妹一穴、姐妹二穴、姐妹三穴主要用于妇科疾病的治疗，由于三穴在大腿内侧上缘，针刺不便，限制了临床广泛运用，三穴简称为姐妹三穴；感冒一穴、感冒二穴主要用于重感冒的治疗，也是由于二穴的位置较高，取穴不便利，所以临床也较少用之；金前下穴与金前上穴临床用之较少，主要用于鸡胸与癫痫病的治疗，还可以治疗敏感性皮肤病；内通关、内通山、内通天三穴常作为心三通穴的代替针，所以临床也用之较少。

二、本部位取穴要点及针刺特点

应掌握外膝眼、内膝眼、股内侧肌、腹股沟、髂前上棘、胫骨前嵴、股内侧肌、腘横纹、股骨内上髁、髌骨上缘及外上缘等解剖标志。

通关、通山、通天三穴在大腿正中央，一般不主张双足六穴同时下针，多是主张 1~2 穴下针，高血压者只许各取一穴；通肾取穴在膝盖内侧上缘处取穴；上三黄穴在大腿正中线，浅刺作用于肾，中刺作用于肝，深刺作用于心；驷马穴在大腿之前缘上针刺；中九里穴针刺时抵骨为佳；失音穴针刺时以股骨内上髁上缘取一穴，下缘再取一穴，针刺时由脾经向肾经沿皮刺。

第九节　九九部位（耳部部位）

◆ 耳环穴 ◆

【标准定位】在耳垂表面之中央点处（图 2-9-1）。

【解剖】六腑神经。

【主治】解酒，止呕吐。

【操作】用细毫针由外向里（向面部）斜刺 1 分至 1 分半（皮下针）。

【特效作用】用于解酒特效；此处出现冠状沟（直纹沟）诊断冠心病极为准确。

【临床运用及说明】耳环穴之部位因为女人在耳垂戴耳环的位置，所以名为耳环穴。本穴在董氏针灸中主要用于解酒，其疗效极为可靠，余在临床曾治疗过几十例醉酒患者，确具实效，多

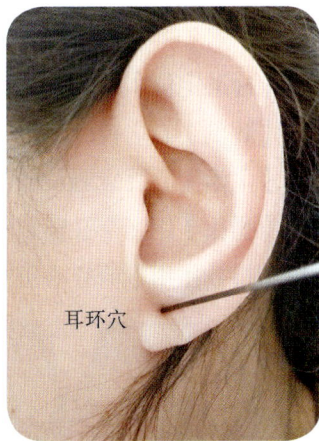

耳环穴

图 2-9-1

数患者针之即可明显缓解呕吐、头痛等不适症状。如曾治跟随余学习的一名学生，醉酒后呕吐不止，面红耳赤，自我感觉难受至极，当下即针刺耳环穴，并于正本穴刺血，针后其症状立马缓解，不再难受，并能谈笑自如，瞬间犹如换了一个人。自针刺之后一段时间，本名学生对余亲述因针刺本穴后其酒量还大增。但不管酒量增不增，不可拼酒，饮酒过量对人有害，人人皆知，不可逞一时之快，贪杯伤身，切记！更不要因有解酒之效穴，猛喝，醉后再求之解酒

穴，不是耳环穴之错。

本穴点与传统耳穴眼点相符，所以可以用于眼疾的治疗。本穴处还是冠心病反应点，冠心病患者可于此处出现明显的直纹沟，即冠状沟，非常准确，可在冠心病初期即可出现。因此当出现冠状沟时应当引起重视，及时调理。

◆ 木耳穴 ◆

【**标准定位**】当耳后上半部横血管之下约 3 分处（图 2-9-2）。

【**解剖**】肝神经。

【**主治**】肝痛、肝硬化、肝肿大，肝衰弱引起疲劳，久年淋病（需长期诊治）。

【**操作**】用细毫针竖刺 1~2 分。

【**特效作用**】治疗肝脏疾病特效。

◆ 火耳穴 ◆

【**标准定位**】在对耳轮之外缘中部处（图 2-9-3）。

【**解剖**】心之神经。

【**主治**】心脏衰弱及膝盖痛，四肢痛。

【**操作**】用细毫针竖刺 1~2 分。

【**特效作用**】治疗心脏病效佳；治疗膝痛特效。

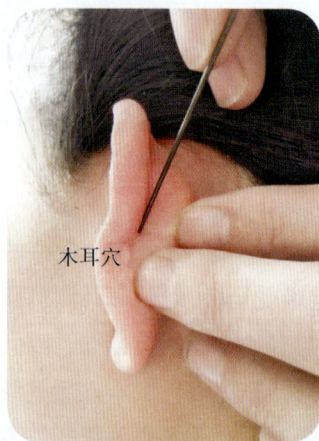

图 2-9-2

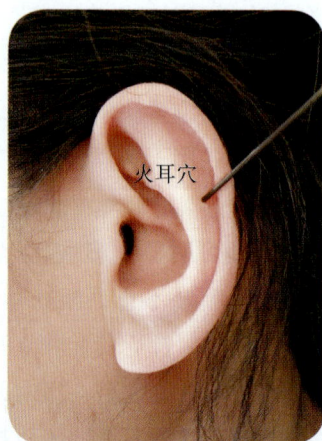

图 2-9-3

◆ 土耳穴 ◆

【**标准定位**】在耳甲腔之中部处（图 2-9-4）。

【**解剖**】脾之神经。

【**主治**】神经衰弱，红细胞过多，高热，糖尿病。

【**操作**】用细毫针竖刺 1~2 分。

【**特效作用**】治疗神经衰弱效佳。

◆ 金耳穴 ◆

【**标准定位**】在耳壳背之外缘上端处（图 2-9-5）。

【**解剖**】肺之神经。

【**主治**】坐骨神经痛，腰脊椎骨弯曲，过敏性感冒。

【**操作**】用细毫针竖刺 1~2 分。

【**特效作用**】治疗感冒效佳。

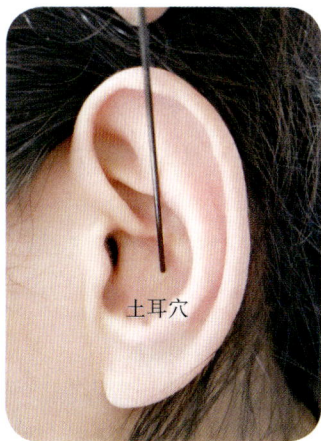

图 2-9-4

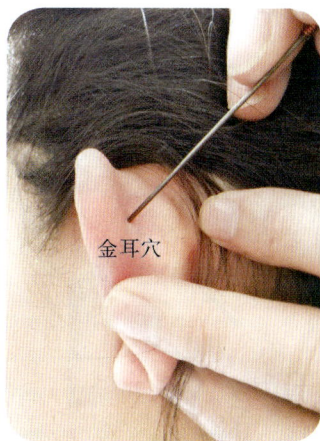

图 2-9-5

◆ 水耳穴 ◆

【**标准定位**】在对耳轮之外缘下端处（图 2-9-6）。

【**解剖**】肾之神经。

【主治】肾亏、腰部两边痛、腹部发胀。

【操作】用细毫针竖刺 1～2 分。

【特效作用】治疗肾炎效佳。

【临床运用及说明】五穴皆以五行而命名，分别冠以木、火、土、金、水之名，各穴对应于五脏，其每穴下皆是与脏腑相应的董氏针灸解剖神经，并治疗相应五脏之疾。所以各穴主治既明确又便于记忆运用。这与传统针灸耳穴不同，董氏针灸耳穴穴位点少，便于定穴，疗效高。从本穴组的穴名运用来看，董师极为重视五行理论的运用，再次印证了董师重视传统中医之思想在董氏针灸中的运用。

在五穴选穴时不必过于拘泥准确定位点，每穴空间较大，在其穴区空间定出相应点，主要以敏感点和反应点（可见乌黑色或焦咖啡色）为用，疗效才能充分有效发挥。

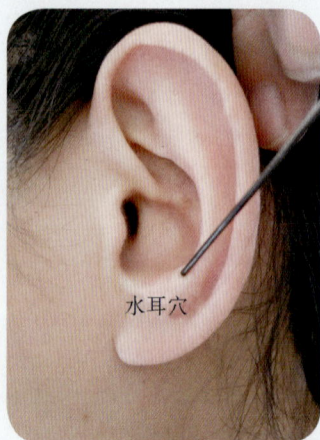

图 2-9-6

◆ 耳背穴 ◆

【标准定位】在木耳穴直上约 3 分血管处（图 2-9-7）。

【解剖】喉部神经。

【主治】喉炎，喉蛾。

【操作】用三棱针刺出黑血。

【特效作用】治疗皮肤病、青春痘、黄褐斑效佳；治疗偏头痛极效；治疗扁桃体炎、结膜炎、喉炎特效。

【临床运用及说明】耳背穴在耳背上 1/3 区域内，此处是传统针灸重要的刺血部位，在董氏针灸中仍以刺血为用，临床运用不拘泥于穴位，而是于此处瘀络点刺出血，董氏针灸主要用于咽喉疾病的治疗，临床运用远不止于咽喉疾病，可有很广泛的功效，首先是头面五官科类疾病，除了治疗

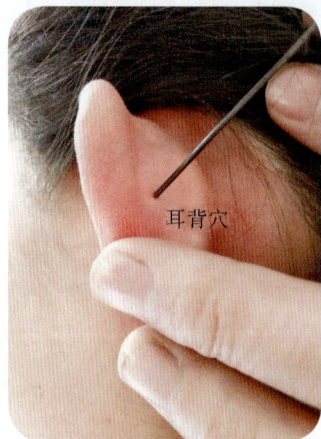

图 2-9-7

咽喉疾病之外，对眼疾、中耳炎、耳鸣、耳聋，面部黄褐斑、青春痘等，亦皆有很好的作用。另外，对皮肤过敏、发热、偏头痛等，本穴刺血也有很好的作用。

◆ 耳三穴（耳上穴、耳中穴、耳下穴）◆

【标准定位】在耳轮外缘上端一穴（耳上穴）、中央一穴（耳中穴）、下端一穴（耳下穴）（图2-9-8）。

【解剖】肺、肾神经。

【主治】霍乱，偏头痛，感冒。

【操作】用三棱针刺出黑血，一次选用二穴可矣。

【特效作用】治疗高热、感冒极效；治疗失眠极效；治疗皮肤病效佳；治疗耳鼻咽喉疾病甚效；治疗呕吐极效。

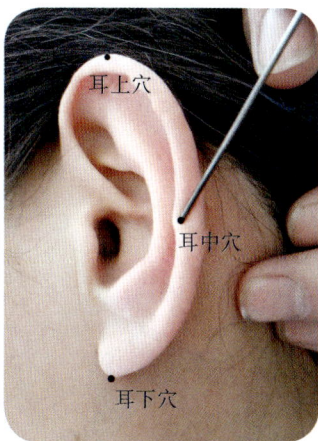

图 2-9-8

【临床运用及说明】耳三穴包括耳上、耳中及耳下三穴，三穴分别在耳的上、中、下三个部位，包括了整个耳，三穴合用功效十分强大，临床治效十分广泛，临床以刺血为用。

耳上穴即传统针灸之耳尖穴，在耳廓上方，当折耳向前，耳廓上方的尖端之处，在耳尖上，卷耳取穴。董氏针灸三穴合用，主要用于霍乱、偏头痛及感冒的治疗，而在传统针灸中运用十分广泛。耳尖性善清散，有清热散风、明目利咽之功，可用于外感发热、目赤肿痛、咽喉肿痛、偏头痛、头晕、失眠、过敏、粉刺等疾病的治疗。若三穴合用点刺放血，对急性高热、急性过敏、急性呕吐、急性血压增高等可有显著疗效。

—— 本节小结 ——

九九部位为耳朵部位，本部分总计8个穴组，20个穴位点。

董氏奇穴的耳穴与一般耳穴不同，有自身的特点，主要以五行来命名，其功用与五行相应，作用于五脏，容易理解，便于运用。

火耳穴作用于心，主要治疗心脏疾病；土耳穴作用于脾，主要用于脾脏相关疾病；金耳穴作用于肺，主要用于肺部相关疾患；水耳穴作用于肾，主要用于肾相关的疾患。另外还有几个不以五行而命名的穴位，耳环穴在耳垂表面中央，主要用于解酒；耳背穴主要以刺血为用，主要用于喉部疾病；耳三穴由3个穴点组成，分别是耳上穴、耳中穴、耳下穴，临床主要以耳上穴为常用，与传统针灸之经外奇穴耳尖穴相符，作用极广，三穴均以刺血为常用。

第十节　十十部位（头面部位）

◆ 正会穴 ◆

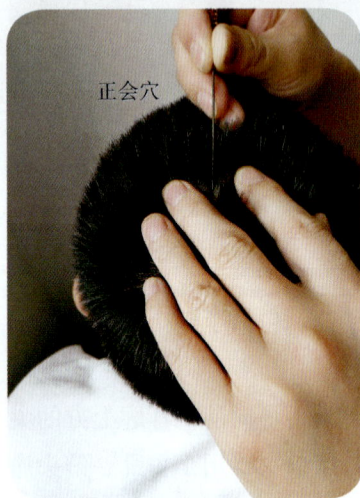

正会穴

图 2-10-1

【标准定位】在头顶之正中央（图 2-10-1 ）。

【解剖】脑之总神经。

【经验取穴】在头部，自头后部沿正中线向前推压，推至头顶正中央之凹陷处即为本穴。

【主治】四肢抖颤，各种风症，身体虚弱，小儿惊风，面瘫，半身不遂，神经失灵，中风不语。

【操作】以细绳竖放头顶中行，前垂鼻尖后垂颈骨正中，再以一绳横放头顶，左右各垂耳尖，当两绳之交叉点取穴。针深 1～3 分。

【穴性】开窍宁神，平肝息风，升阳益气。

【特效作用】治疗失眠、神经衰弱、健忘极效；治疗癫狂痫、舞蹈病、帕金森病效佳；治疗脑血管意外后遗症效佳。

【临床运用及说明】通过正会穴的取穴方法来看，其穴位与传统针灸百会穴位置相符，其作用主治也相近。百会穴为手足三阳、足厥阴与督脉之所会，是临床重要穴位，董师根据百会穴性特点发挥出了诸多的功效，因此正会穴也是临床常用的重要穴位。

通过董师原著中所记载的主治功效来看，本穴以治疗中风为主要作用，其主治中言眼斜嘴歪、半身不遂及中风不语等，均是中风病证的运用。由此可见，无论是传统针灸之百会穴，还是董氏针灸之正会穴，均是治疗中风病的要穴。头部可配前会穴、后会穴运用。

风为阳邪，其性轻扬。故中医认为伤于风者，上先受之。正会穴位于颠顶，为诸阳之首，主表主外，因此用之可有清头散风的作用，以疏散头风为要。

足厥阴肝经与督脉交会于颠，因此针刺本穴可有平肝息风的作用，可用于治疗肝风内动、肝阳上亢所致诸症，如头痛眩晕、中风昏迷、厥证、四肢颤抖等。

督脉并脊入脑，脑为髓之海，故用之清脑开窍，宁神定志，用于治疗头脑疾患和有关的神志病证。董师强调本穴与镇静穴合用，联合协同加强镇静安神的作用，用于诸多神志类疾病，如失眠、癫狂痫、癔症、惊悸、健忘等。如董师所治医案：一小儿，走路脚跟不着地，董师诊断为脑神经疾患，针正会穴及镇静穴而愈；一患者因手抖不能持物，经西医诊断为脑神经疾患，拟手术。后请董师治疗，即针镇静穴与正会穴2次而愈。董师还记载一医案：一船夫之小儿，四五岁，只叫"妈"，余无他症。董师曰：此脑神经病也。针正会穴及镇静穴。从董师所治疗的病案来看，正会穴与镇静穴均作用于脑部神经，作用协同，董师言镇静穴若独用其效不佳，与正会穴合用则功效倍增，临床对此应当深入理解，领悟运用。

◈ 州圆穴 ◈

【标准定位】在正会穴旁开1.3寸处（图2-10-2）。

【解剖】肺之神经。

【经验取穴】在头部，以正会穴为基点，首先确定出正会穴，然后再自正会穴向左右各旁开1.3寸处取穴即可。

【主治】半身不遂，四肢无力，虚弱，小儿虚弱、气喘，肺功能不足而引起之坐骨神经痛及背痛，神经失灵。

【操作】针深1~3分。

【穴性】补益肺气。

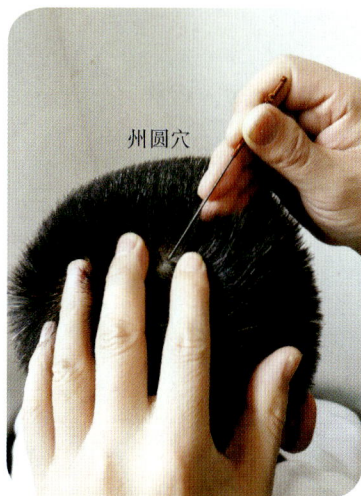

州圆穴

图2-10-2

【特效作用】治疗肺气不足诸症极效（如气虚无力、气喘、背痛、坐骨神经痛）。

◆ 州昆穴 ◆

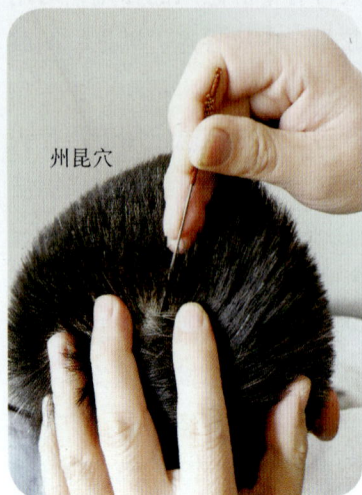

图 2-10-3

【标准定位】在州圆穴直后 1.5 寸处（图 2-10-3）。

【解剖】肺神经。

【经验取穴】在头部，以州圆穴为标志点，首先确定州圆穴，然后再从州圆穴直后量 1.5 寸处取穴。

【主治】同州圆穴。

【操作】针深 1～3 分。

【运用】左小脑痛取右穴，右小脑痛取左穴。

【穴性】同州圆穴。

【特效作用】同州圆穴。

◆ 州仓穴 ◆

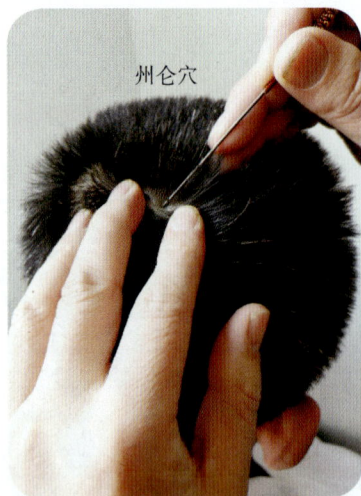

图 2-10-4

【标准定位】在州圆穴直前 1.5 寸处（图 2-10-4）。

【解剖】肺神经。

【经验取穴】在头部，以州圆穴为标志点，首先确定出州圆穴，然后再从州圆穴直前量 1.5 寸处取穴。

【主治】脑瘤；其余同州圆穴。

【操作】针深 1～3 分。

【运用】脑部左侧生瘤取右穴，右侧生瘤取左穴。

【穴性】同州圆穴。

【特效作用】同州圆穴。

◆ 前会穴 ◆

【标准定位】在正会穴直前 1.5 寸处（图 2-10-5）。

【解剖】脑之副神经。

【经验取穴】在头部，以正会穴为标志点，首先确定出正会穴，然后自正会穴直向前量 1.5 寸处取穴即可。

【主治】头昏眼花，脑胀，神经衰弱。

【操作】针深 1~3 分。

【运用】本穴对不省人事之患者，有使其复苏之效。

【穴性】开窍醒神。

【特效作用】治疗对头昏脑胀、中风、癫痫效佳。

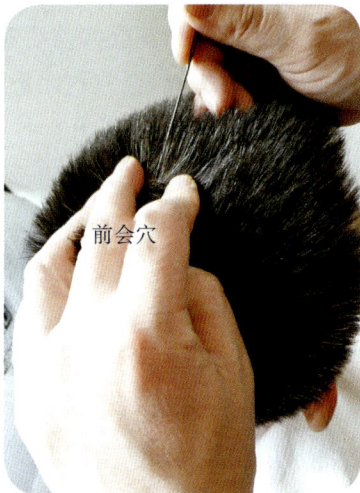

图 2-10-5

◆ 后会穴 ◆

【标准定位】在正会穴直后 1.6 寸处（图 2-10-6）。

【解剖】脑之总神经，脊髓神经。

【经验取穴】在头部，以正会穴为标志点，首先确定出正会穴，自正会穴直向后量 1.6 寸处取穴即可。

【主治】骨结核，头痛（轻度），头晕，脊椎骨痛（对第 19~21 椎最有效），脑充血，中风不语，半身不遂，神经麻痹。

【操作】针深 1~3 分。

【穴性】开窍醒神。

【特效作用】治疗中风后遗症效佳；治疗

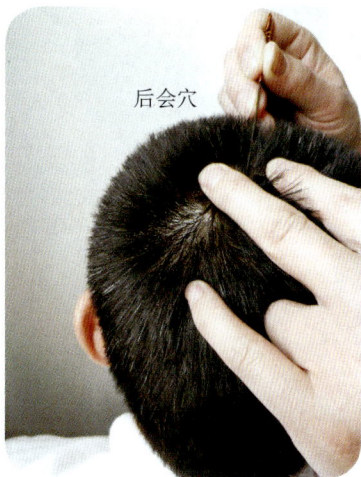

图 2-10-6

尾椎痛极效。

【临床运用及说明】以上几穴设穴具有一定的规律性，根据其规律性可分为两组穴位。一组是以正会穴为中心之穴组，其组成是正会穴、州圆穴（在正会穴左右旁开 1.3 寸）、前会穴（在正会穴前 1.5 寸）、后会穴（在正会穴后 1.6 寸），分别围绕于正会穴前后左右，犹如传统针灸四神聪与百会穴之关系。正会穴、前会穴与后会穴均在督脉上，前会穴与后会穴分别与传统针灸之前顶、后顶（后顶与后会相差 0.1 寸）相符，其董氏针灸解剖均为脑之神经，因此在临床中三穴常组合配用，用于各种脑病及精神类疾患，如头晕、眼花、脑胀、头痛、脑血管意外、神经衰弱等相关疾患；另一组则是以州圆穴为中心，在州圆穴直前 1.5 寸为州仑穴，在州圆穴直后 1.5 寸为州昆穴，三穴近于传统针灸之足太阳经脉上，其董氏针灸解剖均定为肺之神经，因此三穴常配合运用治疗肺气不足相关病证，故能治疗半身不遂、四肢无力、虚弱、气喘等气虚之证。

正会穴、手解穴、火包穴、地宗穴配用急救昏迷不醒极效；治疗震颤性疾病常用正会穴、前会穴、后会穴、镇静穴为特效穴组。

◆ **总枢穴** ◆

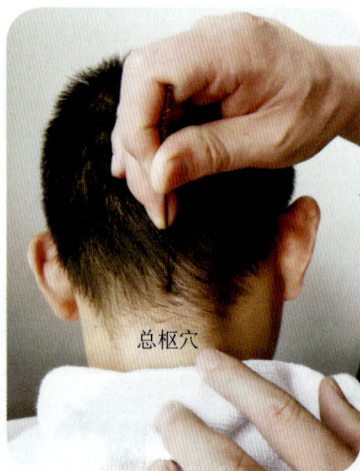

总枢穴

图 2-10-7

【标准定位】在头项部入发际 8 分处（图 2-10-7）。

【解剖】丹田神经。

【经验取穴】在颈后区，以后发际为标志点，确定出后发际后，自后发际正中线向上量 8 分处取穴。

【主治】呕吐，六腑不安，项痛，心脏衰弱，霍乱，发言无声。

【操作】针深 1~2 分，用三棱针最有效，尤其对小儿。

【穴性】降逆止呕，祛风活血。

【特效作用】治疗呕吐特效；治疗失语极效；治疗眩晕、头痛效佳。

【注意】对本穴一般针深禁止超过 3 分，但失音者可针至 3 分，使其发音恢复正常。用三棱针点刺出血时，须用手将本穴之肌肉捏起，而后刺之。

【临床运用及说明】本穴在传统针灸风府穴与哑门穴之间，风府穴在后发际上 1 寸，哑门穴在后发际上 0.5 寸，本穴在后发际上 0.8 寸处，更近于风府穴。风府与哑门是临床重要穴位，风府位居风居之府，归属督脉，是治疗风证之要穴，具有散风息风、醒神开窍的作用。哑门具有利咽开喑、醒神开窍的功效，是治疗喑哑失语之要穴。因此本穴具有二穴之作用特性，具有祛风活血的作用特性，重在调气，对呕吐有较好的作用，点刺放血即可，疗效非常确切，尤对急性肠胃炎、晕动病等引起的呕吐血出多能立效。在总枢穴点刺放血，配内关穴治疗呕吐极效；治疗失语也有很好的疗效，一般针刺 3～5 分深即可，也可以点刺放血运用，再配失音穴、通里穴治疗失语极具特效。

本穴居于督脉，督脉由此上行入脑，内通于脑，因具有祛风活血的作用，因此可治疗头晕、头痛等疾患，临床配正会穴、镇静穴治疗头晕、头痛效佳。

◆ 镇静穴 ◆

【标准定位】在两眉头之正中央上 3 分处（图 2-10-8）。

【解剖】脑神经。

【经验取穴】在头部，首先确定出两眉头之中央点，然后再以其中点直上 3 分处取穴。

【主治】神经错乱，四肢发抖，两腿酸软，四肢神经麻痹，失眠症，小儿梦惊。

【操作】针由上往下扎（即皮下针），深 1～2 分。

【运用】本穴须与正会穴配针，才有疗效。

【穴性】通督安神。

【特效作用】治疗失眠特效；治疗癫狂痫极效。

图 2-10-8

【临床运用及说明】本穴与传统针灸之印堂穴基本相符，在印堂穴上 3 分，针刺时由上往下针，必经过印堂穴，因此其 3 分差异无区别，可谓是相同。

本穴名则是根据其作用功效而命名，因主要作用功效是安神镇静，与传统针灸印堂穴的主要作用也完全相符，因穴在督脉，督脉入脑，故能镇静安

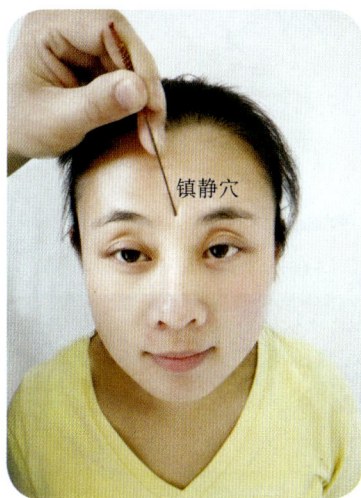

神，凡抽搐、痉挛等动证，皆可治之。主要用于头痛、头晕、失眠、精神疾患、小儿惊风、小儿多动、癫狂痫等病症治疗。在镇静安神中的运用董师特别强调正会穴与镇静穴合用，言镇静穴独用其效不佳，相关内容已在正会穴中叙述，可参阅。

镇静穴在其鼻根部，因此针刺治疗鼻疾也具有特效，传统针灸中印堂穴、迎香穴与鼻通穴被称为鼻三针，专用于鼻疾的治疗，具有特效，治疗鼻疾时针刺宜稍深，以其针感向鼻腔内放射为佳，镇静安神治疗时宜浅刺，故用针时宜注意。

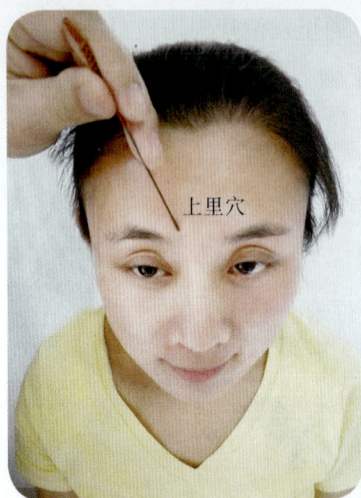

图 2-10-9

◆ 上里穴 ◆

【标准定位】在眉头上2分处（图2-10-9）。

【解剖】肺之区支神经，眼神经。

【经验取穴】在头部，首先确定出眉头，然后再自眉头上2分处取穴。

【主治】眼昏，头痛。

【操作】皮下针（针由上往下扎），深1～2分（用5分毫针）。

【穴性】疏风清热。

【特效作用】治疗头痛、腰痛及呃逆效佳。

◆ 四腑二穴 ◆

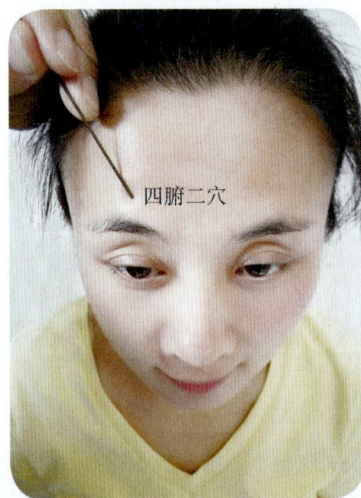

图 2-10-10

【标准定位】在眉毛中央上2分处（图2-10-10）。

【解剖】肺之区支神经，眼神经。

【经验取穴】在头部，以眉毛中央为标志点，首先确定出眉毛之中央点，然后自眉毛中央直上2分处取穴。

【主治】小腹胀，眼昏，头痛。

【操作】用5分毫针，皮下针（针由上往下扎），深1～2分。

【穴性】疏风清热，通腑化滞。

【特效作用】治疗小腹胀及头痛效佳。

◆ **四腑一穴** ◆

【标准定位】在眉尖之上2分处（图
2-10-11）。

【解剖】肺之区支神经，眼神经。

【经验取穴】在头部，以眉尖为标志点，
首先确定出眉尖，然后自眉尖直上2分处
取穴。

【主治】小腹胀，眼昏，头痛。

【操作】用5分毫针，皮下针（针由上往
下扎），深1~2分。

【运用】四腑一穴、四腑二穴和上里三穴，
同时用三棱针刺血为治疗临时头痛之特效针。

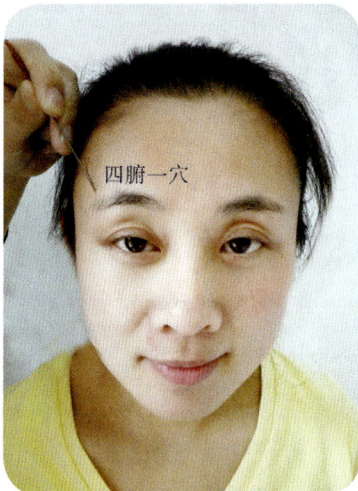

四腑一穴

图 2-10-11

【穴性】疏风清热，通腑化滞。

【特效作用】同四腑二穴。

【临床运用及说明】三穴均在眉毛上2分处，三穴成一线，近于眼睛，
且董氏针灸解剖均有眼神经，故可治疗眼疾，主要用于眼花、视物不明、流
泪、目赤肿痛、眼皮下垂等眼疾，以点刺放血为用。在局部治疗作用中还能
治疗临时头痛，临时头痛即新病患者，尤其外感风寒而致者，三穴点刺可
立效。

本穴组董氏解剖还有肺之神经，具有疏通气机的作用，用于治疗腹部胀
气极效。

◆ **正本穴** ◆

【标准定位】在鼻尖之端处（图2-10-12）。

【解剖】肺之交叉区神经。

【经验取穴】在面部，以鼻尖为标志点，确定出鼻尖中央点而取穴。

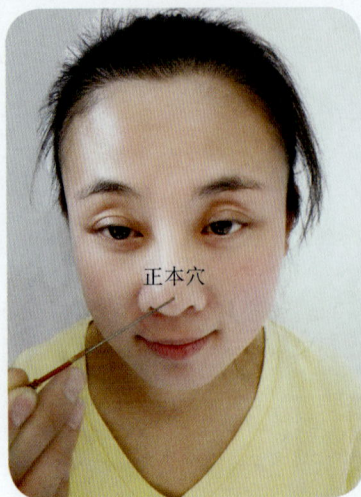

正本穴

图 2-10-12

【主治】敏感性鼻炎。

【操作】针深 1~2 分。

【穴性】清热开窍，苏厥醒神。

【特效作用】治疗醉酒效佳；治疗酒渣鼻、鼻塞极效。

【注意】勿刺伤软骨。

【运用】用三棱针刺出血最有效。脑力衰退及肺弱者，可针本穴补之。

【注解及运用】本穴与传统针灸素髎穴完全相符，其穴在鼻尖正中，具有清热通利鼻窍的作用，可治疗各种鼻疾，如鼻塞、鼻出血、酒渣鼻、鼻窦炎、鼻黏膜肥大等，其主治中敏感性鼻炎即指过敏性鼻炎，有较好的作用，其用多是点刺出血，点刺时要注意深度，勿伤及鼻骨。

传统针灸素髎穴是重要的急救要穴，具有苏厥醒神的作用，尤其对神志不清、胡言乱语针刺极效。

本穴还有解酒功效，醉酒可先于本穴点刺出血，再于耳环穴针刺，解酒可有立竿见影之效。

◆ 马金水穴 ◆

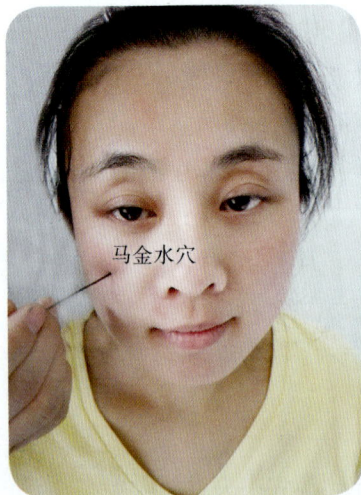

马金水穴

图 2-10-13

【标准定位】在外眼角直下至颧骨下缘一分五陷凹处（图 2-10-13）。

【解剖】肾神经、肺之副支神经。

【经验取穴】在面部，先从外眼角直下画一条线，与颧骨下缘凹陷之交点处取穴即可。

【主治】肾结石，闪腰，岔气（呼吸时感觉痛楚），肾脏炎，鼻炎。

【操作】针深 1~3 分。

【穴性】补益肾气，通滞化瘀，利尿排石。

【特效作用】治疗闪腰岔气极效；治疗肾结石特效。

【注意】下针后痛楚立即解除者，表示取穴正确；起针后出血者，表示取穴不准。

◆ 马快水穴 ◆

【标准定位】在马金水穴直下4分，约与鼻下缘平齐处（图2-10-14）。

【解剖】肾神经，膀胱神经。

【经验取穴】在面部，以马金水穴为标志点，首先确定出马金水穴，然后自马金水穴直下4分，与鼻下缘相平处取穴。

【主治】膀胱结石，膀胱炎，小便频数，腰脊椎骨痛，鼻炎。

【操作】针深1~3分。

【穴性】同马金水穴。

【特效作用】治疗膀胱结石特效。

【临床运用及说明】马金水穴作用于肺肾

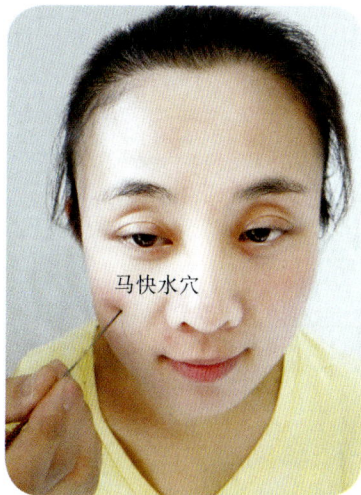

图 2-10-14

之意，金指肺、水指肾，金水相生，故作用于肺肾，可治肺肾同病，尤善治肾病。曰马者，速度快也，言其作用疗效如马之飞驰快捷。马金水穴在上，用于在上的肾病，马快水穴在马金水穴直下4分，作用于膀胱，二穴配用对肾、输尿管、膀胱皆治，尤对肾、输尿管、膀胱结石极具特效，用之不仅止痛，而且还有很好的排石之效。余在临床曾治疗多例泌尿系结石患者，所言不虚，其效可谓是马之飞速也。如余曾所治跟随学习的一名学生，中年男性，某日午饭后回门诊时，突发右侧下腹部牵及腰部阵发性剧烈疼痛，伴寒战、恶心、呕吐，尿频、尿急、大汗淋漓。检查：面色苍白，右中下腹部压痛明显，右肾区叩击痛（+）。诊断为石淋（输尿管结石）。治疗：取用马金水穴、马快水穴、下白穴、水相穴。针后5分钟疼痛立止，留针30分钟起针后无明显不适，下午继续上课。下课结束后于当地市级医院检查，尿中有潜血，结石已排出。当针刺后症状立解除，所有学员备受鼓舞，亲眼目睹并感受到了董氏针灸之神奇，由此增强了学员对董氏针灸的学习兴趣。

马金水穴、马快水穴治疗闪腰岔气极具特效，发生闪腰岔气多因肾亏而致，岔气则是"金"，腰为"水"位，所以是水的金病。"金""水"两性的穴都能治疗闪腰岔气，除了马金水、马快水穴，还有水金、水通穴也能治疗。马金水穴位于腰肾线，为金水两性之穴，因此治疗急、慢性腰痛均甚效。

◆ 腑快穴 ◆

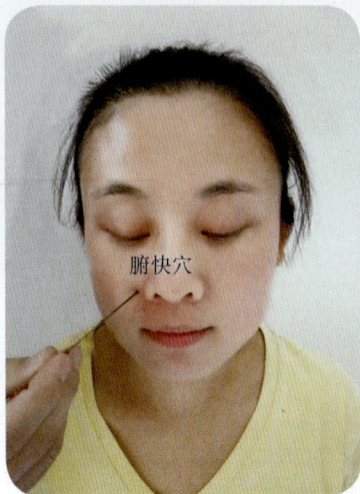

图 2-10-15

【标准定位】与鼻下缘齐平，当鼻角向外横开 5 分处（图 2-10-15）。

【解剖】肾之神经，六腑神经。

【经验取穴】在面部，首先自鼻下缘画一条直线，然后再以鼻角外开 5 分与之相交处取穴。

【主治】腹胀，腹疼痛，疝气。

【操作】针深 1~3 分。

【穴性】通腑化滞，行气止痛。

【特效作用】治疗腹胀特效；治疗鼻病效佳。

【临床运用及说明】本穴的定位与传统针灸的迎香穴相近，迎香穴是手足阳明经之交会穴，可有多方面的临床功效，尤其对鼻疾作用效佳。董氏针灸用于治疗腹胀及腹部疼痛，配四腑一、二穴点刺放血治疗腹胀腹疼效佳。

◆ 六快穴 ◆

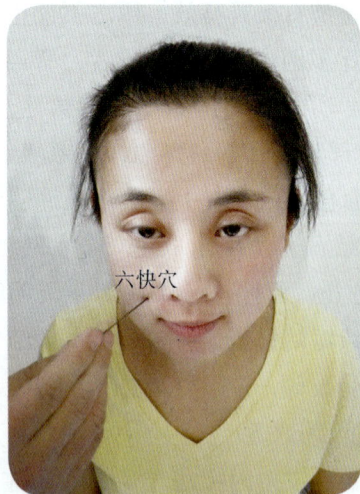

图 2-10-16

【标准定位】在人中穴向外横开 1.4 寸（即去口角外纹 1.5 分）处（图 2-10-16）。

【解剖】分泌神经。

【经验取穴】在面部，以人中穴为标志点，首先确定出人中穴，然后自人中穴向外平开 1.4 寸处取穴。

【主治】尿道结石，尿道炎。

【操作】针深 1~3 分。

【运用】与马快水穴配针治尿道结石。

【穴性】通利下焦，利尿排石。

【特效作用】治疗尿道炎、尿道结石均具特效。

◆ **七快穴** ◆

【标准定位】在嘴角外开 5 分处（图 2-10-17）。

【解剖】肺神经。

【经验取穴】在面部，以嘴角为标志点，自嘴角向外开 5 分处取穴。

【主治】面部麻痹，肺虚弱，尿道结石。

【操作】针从嘴角向外斜扎，针深 5 分~1.5 寸。

【运用】右脸麻痹取左穴，左脸麻痹取右穴。

【穴性】同六快穴。

【特效作用】同六快穴。

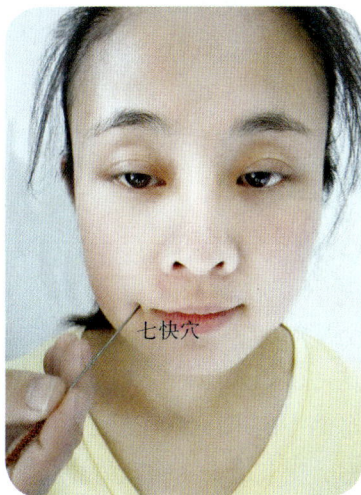

七快穴

图 2-10-17

【临床运用及说明】六快穴所在位置应处于手阳明大肠经，大肠主津所生病，针刺本穴能分泌津液，故董氏针灸解剖定为分泌神经，主要用于尿道结石的治疗。此部位马金水穴在上可治疗肾结石，马快水穴在中治疗膀胱结石，本穴在下治疗尿道结石，由上而下三个部位全息对应。

七快穴与传统针灸地仓穴相符，传统针灸地仓穴是治疗口眼歪斜的要穴，因此本穴治疗口眼歪斜极具特效。本穴还能治疗尿道结石及尿道炎，常与六快穴配合运用。六快穴、七快穴倒马针治疗尿道炎、尿道痛效佳；配马快水穴治疗尿道结石特效。

◆ **木枝穴** ◆

【标准定位】在马金水穴向外上方斜开 1 寸处（图 2-10-18）。

【解剖】肝胆神经。

【经验取穴】在面部，以马金水穴为标志点，先确定马金水穴，自马金水穴向外上方斜开 1 寸（与传统针灸的下关穴相近，所以可以按照下关穴取穴法取穴）之凹陷中。

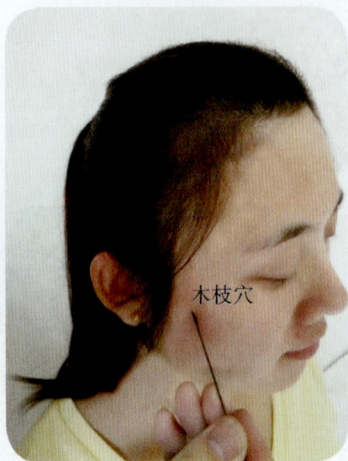

图 2-10-18

【主治】胆结石，胆虚弱，小儿夜哭。

【操作】针深 1~3 分。

【穴性】温胆补虚。

【特效作用】治疗胆囊炎、胆结石甚效；治疗小儿夜哭极效。

【临床运用及说明】本穴名为木，则作用于肝胆的意思，"枝"同"支"，分支的意思，肝的分支为胆，其意乃作用于胆。其穴下为肝胆神经，主要用于胆结石的治疗。这一部位由本穴而下针对结石进行治疗，本穴用于胆结石，马金水穴治疗肾结石，马快水穴治疗膀胱结石，六快、七快穴治疗尿道结石，这一区域皆能治疗结石，在脸上取穴，以上治下，这是提壶揭盖法。水壶的水倒不出来，要把壶盖掀一下，空气进入了，水也就自然出来了。本穴配下白、中九里、水曲穴治疗胆结石甚效，既有止痛之效，又有排石之功。

本穴具有温胆补虚的作用，因此还可以治疗小儿夜哭，常配胆穴治疗小儿夜哭极效。

◆ **水通穴** ◆

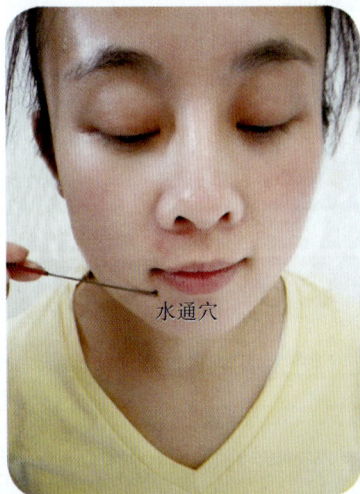

图 2-10-19

【标准定位】在嘴角直下 4 分处（图 2-10-19）。

【解剖】肾神经。

【经验取穴】在面部，以嘴角为标志点，自嘴角直下 4 分处取穴即可。

【主治】肾脏性之风湿病，肾功能不足及疲劳、头晕、眼花，肾虚，腰痛，闪腰岔气。

【操作】针由内向外斜扎，针深 1~5 分。

【穴性】补肺益肾。

【特效作用】治疗咳嗽、气喘特效；治疗肾虚腰痛及闪腰、岔气甚效；治疗呃逆、呕吐、腹胀效佳。

◆ 水金穴 ◆

【标准定位】在水通穴向里平开 5 分处取穴（图 2-10-20）。

【解剖】肾神经。

【经验取穴】在面部，以水通穴为标志点，首先确定出水通穴，自水通穴沿着嘴唇向下巴中央平开 5 分处取穴。

【主治】同水通穴。

【操作】针由内向外斜扎，针深 1～5 分。

【运用】水通穴、水金穴均主治肾病，取穴下针时应就发青处针之。

【穴性】同水通穴。

【特效作用】同水通穴。

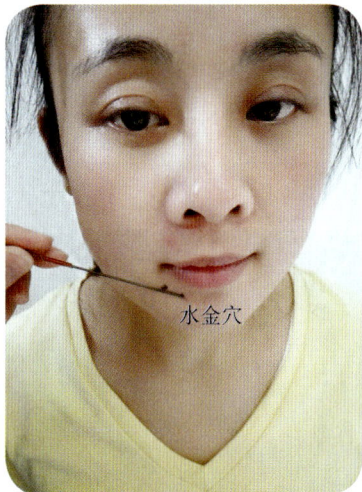

水金穴

图 2-10-20

【临床运用及说明】水通即是通于水的意思，本穴名最早期为通水穴，与肾相应，治肾水不足，是调理肾气的重要穴位。水金穴则是金水相通之意，作用于肺肾，具有肺肾同调的作用，可具有调肺气、补肾气的功效，二穴为常用的重要穴位。

水金为金水相通，"金"应于肺，主气，水是肾，主受纳，故理气作用很好。针刺二穴能降一切气逆，无论胸闷、腹胀等症皆治之；尤擅降肾不纳气，故治疗肾喘极具特效。外感初得，肺气上逆而咳者针之即效，针刺宜浅，久年肺肾不足之喘证用之也极为效验，针刺宜深。水通、水金穴配曲陵、土水中穴治疗咳嗽、气喘特效。水通、水金穴能治疗一切气机上逆之证，如呃逆、恶心、气喘、胸闷、腹胀等肾不纳气而致的气逆之疾则有特效。配灵骨、大白穴治疗腰围大而因于气胀者效佳。

水金、水通穴在嘴唇下，嘴唇下的太极对应倒像为支气管，包括了水金、水通。皮下进针，在两边之腮骨处，两个腮骨的太极对应于肺，皮下斜刺进针，就是从支气管透于肺，故对咳嗽、气喘极效。

水应于肾，本穴组是治疗肾病的要穴，故本穴组能治疗肾病及肾气亏虚诸疾，包括肾气亏虚而致的腰酸腰痛、头晕、眼花、身体疲劳等，以及肾脏器质性肾炎、水肿等。腰为肾之府，故对腰痛，尤其慢性腰痛极效。水通穴治疗胁痛也极效。

在临床用本穴组时多能在穴区周围出现发青发乌之变化，运用时以反映变化处用针更具特效，若两针取用时，多以水金穴透水通穴为用，以减少针刺，并能提高疗效。

◆ 玉火穴 ◆

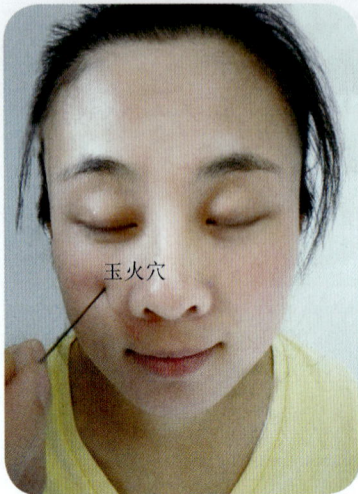

玉火穴

图 2-10-21

【标准定位】在眼中央正下方之颧骨直下陷凹处（图 2-10-21）。

【解剖】心、肝神经。

【经验取穴】在面部，先嘱患者两眼向前方平视，自瞳孔直下，在颧骨下方凹陷处取穴。

【主治】心经之坐骨神经痛，肩臂痛，四肢痛，膝痛，颧骨痛，腮骨痛。

【操作】针深 1~3 分。

【穴性】活血祛瘀，通痹止痛。

【特效作用】治疗肩胛部及斜方肌疼痛效佳。

【临床运用及说明】本穴功效虽然较多，但临床运用较少，颧骨痛及腮骨痛是局部治疗作用。临床用之最多的功效则是肩臂痛的运用，主要用于肩胛部及斜方肌处疼痛。

◆ 鼻翼穴 ◆

【标准定位】在鼻翼中央上端之沟陷中（图 2-10-22）。

【解剖】肺、脾、肾神经。

【经验取穴】在面部，首先确定出鼻翼中央之上端的位置，然后在此处取穴即可。

【主治】眉棱骨痛，头昏眼花，肾亏之各种神经痛，半身不遂，四肢骨痛，面神经麻痹，舌痛，舌紧，偏头痛，喉痛。

【操作】针深 1~2 分。

【穴性】醒神醒脑，解痉止痛。

【特效作用】治疗全身酸痛、疲劳效佳；治疗坐骨神经痛及臀部疼痛极效；治疗腰痛效佳。

【临床运用及说明】鼻翼穴近几年在董氏传人临床实践下，其运用越来越广泛，得到了较多的运用经验。具有很好的提神醒脑、消除疲劳的作用，与三叉三穴配用其效更佳。

本穴对脸面麻痹、舌麻、舌痛、舌硬、舌紧有特效。余曾治一患者，男性，81 岁，面麻、舌麻，于当地市级医院检查，经核磁共振检查显示腔隙性脑梗死，住院治疗 10 天，症状未改善而出院，又经他处针灸 15 天，症状未改善。来诊即针刺鼻翼穴、失音穴、合谷穴、侧三里穴、侧下三里穴 1 次后，症状即缓解，共治疗 5 次症状消失。

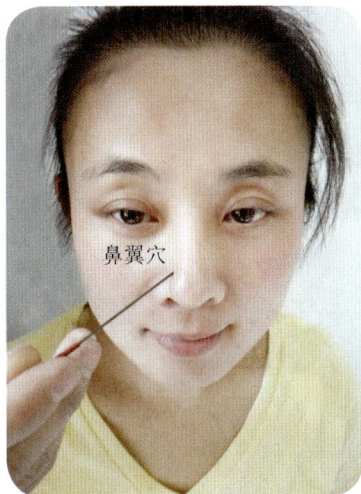

图 2-10-22

本穴有镇静安神之效，胡光医师将正会穴、镇静穴与次白穴组合，称之为"怪三针"，用于治疗多动症、抽动 - 秽语综合征、脑瘫、神志病等。

本穴还有很好的止痛功效，主要针对疼痛剧烈或者全身酸痛者，如偏头痛、腰痛、眉棱骨痛、坐骨神经痛等，尤其治疗臀部疼痛极效。

◆ 州火穴 ◆

【标准定位】在耳尖上 1.5 寸处（图 2-10-23）。

【解剖】心之神经。

【经验取穴】以耳尖为标志点，首先确定出耳尖，然后再自耳尖上量 1.5 寸处取穴。

【定位】在头部，耳尖直上入发际 1.5 寸处取穴。

【主治】心悸，风湿性心脏病，四肢无力及腰痛。

【操作】用手压耳抵头，针深 1~3 分。

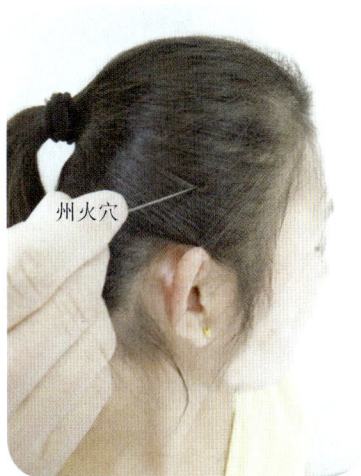

图 2-10-23

【穴性】作用于心。

【特效作用】治疗心悸及心脏之风湿病效佳。

◆ 州金穴 ◆

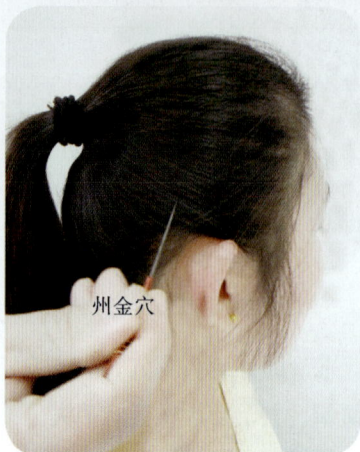

州金穴

图 2-10-24

【标准定位】在州火穴后1寸处（图 2-10-24）。

【解剖】肺之神经。

【经验取穴】在头部，以州火穴为标志点，首先确定出州火穴，然后自州火穴向后量1寸处取穴。

【主治】肺经之腰痛、坐骨神经痛及风湿病。

【操作】针深1~3分。

【穴性】作用于肺。

【特效作用】用于肺气不足之坐骨神经痛及腰痛效佳。

◆ 州水穴 ◆

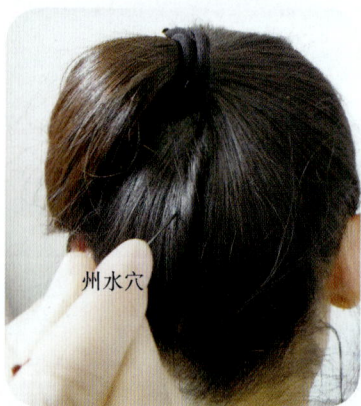

州水穴

图 2-10-25

【标准定位】在后脑高骨之尖端中央一穴，其上8分又一穴，共2穴（图2-10-25）。

【解剖】肾之神经。

【经验取穴】在头部，于后脑高骨（枕外隆凸的上缘）凹陷中取第一穴，然后再向上量8分取第二穴。

【主治】腰部脊椎骨痛，下肢麻痹，神经无力。

【操作】针深1~3分。

【穴性】作用于肾。

【特效作用】治疗腰脊椎痛效佳。

【临床运用及说明】州火、州金与州水均以五行命名，火应于心，其董氏针灸之解剖为心之神经；金应于肺，其董氏针灸解剖为肺之神经；水应于肾，其董氏针灸解剖为肾之肾经。分别用于相应的坐骨神经痛及下肢无力。如董师所用治疗医案，一患者因肺功能不足引起坐骨神经痛，疼痛多年，董师针州金穴，一针而痛除。

═ 本节小结 ═

本部位为头面部位，又称为十十部位。本部分总计25个穴组，44个穴点。头面部穴位仍然是重要的一个部位，这一部位用穴与传统针灸穴位有很大的区别，传统针灸头面部穴位主要用于头面部疾病的治疗，而董氏针灸主要用于远端疾病全身治疗。

一、本部位穴位主治要点

正会穴与传统针灸百会相符，其治疗功效也基本相同。具有醒脑开窍、安神益脑、平肝息风、升提纳气等功效，尤其与镇静穴合用，加强了镇静安神之效；前会、后会穴常作为正会穴之配针用于脑部疾病治疗；马金水、马快水穴作用于肺肾，对肾、输尿管及膀胱结石均甚效，既有即时止痛的作用，又有排石之功，对急性闪腰岔气也具特效；六快、七快穴对尿道结石、尿道炎而具特效；木枝穴治疗胆结石特效，下针即止；水通、水金穴主治肾病，有肺肾同调的作用，降逆气功效极强，可用于一切气逆之疾；总枢穴点刺出血治疗呕吐立效；鼻翼穴提神醒脑、消除疲劳，善治头面、舌疾。

二、本部位取穴要点及针刺注意事项

头面部要掌握好以下解剖标志：口角、下颌角、人中沟、颧弓、鼻尖、鼻下缘、鼻翼、眉角、眉头、外眼角、耳尖、发际等。

于头顶正中央取正会穴。

于两眉毛内侧端中间取镇静穴。

于鼻尖取正本穴。

于外眼角直下与鼻下缘相交处取马快水穴。

于嘴角直下取水通穴。

于瞳孔直下与颧骨下凹陷相交处取玉火穴。

于鼻翼上端之凹陷处取鼻翼穴。

于耳尖直上取州火穴。

总枢穴、正本穴主要以点刺放血为用；镇静穴为皮下针，由上往下扎；水通、水金穴以发青处下针，由内向外斜刺。

第十一节　十一部位（后背部位）

◆ 分枝上穴 ◆

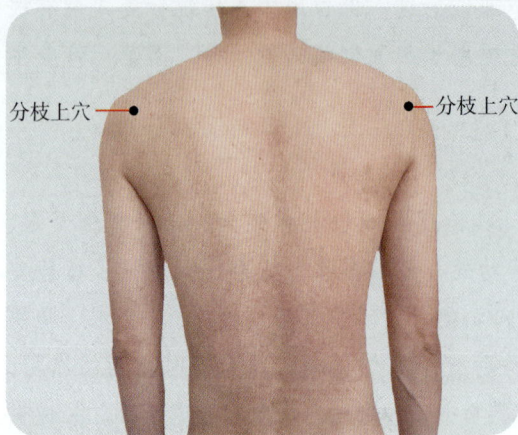

图 2-11-1

【标准定位】在肩峰突起后侧直下腋缝中，当肩胛关节之下缘 1 寸处（图 2-11-1）。

【解剖】分泌神经。

【主治】药物中毒，蛇、蝎、蜈蚣等虫毒，狐臭，口臭，糖尿病，疯狗咬伤，小便痛，血淋，性病之淋病，食物中毒，服毒自杀（轻则可治，重则难医）全身发痒，瓦斯中毒。

【操作】针深 1～1.5 寸。

【特效作用】解毒要穴。对食物中毒、药物中毒及各种动物的咬伤中毒均有效。

◆ 分枝下穴 ◆

【标准定位】在分枝上穴之直下 1 寸处再向内横开 5 分处（图 2-11-2）。

【解剖】分泌神经，肺分支神经，乳神经。

【主治】同分枝上穴各症及乳炎。

【操作】针深 5 分～1 寸。

【运用】本穴通常作为分枝上穴之配针。

【特效作用】同分枝上穴。

【临床运用及说明】分枝上、下二穴在近些年多有发挥运用，其各种临床报道运用较多，本穴组主要以解毒为用，故又有解穴之称。本穴所在的位置处于手太阳小肠经脉上，小肠主液所生病，小肠能分清泌浊，其董氏针灸解剖由此而来，用之通过分清泌浊利尿利湿，从而达到解毒的作用。

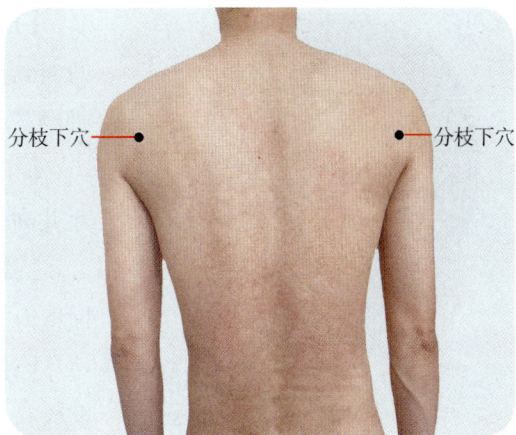

图 2-11-2

本穴组可用于多种动物咬伤及中毒的解救，目前这一类的运用报道最多，如蜜蜂蜇伤、蜈蚣咬伤、蝎子蜇伤、狗咬伤、蛇咬伤，等等，余在临床也用本穴组治疗过蜜蜂与蝎子蜇伤，确具实效，见效迅速，经治疗后，20分钟左右肿胀及瘙痒均消失。

此二穴对狐臭的治疗作用也非常明显，可在此处点刺放血，再配天宗穴、李白穴针刺，余用此穴组治疗3例患者，收效均满意，治疗时间5~10天不等。

本穴组还能用于药物中毒的解救，余用本穴组治疗2例西药过量的患者，一例因过量服用过敏药西替利嗪，另一例过量服用感冒药，通过治疗，患者症状迅速消失。

本穴组对过敏性疾病也有很好的功效，如全身瘙痒、湿疹、荨麻疹，可在本穴组点刺放血，再针刺相关穴位，疗效倍增。本穴组对过敏性鼻炎也具特效，对乳腺疾病亦有很好的治疗作用，包括对乳汁不足、回乳、乳腺增生的治疗，均有良效。

临床若能深入领悟，灵活运用，往往可见大效，可收奇效。

◆ 七星穴 ◆

【标准定位】包括在项部入发际8分之总枢穴，其下1寸之分枢穴，下2寸之时枢穴，以及向两旁横开8分去发1寸之支禹穴，以及支禹穴下1寸之土禹穴（共7穴）（图2-11-3）。

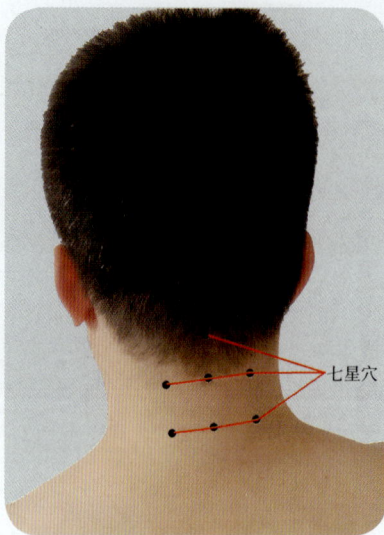

七星穴

图 2-11-3

【解剖】总枢、分枢、时枢三穴属脑总神经，两旁支禹、士禹四穴属肺分支神经。

【主治】呕吐（五脏不安），感冒头痛、小儿高热、小儿各种风症。

【操作】用三棱针放血，以总枢、分枢、时枢为主，支禹、士禹穴为配针。

【注意】放血时，应用拇指及食指捏起穴位肌肉，然后对准穴位扎针出血，扎小儿时应特别注意，以免伤脑部总神经，下伤丹田，致耳聋暗哑。

【特效作用】治疗急性肠胃炎效佳；治疗感冒发高热极效。

【临床运用及说明】本穴组由 7 个穴点组成，犹如北斗七星，故名七星穴。其 7 个穴点分布在颈椎部位，分布有一定的规律性，作用功效并不在颈椎，而主要以外感风寒、呕吐为治。这一部位正是风邪易于客居之地，传统针灸之风府、风池、天柱、哑门等穴，皆是祛风之要穴，所以此处可用于外感风寒而致的头痛、感冒及发热。此处用穴不以毫针针刺，而是以点刺放血为用，既能增强疗效，又降低了临床之风险性。临床运用时一般不是 7 个穴点同用，一般以督脉总枢、分枢为要点，总枢穴前面已详述，是七穴中最主要的穴位，其他穴位常作为配穴运用。针刺时将其处肌肉捏起，然后点刺，再用手挤捏出血即可。

◆ 五岭穴 ◆

【标准定位】包括五道穴线。第一条穴线从大椎骨下第二节的江口穴起，每下一节为一穴，其顺序为火曲穴、火云穴、火长穴、火明穴、火校穴、火门穴、土月穴、土泄穴，直至第 9 椎下土克穴为止，共 10 穴。第 2 条穴线（左右共 2 条）从江口穴向左右平开 4 指（3 寸），金北穴起下 1 寸为一穴，其顺序为金斗穴、金吉穴、金陵穴、火金穴、木东穴、木杜穴，直至木梅穴为止，共 8 穴。第 3 条穴线（左右共 2 条）从第 2 条线向外横开 4 指（3 寸），共有金枝穴、金精穴、金神穴、木原穴、木太穴、木菊穴、木松穴 7 穴，每穴间隔约 1 寸（图 2-11-4）。

【解剖】从火云穴至火门穴属心之神经；从土月穴至土克穴属脾之神经；从火金穴以上属心肺交叉神经；从火金穴以下，左边属肺神经，右边属肝神经；从金神穴以上属肺之神经；从金神穴以下，左边属肺脾交叉神经，右边属肝肺交叉神经。

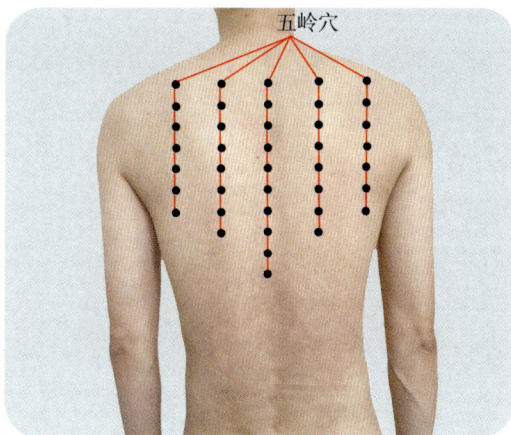

图 2-11-4

【主治】血压高，重感冒，高热，发冷，突然间引起之头晕、头痛，高血压引起之手足麻痹、半身不遂，阴霍乱，阳霍乱，呕吐及各种痧症，血管硬化之腰痛，干霍乱，阴阳霍乱，急性胃痛。

【操作】用三棱针扎出血。

【注意】刺血部位，先以酒精棉球擦净，然后以指或针柄按压穴处，接着再以三棱针刺出黑血。

【特效作用】治疗高血压、呕吐、高热感冒效佳。

【临床运用及说明】本穴组由 40 个穴点组成，穴位多，治疗广，运用有一定的规律。本穴组之穴名均以五行属性命名，五行与其脏腑相应，取名金的作用于肺，用于治疗重感冒、高热、发冷、头晕、头痛等，以此类推。也可以根据疾病分为上、中、下三焦，将其部位由上而下分为三焦，以三焦部位对应运用，在上的治疗上焦病，在中的治疗中焦病，在下的治疗下焦病。临床以刺血为用，若能见其暗影青筋之反应点，针之更具特效。

◆ 双凤穴 ◆

【标准定位】从大椎骨以下第 2 与第 3 脊椎骨间，向左右横开 1.5 寸之火凤穴起，每下 1 寸一穴，其顺序为火主、火妙、火巢、火重、火花、火蜜七穴

（左右共计 14 穴）（图 2-11-5）。

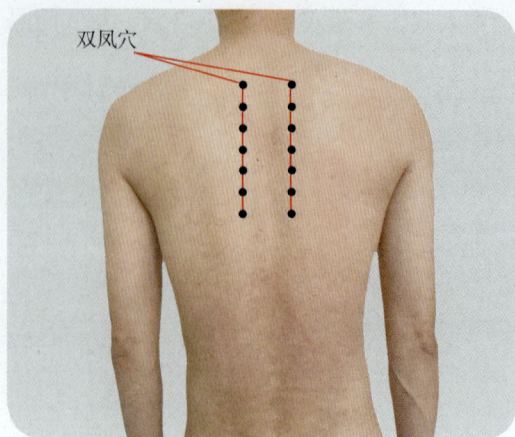

双凤穴

图 2-11-5

【解剖】心之神经。

【主治】手痛、脚痛、手麻脚麻、手足血管硬化、产后风证。

【操作】用三棱针扎出血。

【特效作用】治疗手脚麻木疼痛特效。

【临床运用及说明】本穴组用于治疗手痛、手麻、脚痛及脚麻，疗效极为确切，尤其慢性患者，患侧点刺出血，隔穴交替运用。一般每周 2 次。

◆ 九猴穴 ◆

【标准定位】包括火凤穴、火主穴、火妙穴、金堂穴（金斗穴上 2 寸）、金北穴、金斗穴、金吉穴、金枝穴、金精穴 9 穴（左右共 18 穴）（图 2-11-6）。

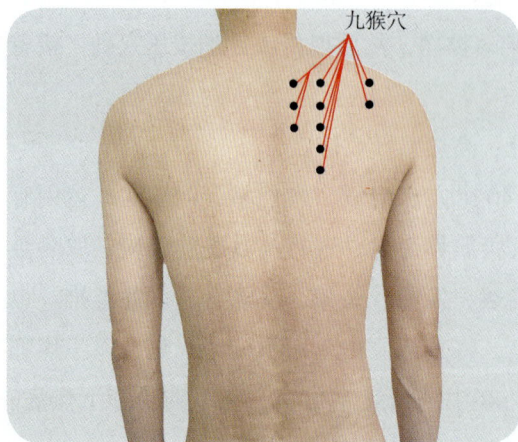

九猴穴

图 2-11-6

【解剖】心、肺神经。

【主治】喉痧。

【操作】用三棱针扎出血。

【特效作用】治疗喉痧特效。

【临床运用及说明】本穴组专用于治疗喉痧。喉痧为非常强的传染性疾病，主要由于感染了痧毒，是一种急性疫病。主要症状有咽喉肿痛以及腐烂，可见全身长有猩红色皮疹，西医学称之为猩红热。在本穴组点刺放血可有卓效。

◆ 三金穴 ◆

【标准定位】在背部第 3、4、5 胸椎旁开 3 寸处取穴（包括金斗穴、金吉穴、金陵穴 3 穴）（图 2-11-7）。

【解剖】心肝交叉神经。

【主治】膝痛。

【操作】用三棱针扎出血，左痛取左穴，右痛取右穴，两脚痛则双边取穴。

【特效作用】治疗久年膝盖疼痛特效。

【临床运用及说明】三金穴由 3 个穴点组成，专用于膝痛的治疗，主要针对慢性久年膝痛，疗效极为确切，患侧点刺出血，

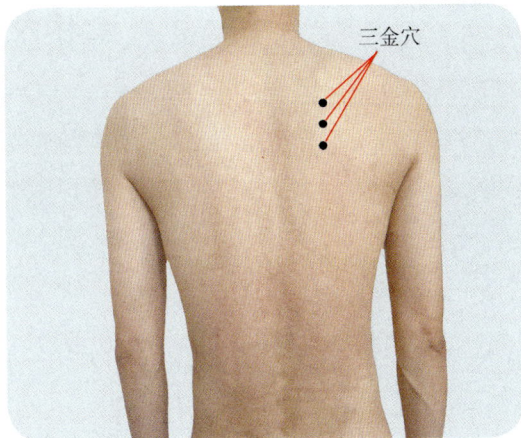

图 2-11-7

每周 1~2 次。余以本穴组治疗多例慢性膝痛，疗效十分理想。如所治的一名患者，女，65 岁，双侧膝痛已有 5 年余，曾就诊于多家医疗机构，西医学诊断为膝关节骨质增生、半月板损伤、胫骨平台炎、膝关节滑膜炎等几种疾病，经多种方法治疗疗效不佳。来诊经在本部位刺血，并配以毫针针刺，患者起针后立感轻松，疼痛缓解，后经 1 个月左右的治疗，症状明显缓解。

本穴刺血治疗膝痛具有特效作用，临床用法安全、易操作、疗效肯定。

◆ 精枝穴 ◆

【标准定位】在背部第 2、3 胸椎旁开 6 寸处（包括金枝穴、金精穴 2 穴）（图 2-11-8）。

【解剖】肺、肾交叉神经。

【主治】小腿发胀，小腿痛。

【操作】用三棱针点刺出血。

【特效作用】小腿酸胀疼痛特效。

【临床运用及说明】本穴是由 2 个穴点组成，主要用于治疗小腿疼痛酸胀，以点刺出血为用，以患侧用穴。

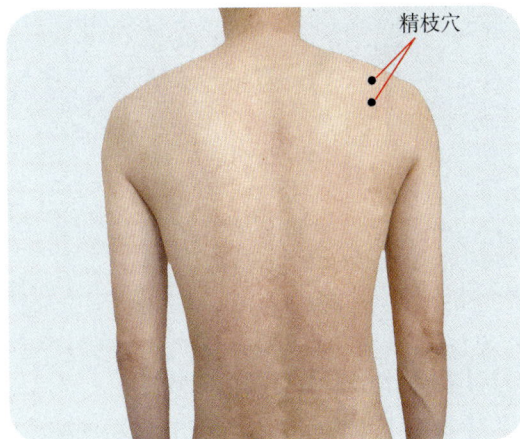

图 2-11-8

◆ 金林穴 ◆

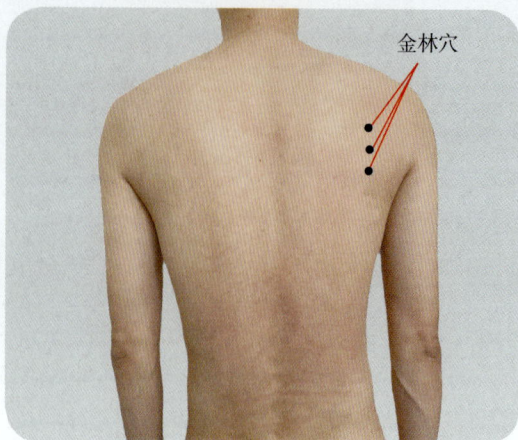

图 2-11-9

【标准定位】在背部第 4、5、6 胸椎旁开 6 寸处（包括金神、木原、木太 3 穴）（图 2-11-9）。

【解剖】肺总神经，右属肝肾交叉神经，左属脾肾交叉神经。

【主治】血管硬化之坐骨神经痛。

【操作】用三棱针放血。

【特效作用】坐骨神经痛及大腿痛特效。

【临床运用及说明】本穴是由金神、木原、木太，一金二木组成，故名金林穴，主要用于老年人坐骨神经痛及大腿痛，患侧点刺出血，每周 1~2 次。

◆ 顶柱穴 ◆

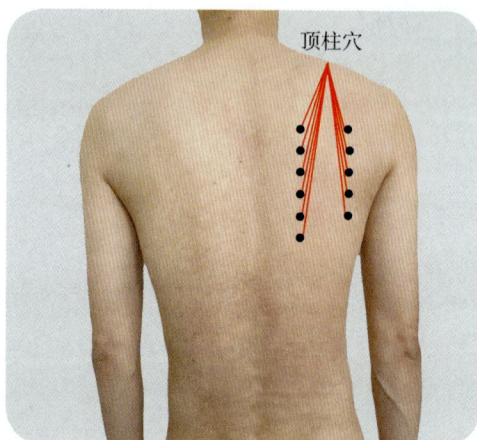

图 2-11-10

【标准定位】在背部第 4、5、6、7、8、9 胸椎旁开 3 寸，及背部第 4、5、6、7、8 胸椎旁开 6 寸取穴（包括金吉、金陵、火金、金神、木东、木杜、木梅、木原、木太、木菊、木松穴，左右共 22 穴）（图 2-11-10）

【解剖】右侧属心肝肺交叉神经，左侧属心肝脾交叉神经。

【主治】血管硬化之腰痛、闪腰、岔气。

【操作】用三棱针扎出血。

【特效作用】治疗腰痛特效。

【说明】本穴组穴位多，其穴在背部，取穴不方便，其所治功效也可用其他穴位代之，因此本穴组临床较少用之。

<h1>◆ 后心穴 ◆</h1>

【标准定位】在背部第4、5、6、7、8、9 胸椎后正中线上，与背部第4、5、6、7 胸椎旁开 1.5 寸，及背部第4、5、6 胸椎旁开 3 寸处（包括大椎骨下第 4 个脊椎关节处火云、火长、火明、火校、火门、土月 6 穴及脊椎旁开 1.5 寸之火妙、火巢、火重、火花 4 穴，两边共 8 穴，与金吉、金陵、火金 3 穴，两边共 6 穴。3 线共计 20 穴）（图 2-11-11）。

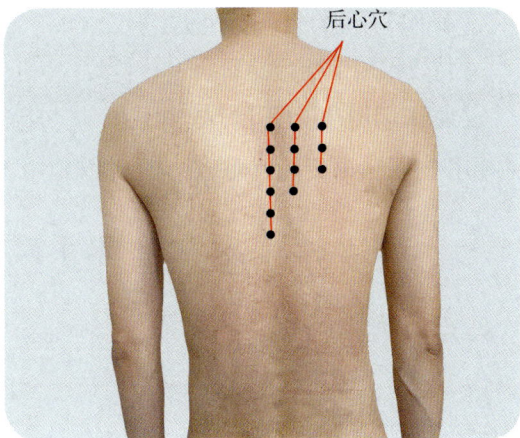

图 2-11-11

【解剖】心之总神经。

【主治】羊毛痧、疔疮、心脏衰弱、胃病、急性心脏麻痹、风寒入里、重感冒、中风、各种急性痧症。

【操作】治羊毛痧（羊毛疔）时，用三棱针对着紫点（重者现黑点）将毛丝抽出；治疗疮、心脏衰弱及胃病用三棱针扎出血（限于四肢及面部之疗疮）。

【特效作用】治疗胃痛、心脏病及疔疮效佳。

【说明】本穴组穴点多，共计 20 穴，用穴较为复杂，其治疗多是临床一些杂症，临床中常以取穴方便，易于掌握的其他穴位以代之，因此在临床中也较少用之，主治中的病证若在穴区内有发青、发乌之反应点，用之极效。

<h1>◆ 感冒三穴 ◆</h1>

【标准定位】安全穴在大椎骨下缘凹处，金斗穴在大椎下第 5 椎旁开 4 指处（3 寸）取穴（包括安全一穴，金斗穴两边各一穴，共 3 穴）（图 2-11-12）。

【解剖】安全穴为脊椎总神经及四肢神经所在，金斗穴为心

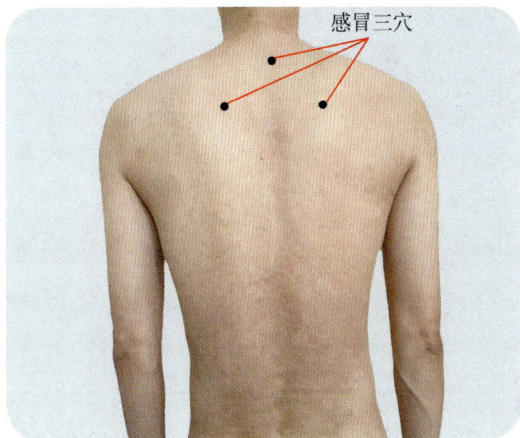

图 2-11-12

脏二尖瓣神经所在。

【**主治**】重感冒。

【**操作**】用毫针针入皮下即见奇效。

【**特效作用**】治疗感冒、发热特效。

【**临床运用及说明**】本穴组由 3 个穴点组成，三穴处于上焦之部位，在心肺区，主要用于重感冒的治疗，重感冒者点刺放血用之效佳。

◆ 水中穴 ◆

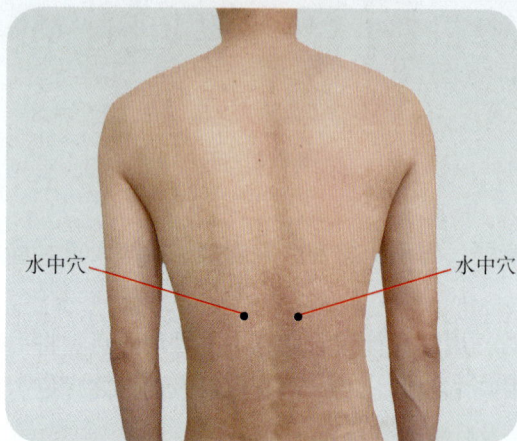

图 2-11-13

【**标准定位**】第 13 椎下旁开 1.5 寸（图 2-11-13）。

【**解剖**】肾总神经。

【**主治**】肾亏、肾虚、肾脏炎、妇科经脉不调、便秘、口渴、腰脊椎骨痛。

【**操作**】针深 0.8 分~1 寸。

【**特效作用**】治疗糖尿病、遗尿、便秘效佳；治疗肾气亏虚诸症特效。

◆ 水腑穴 ◆

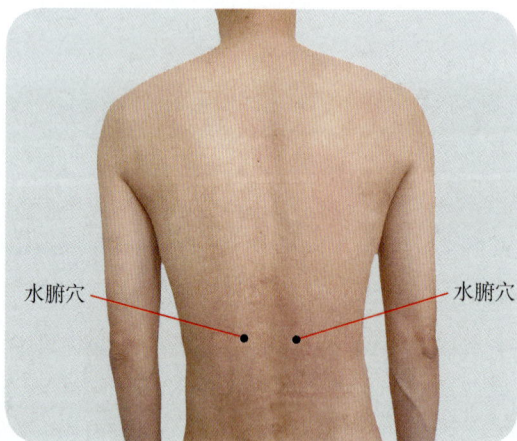

图 2-11-14

【**标准定位**】在第 14 椎下旁开 1.5 寸处（图 2-11-14）。

【**解剖**】肾总神经。

【**主治**】脊椎骨痛及弯曲困难、妇女经脉不调、肾虚、肾脏炎、口渴、便秘、肠炎、失眠、阳痿、早泄、头痛、糖尿病、闪腰、岔气、头晕眼花、腰酸背痛、急性肾炎、膀胱结石、小便不通、死胎不下。

【操作】针深 0.8 分 ~ 1 寸。

【特效作用】治疗肾脏疾病甚效；治疗男女泌尿生殖系统疾病效佳；治疗水肿极效；治疗腰痛效佳。

【临床运用及说明】水中穴与传统针灸之三焦俞相同，水腑穴所在的位置与传统针灸肾俞相符。二穴均以水命名，且解剖定为肾总神经，其功效主要针对肾脏类疾病，对肾脏类疾病具有确切的作用。董氏针灸因多在四肢部取穴，所以二穴在背部针刺多不方便，因此临床也用之较少。

◈ 三江穴 ◈

【标准定位】包括第 13 椎下之分线穴起，每下 1 节 1 穴，其顺序为水分、水克、水管、六宗、凤巢、主巢 7 穴及 14 椎下旁开 3 寸之六元、六满、六道、华巢、环巢、河巢 6 穴（两边共12 穴）（图 2-11-15）。

【解剖】肾神经及六腑神经。

【主治】经闭、子宫炎、肠炎、闪腰、岔气、急性肠炎。

【操作】用三棱针扎出血。

【特效作用】治疗手臂痛、肩背痛效佳；治疗急性肠炎及闭经也有较好的疗效。

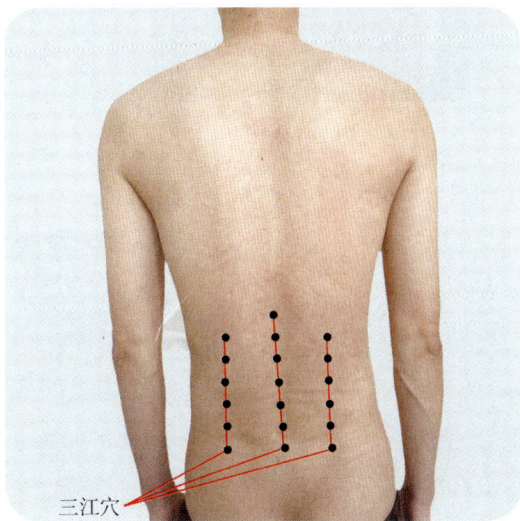

图 2-11-15

【临床运用及说明】本穴组所治的疾病多在脏腑相应的部位，对于手臂痛、肩背痛的作用就是双河穴的功效，因为本穴组包含了双河穴在内。

◈ 双河穴 ◈

【标准定位】自第 14 椎旁开 3 寸起，每下 1 椎旁开 3 寸各 1 穴，即 6 穴，两侧合计 12 穴（包括第 14 椎下之六元、六满、六道、华巢、环巢、河巢 6 穴，两边共 12 穴）（图 2-11-16）。

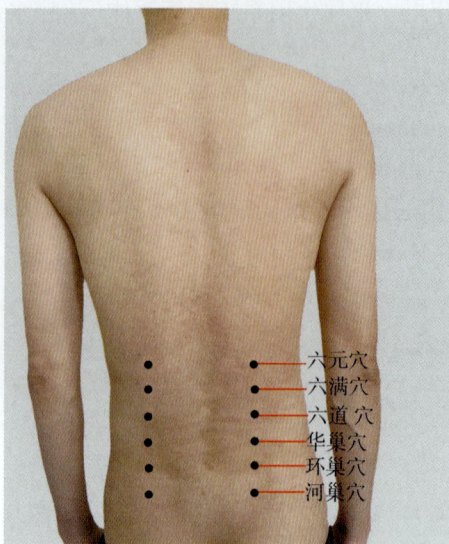

图 2-11-16

六元穴
六满穴
六道穴
华巢穴
环巢穴
河巢穴

【解剖】肾神经、六腑交叉神经。

【主治】手臂痛、肩臂痛。

【操作】用三棱针扎出血。

【注意】出黑血有效，出红血无效。

【特效作用】治疗手臂痛、肩背痛特效。

【临床运用及说明】本穴组由 6 个穴点组成，主要用于手臂痛及肩背痛的治疗，患侧点刺出血，以出黑血有效，因此点刺当以发乌、发青之瘀络运用，可见黑血。

◆ 冲霄穴 ◆

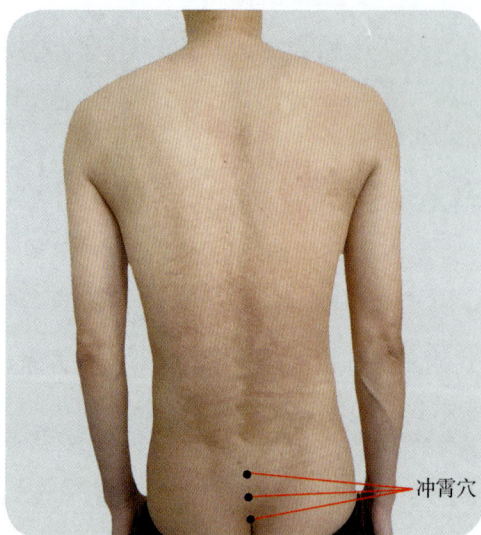

图 2-11-17

冲霄穴

【标准定位】包括第 20 椎下之妙巢穴，21 椎下之上对穴及上对穴下 1 寸之上高穴，共 3 穴（图 2-11-17）。

【解剖】小脑神经。

【主治】小脑痛，小脑发胀，项骨正中胀痛。

【操作】用三棱针扎出血。

【特效作用】治疗后头痛甚效。

【临床运用及说明】本穴组以治疗脑病和后头部之疾，这是头骶对应取穴，点刺出血即可。

本部位为后背部位，这一部位总计 17 个穴组，176 个穴点。

后背部位又是董氏针灸一大特色，完全区别于传统针灸之用。在传统针灸五脏六腑之病皆以背俞穴为主，其用主要以毫针针刺。而在董氏针灸中，主要以穴组出现，并且均以刺血为用，这正是董氏针灸一大特色。背部刺血运用具有重要的实用价值。一是方便了临床运用，尤其前后用穴时，毫针针刺极不方便，后背刺血运用有利于临床取穴；二是刺血治疗作用更为迅速。《内经》云："凡治病，必先去其血，乃去其所苦，伺之所欲，然后泻有余，补不足。"因此董氏针灸积极倡导刺血的运用，特别是在背胸部。若有其适应证，可在背部选用相关穴位刺血，临床选穴，并不拘泥于穴点上，见到青筋瘀络即刺血，即可有很好的效果；古人曰："背部薄似饼。"背部刺血完全避免了针刺风险性，有效地防止了医疗事故的发生。

本部位穴位主治要点及操作注意事项

背部穴位皆以组穴合成，且每组穴位都由较多穴点组成，在临床运用治疗某一疾病时，一般并非将一组穴位全都用上，这需要根据患者相关疾病选择相应穴位点刺出血即可。

分枝上、下穴有"解诸毒"作用，既可毫针刺，也可点刺放血；七星穴点刺放血，主要以总枢、分枢、时枢三穴为主；五岭穴由 40 个穴点组成，每个穴位都合于五行，而以金、木、水、火、土配以五脏，临床根据相应脏腑疾病选取相应的五行名称。或根据穴位周围之异常变化选取用穴；双凤穴由 7 个穴点组成，用于手足麻木疼痛，隔穴点刺，交替运用；三金穴患侧点刺治疗慢性膝痛具有特效；金林穴患侧点刺治疗大腿痛及老年人坐骨神经痛；精枝穴患侧点刺治疗小腿胀痛；双河穴点刺出黑血治疗手臂痛及肩背痛。

第十二节　十二部位（前胸部位）

◈ 喉蛾九穴 ◈

【标准定位】在喉结及其上 1 寸与下 1.5 寸处，另加该 3 处各左右旁开 1.5

寸处，共9穴（图2-12-1）。

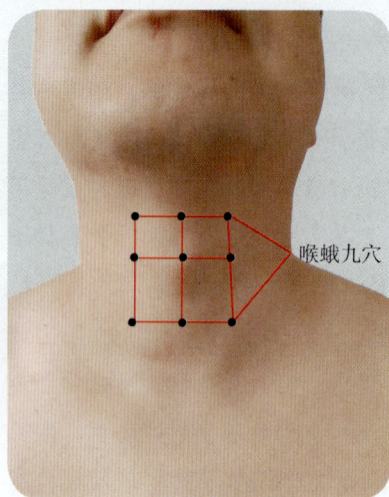

图 2-12-1

【解剖】肺神经。

【主治】喉蛾、喉痛、甲状腺炎、喉痒、痰塞喉管不出（呼吸困难，状如哮喘）。

【操作】用三棱针放血。

【注意】扎针时需将穴部皮肉捏起，以免扎伤筋及软骨。

【特效作用】治疗急性咽喉疾病特效。

【临床运用及说明】喉蛾九穴乃治疗咽喉部疾病，是由9个穴点组成，所用是局部用穴，在民间广为运用，具有简单实效的作用。治疗时用点多少要根据疾病的轻重确定，一般以喉结处一穴及其上、下各一穴为常用，严重者根据病情加用。

本穴组可用于咽喉部诸疾，包括急性咽炎、急性喉炎、急性扁桃体炎、哮喘、甲状腺疾病等，皆可以运用，主要以急症为常用。

◆ 十二猴穴 ◆

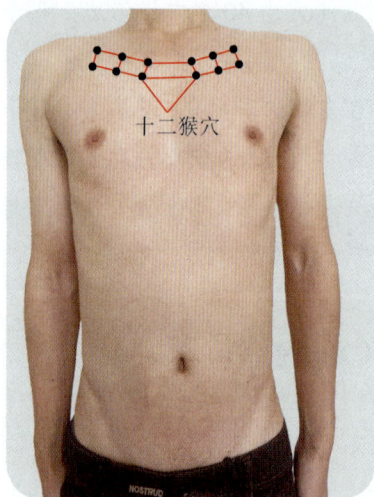

图 2-12-2

【标准定位】平行锁骨下1.3寸处共3穴，再下1.5寸处又3穴，两边总共12穴（图2-12-2）。

【解剖】肺神经。

【主治】喉痧、血管硬化之哮喘、干霍乱（伤寒、重感冒、霍乱均会引起猴痧）。

【操作】用三棱针扎出血。

【特效作用】治疗急性咽喉炎特效；治疗喉痧效佳。

【临床运用及说明】本穴组主要用于喉痧治疗，与背部的九猴穴相同，可参阅之。

◆ 金五穴 ◆

【标准定位】在胸骨上端半月状之下陷凹处金肝穴，每下1节为1穴，其顺序为金阴、金阳、金转、金焦穴，共5穴（图2-12-3）。

【解剖】心神经、气管神经。

【主治】干霍乱、消化不良（胃胀）、肋痛、气管不顺、各种痧症。

【操作】用三棱针扎出血。

【特效作用】治疗急性咳喘极效。

【临床运用及说明】以上诸穴皆在任脉上，且分别与传统针灸的天突、璇玑、华盖、紫宫、玉堂相应，传统用穴一般均以毫针为主，董氏针灸以刺血为用。临床主要用于治疗胃痉挛和哮喘。

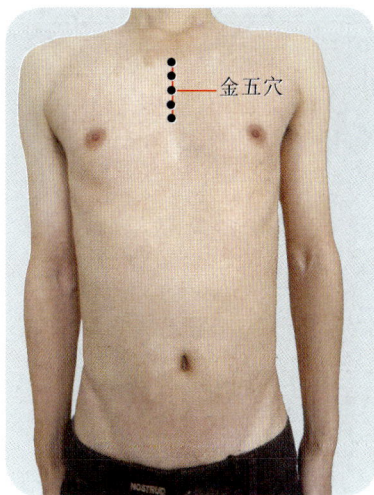

图 2-12-3

◆ 胃毛七穴 ◆

【标准定位】从歧骨下缘陷凹处起，直下1寸1穴，共3穴。旁开1.5寸各2穴（两边4穴）（图2-12-4）。

【解剖】心胃交叉神经。

【主治】羊毛痧、胃病、各种霍乱、心跳、胃出血。

【操作】用三棱针扎出血，治羊毛痧则需抽出毛丝。

【特效作用】治疗胃胀、胃痛、呕吐特效。

【临床运用及说明】本穴组穴位处于胃脘部，主要也是以治疗胃病为主，对急性的胃痛、呕吐效佳，一般血出立效，在民间被广用。

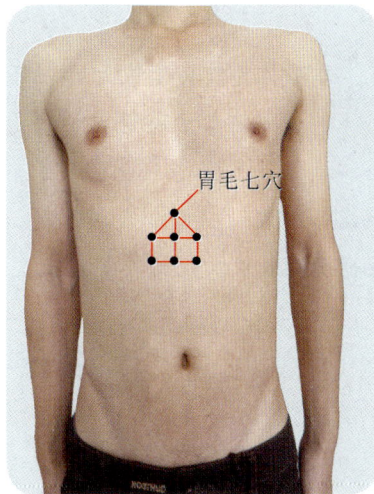

图 2-12-4

◆ 腑巢二十三穴 ◆

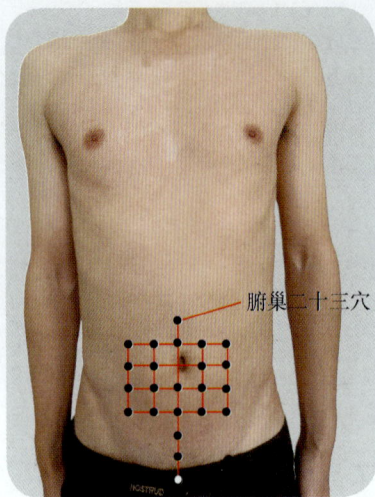

图 2-12-5

腑巢二十三穴

【标准定位】肚脐直上1寸1穴，共2穴，肚脐每下1寸1穴，共5穴，肚脐旁开1寸1穴，其上1穴，其下2穴（共4穴，两边共8穴），肚脐旁开2寸1穴，其上1穴，其下2穴（共4穴，两边共8穴），总共23穴（图2-12-5）。

【解剖】六腑神经。

【主治】肠炎、子宫炎、肾炎、肾痛、脐痛。

【操作】用三棱针扎出血。

【特效作用】治疗急性肠炎、小腹痛、肾炎效佳。

【临床运用及说明】本穴组以脐为中心，其治疗多以小腹部疾病为主，尤其用于急性病证效佳。临床一般多以脐中心上下左右各一穴为常用，可根据疾病的轻重加配用穴。

═⟋ 本节小结 ⟍═

本部位为前胸部位，这一部位总计5个穴组，56个穴点。

这一部位与后背部位用穴思想相同，均为穴组出现，每一个穴组皆由多个穴点组成，且与后背部位穴位用法一样，皆是刺血为用。在临床运用时，不是每组穴位中每个穴点都刺，要根据患者具体病情选择相应的穴位，然后根据病情轻重加配相关配穴。

第十三节　补遗穴位

◆ 凤巢穴 ◆

【标准定位】在无名指中节内侧（桡侧）正中点处（图2-13-1）。

【**主治**】子宫痛，子宫瘤，子宫炎，月经不调，赤白带下，输卵管不通，子宫不正，小便过多，阴门发肿，安胎，预防流产。

【**操作**】针深 0.1～0.3 寸。

【**特效作用**】治疗不孕症特效。

【**临床运用及说明**】本穴与还巢穴作用相近，还巢穴作用更强，一般多用还巢穴，所以本穴临床用之较少。

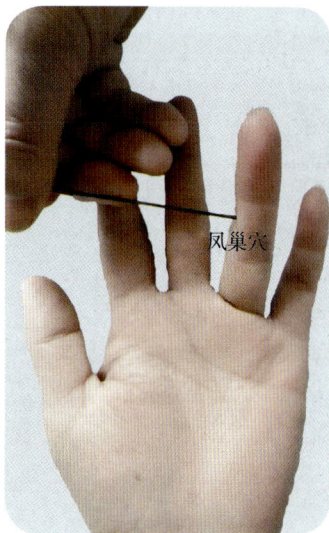

凤巢穴

图 2-13-1

◆ 小节穴

【**标准定位**】在大指本节掌骨旁（在肺经上）赤白肉际处（图 2-13-2）。

【**主治**】踝痛、踝扭伤（特效）。亦可治颈痛，肩痛，背痛，腰痛，坐骨神经痛，胸痛，胃痛，慢性腹泻，腕肘痛。

【**操作**】握拳（大拇指内缩），斜上掌心方向刺，针深 1～1.5 寸。

【**特效作用**】治疗踝关节扭伤特效；治疗足跟痛效佳。

【**临床运用及说明**】本穴主要用于治疗关节疼痛，尤以治疗踝关节扭伤为特效，无论是外踝还是内踝皆具特效，具有见效快、疗效强、操作安全等优势特点，因对踝关节治疗极为灵验，所以又称之为"踝灵穴"。许多针灸医者因用本穴取得了显著疗效，才对董氏奇穴产生了浓厚的兴趣，有了进一步学习董氏针灸的想法。余以本穴为主穴治疗踝关节扭伤患者应在百余例以上，无不效者。如所治一患者，因练习武术时伤及左侧外踝关节，2 天后伤处肿胀疼痛，贴敷膏药，疗效不佳。来诊后余即在其肿胀处点刺放血，然后针刺小节穴，当即疼痛明显缓解，起针后仅感微微不适。

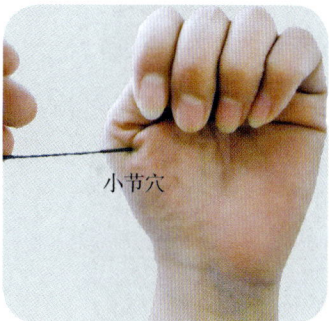

小节穴

图 2-13-2

◆ 次白穴 ◆

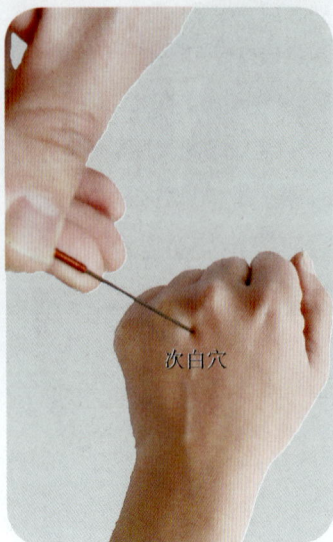

图 2-13-3

【标准定位】在手背中指掌骨与无名指掌骨之间，距指骨与掌骨接连处 5 分处（图 2-13-3 ）。

【主治】小腿酸痛及发胀，头痛，腰背痛。

【操作】针深 0.3 ~ 0.8 寸。

【特效作用】治疗小腿酸痛特效。

【临床运用及说明】本穴所在位置为二二部位，二二部位并排 5 个带有"白"字的穴位，所以又称之为"五白穴"。主要用于治疗小腿酸痛或胀痛，也能治疗坐骨神经痛、腰痛，对荨麻疹、白癜风、紫斑等皮肤病也有较好的作用。本穴与正会穴、鼻翼穴合用谓之"怪三汁"，可用于治疗多动症、抽动症、脑瘫及神志类疾患。

◆ 三叉一穴 ◆

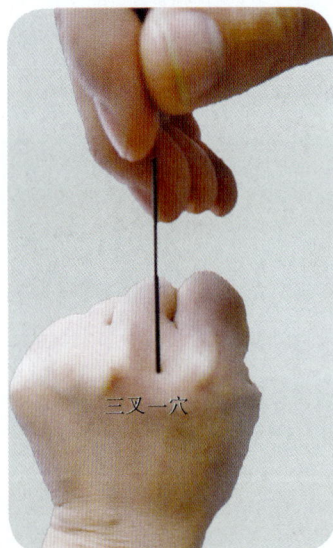

图 2-13-4

【标准定位】在食指与中指叉口之中央处（图 2-13-4 ）。

【主治】肩痛，背痛，颈项痛，腰痛，胁痛，胃痛，月经不调，崩漏，肺气不足，角膜炎，眼睛酸痛，坐骨神经痛，眉棱骨痛，视神经萎缩，半身不遂，痿证。

【操作】握拳取穴，直刺 1 ~ 2 寸深。

【特效作用】治疗颈肩腰背痛效佳；治疗眼疾及月经不调、崩漏极效。

◆ 三叉二穴 ◆

【标准定位】在中指与无名指叉口之中央处（图 2-13-5 ）。

【主治】膝痛，腰扭伤，五官科疾患，强心，脾肿大，胰脏炎，半身不遂，坐骨神经痛，手脚麻痹，肝弱。

【操作】握拳取穴，直刺 1~2 寸深。

【特效作用】治疗腰痛、小腿痛效佳。

◆ **三叉三穴** ◆

【标准定位】在无名指与小指叉口之中央处（图 2-13-6）。

【主治】感冒，头痛，肩痛，五官科疾患，喉痛，耳鸣，心悸，目赤肿痛，荨麻疹，腿痛，眼皮下垂，眼皮沉重，疲劳，精力不足，重症肌无力，益脾补肾，坐骨神经痛，骨刺，腰酸腰痛，肾盂肾炎，肾脏病水肿。

【操作】握拳取穴，直刺 1~2 寸深。

【特效作用】治疗感冒特效；治疗眼睑下垂甚效；治疗疲劳甚效；治疗头痛极效；治疗五官科疾患效佳。

◆ **大叉穴** ◆

【标准定位】在大指与食指叉口之中央处（图 2-13-7）。

【功效】具有温阳补气，通调全身气血的作用。

【临床运用及说明】以上四穴与经外奇穴八邪相符，其中三叉三穴与三焦经之荥穴液门相同。三叉一、三叉二及大叉穴临床功效颇多，但临床实际运用较少。三叉一穴主要用于治疗眼疾及妇科出血病证；三叉二穴主要用于治疗腰痛及小腿痛；大叉穴功效与灵骨穴相近，临床多以灵骨穴为用。

唯有三叉三穴为常用，本穴与传统针灸液门穴相符，液门穴是三焦经之荥水穴，是临床重要穴位。本穴是头面五官疾病之特要穴，对头痛效佳，

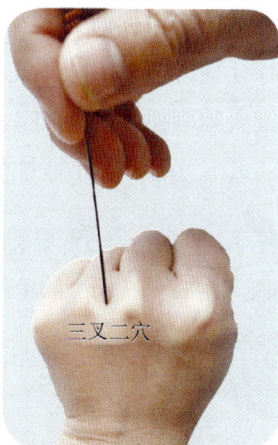

图 2-13-5

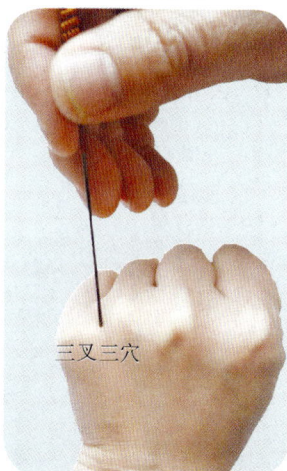

图 2-13-6

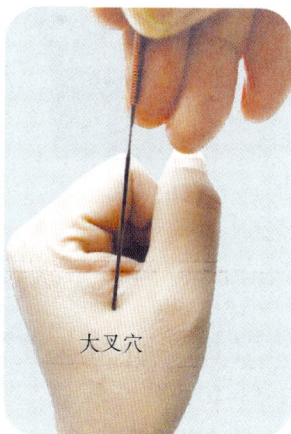

图 2-13-7

配大白穴治疗前头痛及感冒头痛极效；配土水中穴治疗咽痛特效；配门金穴治疗牙痛甚效，治疗眼皮下垂效佳；配鼻翼穴治疗全身疲劳效佳；治疗目赤肿痛配太阳刺血极效；耳鸣、耳聋无论虚实皆治；感冒特效针，在临床有"感冒第一穴"之称；治疗坐骨神经痛特效；还有补肾气的作用，用于肾气亏虚诸疾。

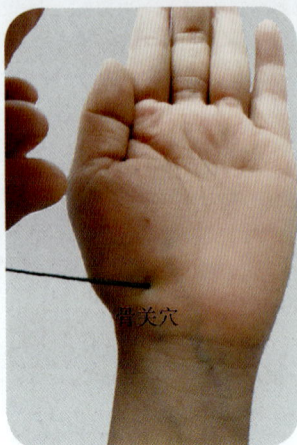

图 2-13-8

◆ 骨关穴 ◆

【标准定位】在手掌腕横纹中点往远心端上 5 分偏桡侧 5 分处（图 2-13-8）。

【主治】坐骨神经痛，半身不遂，骨刺，十二指肠球炎；解尿酸毒、食物中毒、药物中毒。

【操作】直刺 3~5 分深。

【特效作用】治疗痛风、足跟痛特效。

◆ 木关穴 ◆

【标准定位】手掌腕横纹中点往远心端上 5 分偏尺侧 5 分处（图 2-13-9）。

【主治】腰痛，心闷，两胁痛，黄疸病，坐骨神经痛，腿痛，腹膜炎，全身关节痛；解尿酸毒、食物中毒、药物中毒。

【操作】直刺 2~5 分深。

【特效作用】治疗痛风、足跟痛特效。

【临床运用及说明】骨关与木关二穴有较好的解尿酸毒、加强尿酸代谢的作用。根据对应思维，二穴治疗足跟痛也有很好的效果。

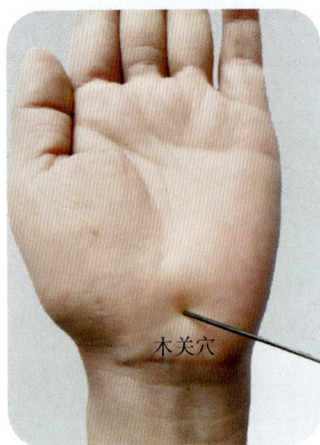

图 2-13-9

◆ 反后绝穴 ◆

【标准定位】灵骨穴向离心方向一寸一分，紧贴拇指尺侧骨缘处（图 2-13-10）。

【主治】颈椎病，肩背痛，腰痛。

【操作】紧贴拇指骨边，或寻找压痛点及筋结，在压痛点或筋结上针刺最效。针刺5分~1寸。

【临床运用及说明】本穴是董氏传人发现之新穴，在近些年运用较多，临床有较多的相关运用报道。主要用于肩背痛功能受限者，用之极效，也用于腰痛及颈项痛。一般与灵骨穴、大白穴合用，三穴形成一个三角形。

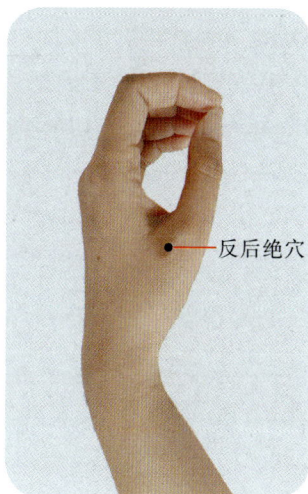

图 2-13-10

◆ 建力穴 ◆

【标准定位】在曲池与尺泽穴中央下5分处（图2-13-11）。

【主治】全身无力，肝病，气喘，神经痛，半身不遂，重感冒，鼻塞，鼻窦炎。

【操作】直刺0.5~1寸。

◆ 中力穴 ◆

【标准定位】在曲池与尺泽穴中央下2寸，即建力穴下1.5寸处（图2-13-12）。

【主治】心脏病，腿痛，肩痛，感冒，鼻塞，气喘，咳嗽。

【操作】直刺0.5~1寸。

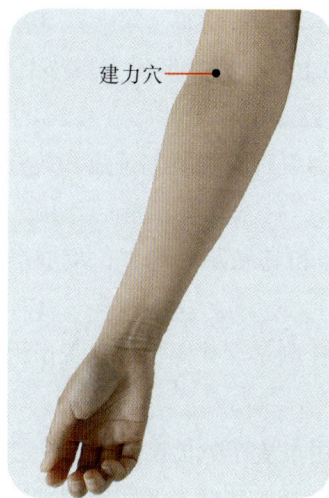

图 2-13-11

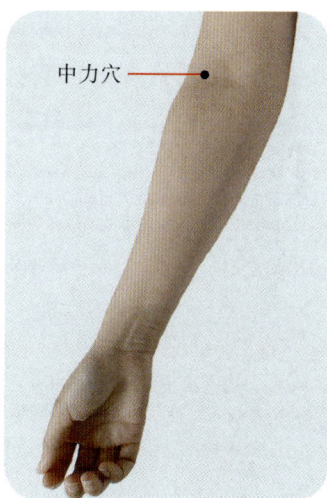

图 2-13-12

◆ 消骨穴 ◆

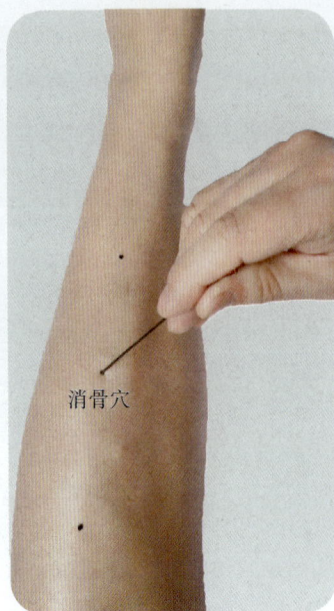

图 2-13-13

【标准定位】在外膝眼至解溪间中点 1 穴，再各二等分各取 1 穴（或其上下 3 寸各取一穴），共 3 穴。自上而下依次为消骨一穴、消骨二穴、消骨三穴（图 2-13-13）。

【主治】全身各部位骨节肿大（如膝关节、指间关节肿大）。

【操作】紧贴胫骨外缘，自前往后直刺。

【特效作用】治疗骨质增生效佳。

【临床运用及说明】本穴首见于赖金雄医师所著的《董氏针灸奇穴经验录》中，消骨穴顾名思义，治疗骨节肿大，可与一一部位复原穴配用，其效更佳，主要用于治疗骨质增生。针刺时紧贴胫骨进针，乃是以骨治骨。

◆ 上反穴 ◆

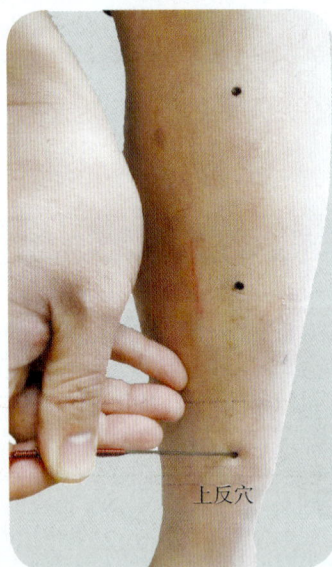

图 2-13-14

【标准定位】当下三皇穴线上，取地皇穴为基准点，其上下 3 寸各加一穴，共 3 穴。自上而下依次称为上反一穴、上反二穴及上反三穴，合称三反穴（图 2-13-14）。

【主治】为甲状腺功能亢进症特效穴。此症女性患者为多，针本穴有镇静的作用，可治愈其病，亦可缓和其暴躁之脾气，故亦名为"温柔穴"。

【操作】针刺 1-2 寸深，沿胫骨由内侧往外侧进针。

【特效作用】治疗甲状腺功能亢进症特效。

【经验】赖金雄医师经验可治甲状腺功能亢进症，各穴之分野如此，但是否必然如此，不敢确定，仅供参考。①三反穴治向内长者；②驷马穴治眼突者；③三重穴治往外长者；④曾治内外皆长者，以三重穴取效。

【说明】本穴首见于赖金雄医师所著的《董氏针灸奇穴经验录》中。甲状腺疾病日益增多，已成为目前常见病、多发病，西医学治疗较为棘手，通过针灸处理可有较好的作用，董氏针灸在这一方面具有更大优势性。

◆ 七里穴 ◆

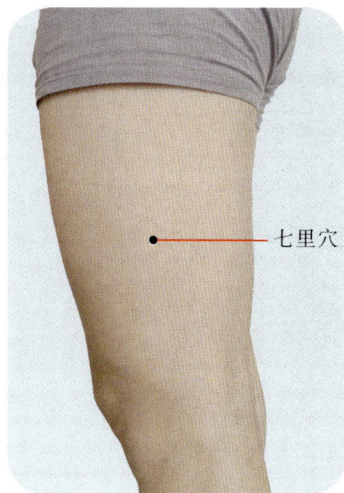

图 2-13-15

【标准定位】大腿外侧，在中九里穴下 2 寸处（图 2-13-15）。

【主治】皮肤病，半身不遂，腿痛，胸痛，背痛，神经痛，肺病，腹胀痛。

【操作】直刺 2~3 寸。

【经验】七里穴配中九里穴治疗各种神经痛。

临床篇

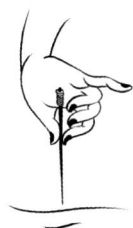

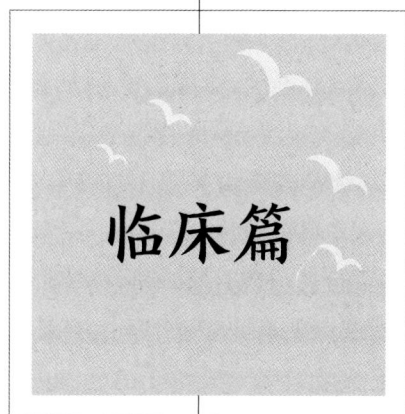

董氏奇穴针灸学

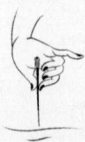

第三章
董氏针灸治疗局部痛证

第一节　头面部病证

一、头痛

（一）前头痛及眉棱骨痛

● 治疗处方 ●

◎ **刺络放血**：镇静穴；上里穴、四腑一穴、四腑二穴；四花中穴；脚背面瘀络。

　　注解：可任选一组，镇静穴与上里穴、四腑一穴、四腑二穴均为局部取穴，主要用于新病头痛，即时之效立显，是民间常用的方法。四花中穴在足阳明胃经上，乃是经络所行之原理，有瘀络用之极效，尤其对病程较久的患者；脚背面是前头区，对应的是前头部位，头上有病脚上针，前头痛刺络放血立效。

◎ **毫针治疗**：天皇穴；火菊穴；火连穴；肾关穴；门金穴；二角明；花骨一穴。

　　注解：可任选一穴，也可取用二穴配用。临床中以天皇穴、肾关穴、火菊穴最为常用，天皇穴与阴陵泉相符，火菊穴与公孙相符，火连穴与太白相符，前头痛归属于足阳明经，又名为阳明经头痛，此处几穴所用皆是根据脾与胃相为表里而取穴；肾关穴也在脾经上，对前头痛也极效；门金穴最适合太阳穴及眉棱骨疼痛，门金穴在足阳明胃经上，与陷谷相符，陷谷为输穴，输主体重节痛，故用之甚效；二角明穴对前头痛、眉棱骨及鼻骨酸痛皆效，主要用于眉棱骨及鼻骨痛的治疗；花骨一穴治疗眉棱骨痛及鼻骨痛，由于本穴在脚底，角质层较厚，针刺较为疼痛，加之取穴不便，因此临床少用之。

（二）偏头痛

● 治疗处方 ●

◎ **刺络放血**：太阳穴；耳上穴；足三重穴或四花外穴。

注解：可任选一穴，太阳穴是传统针灸治疗偏头痛最为常用之穴，在民间也广为运用；耳上穴与传统针灸之耳尖穴相同，耳朵与少阳经脉关系密切，少阳经绕耳朵一周，故能治疗少阳经之偏头痛；足三重穴和四花外穴皆在少阳经上，在穴位处找瘀络点刺，尤其对久病及瘀血之偏头痛，具有活血化瘀之效。

◎ **毫针治疗**：侧三里穴、侧下三里穴；水曲穴；六完穴；门金穴；中九里穴；中白穴。

注解：侧三里穴、侧下三里穴在少阳经与阳明经之间，具有祛风化痰之效，对人身侧面部疾病，尤其头面部疾病甚效；水曲穴与六完穴皆在足少阳胆经，水曲穴近于足临泣，足临泣为输穴，输主体重节痛，故用之效佳。六完穴近于侠溪，侠溪为足少阳之荥穴，具有清泻胆火的作用，对偏头痛伴头晕者为首选；门金穴适用于太阳穴处疼痛；中九里穴与传统针灸之风市相符，善治人身侧面各病，对偏头痛也有很好的治效；中白穴与手少阳之中渚相近，中渚为手少阳三焦之输穴，手足少阳为同名经，故治疗偏头痛。

少阳经偏头痛在临床中甚为常见，无论传统针灸还是董氏针灸皆有显著疗效，顽固性者重点配合刺血，传统针灸常以外关、足临泣、中渚为用，局部取穴余常以丝竹空透率谷为用，具有特效。《玉龙歌》中言："偏正头风痛难医，丝竹金针亦可施，沿皮向后透率谷，一针两穴世间稀。"

（三）头顶痛

● 治疗处方 ●

◎ **刺络放血**：冲霄穴；正会穴。

注解：正会穴运用是局部取穴之用；冲霄穴下为小脑神经，作用于脑，可治疗头痛、头胀，其用是根据头骶对应的原理取穴。

◎ **毫针治疗**：上瘤穴；正筋穴、正宗穴；火主穴。

注解：上瘤穴所用则是根据头足对应取穴，头上有病脚上针，与传统针灸之涌泉治疗头顶痛之意相符；正筋穴、正宗穴在足太阳经上，足太阳膀胱经上额交于颠，又因本穴组活脑部之气血，故治疗头顶痛效佳；火主穴与太冲相符，太冲穴属足厥阴肝经，头顶痛称之为厥阴经痛，足厥阴肝经上出额，与督脉交会与颠，故火主治疗头顶痛极效。

头顶痛归属于厥阴经头痛，取穴以厥阴经用穴为主，最常用太冲，也常与内关配用，二穴伍用为同名经原络配穴法，严重者常取用涌泉穴，《肘后歌》言："顶心头痛眼不开，涌泉下针定安泰。"

（四）后头痛

● 治疗处方 ●

◎ **刺络放血**：冲霄穴；总枢穴；委中穴。

注解：冲霄穴所用是根据头骶对应，治疗头部疾病，以点刺放血为用；总枢穴尤其适用于头痛伴有恶心呕吐者；委中穴属足太阳膀胱经，为本经之合穴，古代又称之为血郄，最适宜刺血，是传统针灸刺血最常用穴位。足太阳经行于后头部，点刺放血立效。

◎ **毫针治疗**：正筋穴、正宗穴；腕顺一穴、腕顺二穴；指三重穴、人皇穴。

注解：正筋穴、正宗穴在足太阳膀胱经上，后头部为足太阳经所过。正筋穴所在正是"小腿三焦之倒像"为头之部位，在大太极之"足躯顺对"中，对应颈部，故能治头项痛皆效；腕顺一、二穴在手太阳经，与足太阳为同名经，故针之有效。后头痛归属于足太阳膀胱经，因此传统针灸常以太阳经用穴为主，如至阴、后溪、束骨、申脉等穴。

（五）全头痛

● 治疗处方 ●

◎ **刺络放血**：太阳；五岭穴；脚背面瘀络；四花外穴或足三重穴。

注解：太阳穴刺血适用于病程较久的瘀血患者；五岭穴尤其适用于外感及病程较久的患者；四花外穴与足三重穴适用于瘀血性头痛。

◎ **毫针治疗**：上瘤穴；大白穴配三叉三穴；侧三里穴、侧下三里穴配肾关穴；中九里穴配肾关穴；富顶穴、后枝穴；金前下穴、金前上穴；灵骨穴、大白穴；腕顺一穴、腕顺二穴；正会穴、镇静穴；通关穴、通山穴、通天穴；火连穴、火菊、火散。

注解：上瘤穴适宜颅内及脑瘤、脑炎引起的头痛；大白穴与三叉三适宜感冒头痛及疲劳性头痛；侧三里穴、侧下三里穴与肾关穴治疗顽固性头痛；中九里穴与肾关穴配用治疗反复发作性头痛；富顶穴与后枝穴治疗高血压之头痛；金前下穴与金前上穴治疗颅内痛；灵骨穴与大白穴用于气虚不足头痛；腕顺一穴、腕顺二穴治疗肾虚头痛；正会穴及镇静穴治疗神经衰弱头痛；通关穴、通山穴、通天穴治疗血虚头痛；火连穴、火菊穴、火散穴治疗脑膜炎、脑瘤及头昏脑胀。

二、面痛（三叉神经痛）

• 治疗处方 •

◎ **刺络放血**：太阳穴；耳上穴；足三重穴。

注解：三穴可以单独运用，也可配合运用。太阳穴刺血极效，与足三重穴配用适用于瘀血患者；耳上穴与耳尖穴相符，耳部被少阳经脉所围绕，少阳主风，耳尖在耳部上方，故治疗三叉神经痛甚效。

◎ **毫针治疗**：侧三里穴、侧下三里穴配大白穴、腕顺一穴；足三重穴配中九里穴、七里穴；三泉穴配木斗穴、木留穴。

注解：侧三里穴、侧下三里穴治疗面部三大疾病均效，尤其对面痛最效，大白穴与三间穴相符，三间穴为手阳明大肠经之输木穴，后溪穴为手太阳小肠经之输木穴，手阳明经及手太阳经均上行于面部，输主体重节痛，木主风，故二穴与侧三里穴、侧下三里穴治疗面痛极效；足三重穴活血化瘀，中九里穴、七里穴倒马针，具有祛风止痛之效，与足三重穴配用治疗面痛甚效；三泉穴作用于颧部，具有祛风解痉止痛的作用，治疗面痛、面瘫及面肌痉挛均甚效，临床尤常用于面肌痉挛，木斗穴、木留穴其体在胃，其用在肝，具有祛风行血、舒筋止痛之效。

面痛属于西医学中的三叉神经痛，一般治疗较为棘手，西医学分为原发性三叉神经痛与继发性三叉神经痛两类，临床多见于原发性三叉神经痛，针灸也主要针对原发性患者，传统针灸多以手足阳明经用穴为主，传统针灸取穴常以听宫、下关、后溪、合谷为常用。

第二节　颈肩部病证

一、颈痛

（一）落枕

• 治疗处方 •

◎ **毫针治疗**：重子穴、重仙穴；正筋穴、正宗穴；上白穴、中白穴。

注解： 落枕是临床常见病，为针灸优势疾病，若能正确诊断、合理用穴、手法得当，一般一次即可基本痊愈。余在传统针灸治疗取穴多是根据《灵枢·杂病》"项痛不可俯仰，刺足太阳；不可以顾，此手太阳也"之理论用穴。一般不能左右回顾取手太阳小肠经之输穴后溪或原穴腕骨，不能前后俯仰取足太阳经之输穴束骨或经穴昆仑施治。

重子穴、重仙穴适用于疼痛面积较广泛，波及肩背部时极效，尤其不能左右回顾时；正筋穴、正宗穴主要用于伤及颈部两筋者，感觉两筋紧急并向头部放射时最为适宜，尤其适用于不能前后俯仰时。两组穴位也可同时配合运用。无论用哪组穴位必须加强动气针法的合理运用，是提高治疗疗效的关键。

（二）颈椎病

● 治疗处方 ●

◎ **刺络放血：** 冲霄穴；总枢穴；大椎；委中。

注解： 冲霄穴运用是上下对应取穴法，对颈部胀痛、头晕头痛者皆效；总枢穴属于局部取穴，若伴有呕吐者最为适宜；大椎是督脉与手足六阳经之交会穴，各种颈椎病皆可以运用；委中对急性发病者最效。

◎ **毫针治疗：** 灵骨穴、肺心穴、正筋穴、正宗穴、腕顺一穴。

配穴： 颈肩痛者配重子穴、重仙穴；上肢或手指麻木者配肾关穴、火菊穴；头晕头痛者配正会穴、火菊穴、水相穴。

注解： 颈椎病属于西医学之疾病名称，归属于中医学之眩晕、颈项强痛、痹证等范畴，为目前常见病、高发病，针灸之优势疾病，针灸治疗具有标本兼治的功效。

灵骨穴温阳补气，改善气血运行；肺心穴在中指中节，颈椎在人体之督脉，督脉在后背正中央，中指对应于颈椎；正筋穴、正宗穴处于脚跟腱上，所在位置全息对应于颈椎，其穴位在筋上，以筋治筋，故治疗颈椎病十分特效，尤其对颈项强硬极效；腕顺一穴与后溪相符，后溪通于督脉，脊柱为督脉所行，故用之极具特效。

西医学根据患者症状分为6种证型，分别是颈型、神经根型、椎基底动脉供血不足型、交感神经型、脊髓型及混合型。临床中以颈型、神经根型及椎基底动脉供血不足型为常见，临床施治时主要根据患者症状调加相应的穴位。传统针灸治疗常以督脉与手足太阳经用穴为主，如人中、大椎、后溪、束骨、昆仑等穴。

（三）颈肩痛

· 治疗处方 ·

◎ **毫针治疗**：灵骨穴、大白穴、反后绝穴；重子穴、重仙穴、四花上穴、肾关穴。

注解：颈肩痛则是颈牵及肩痛，临床十分常见，若是急性者重子穴、重仙穴最效，重子穴对肩痛效佳，重仙穴对颈痛效佳，二穴合用故对颈肩痛极效，对肩背痛也具特效；四花上穴配肾关穴尤适宜于慢性颈肩痛；灵骨穴、大白穴及反后绝穴治疗颈肩痛、肩背痛及肩臂痛皆具特效，尤其为颈肩部受寒或气虚者首选穴。

二、肩痛

（一）五十肩

· 治疗处方 ·

◎ **毫针治疗**：天皇穴、肾关穴；四花上穴、四花中穴；中九里穴、七里穴；足千金穴、足五金穴；肩中穴、曲陵穴。

注解：肾关穴从全息理论来看对应于颈肩部，对颈肩部疼痛皆能治疗，包括颈项痛、颈肩痛、肩痛，与天皇穴倒马针配用功效协同，作用强大，尤其对肩痛活动功能受限，针之极效；四花上穴与四花中穴在足阳明胃经上，足阳明胃经多气多血，气血充盛，针之可改善肩部气血循行，濡养肩部经筋，所用与传统针灸足三里、中平及条口理论一致；中九里穴与传统针灸风市相符，风市乃风邪之市，祛除风邪，因此中九里穴治疗肩背感受风寒之邪而致的肩痛为首选，与七里穴倒马针配用，功效协同；足千金穴与足五金穴对肩臂疼痛不能后伸时极效，为首选穴；肩中穴治疗肩痛，左病针右，右病针左，与患侧的曲陵穴配用效佳，先针健侧的肩中穴，配合患侧的活动，再针患侧的曲陵穴，曲陵穴针刺时紧贴大筋而针之。

五十肩即西医学所言的肩周炎，为临床高发病，西医学尚无理想方法，针灸疗法简单实效，无论传统针灸还是董氏针灸皆有非常理想的治疗功效，董氏针灸尤对肩痛而致的功能受限可有佳效。传统针灸取穴多是通过辨经及病性结合方法取穴，如常取用阳陵泉、条口透承山、中平、尺泽、三间、中渚、后溪等穴。

（二）肩臂痛

● 治疗处方 ●

◎ **刺络放血**：四花中穴、四花中外穴；双河穴。

注解：四花中、外穴是董氏针灸刺血第一要穴，治疗十分广泛，肩臂痛此处瘀络点刺放血也有很好的疗效，尤其是对病程已久者最效；双河穴在背部，点刺出黑血有效，出红血无效。

◎ **毫针治疗**：中九里穴、七里穴；侧三里穴、侧下三里穴；肩中穴；肾关穴。

注解：中九里穴与风市相符，祛风寒之邪气，中九里穴在大腿部位，根据对应可治疗上臂疼痛；侧三里穴与侧下三里穴在少阳经与阳明经之间，既能祛风，又能调理阳明气血，二穴对一侧部位疼痛最效。

肩臂痛是肩连及上臂痛，或上臂牵及肩痛的临床症状，临床较为常见，以上处方所用有较好的临床疗效，且多能立竿见影。

（三）肩背痛

● 治疗处方 ●

◎ **刺络放血**：双河穴。

注解：患侧点刺，出黑血有效，出红血无效，对手臂痛、肩背痛皆效。

◎ **毫针治疗**：足千金穴、足五金穴；重子穴、重仙穴配肾关穴；通背穴；正筋穴、正宗穴、正士穴。

注解：重子穴、重仙穴治疗急性背痛极效，针之立效，肾关穴对颈肩、肩背疼痛皆效，两组穴位配用对各种肩背痛均效；通背穴对慢性背痛及肩背痛最为适宜，一般三五次即可解决。正筋穴、正宗穴、正士穴治疗颈、背、腰部筋痛非常有效。

肩背痛就是肩连及背痛，这在临床中甚为常见，但尚缺乏有效的治疗手段，用董氏针灸有较好的疗效，以上处方用穴用之简单而具实效。

第三节 上下肢部病证

一、上肢部病证

（一）手指痛、麻

1.手指痛

• 治疗处方 •

◎ **刺络放血**：双凤穴；阿是穴。

注解：双凤穴对手足麻木疼痛皆能治疗，于患侧隔穴点刺放血；也可于明显的痛点点刺出血。

◎ **毫针治疗**：五虎一穴、五虎二穴；人宗穴；人士穴；四肢配人皇穴；四花中穴；海豹穴；木留穴。

注解：五虎一穴、五虎二穴用之最为广泛，对手指痛及麻皆效；四花中穴针对食指痛，其穴在足阳明胃经，食指为手阳明大肠经，为同名经之理；海豹穴、木留穴皆是对应原理，海豹穴对应于拇指痛，木留穴对应于中指痛；人士穴、人宗穴、人皇穴三穴分别在小臂、大臂及小腿部位，全息对应上焦之部位，故治疗偏于上焦的手指痛，四肢配人皇穴对四肢部位疼痛皆能治疗。

导致手指疼痛可有诸多的原因，一般的外伤、劳损皆可以导致手指疼痛，某些全身疾病也可以导致手指疼痛，如风湿、类风湿、痛风等诸多原因也可以出现以手指疼痛为主要症状，临床凡见以手指疼痛为主症皆可以参考此篇内容。

2.手指麻

• 治疗处方 •

◎ **刺络放血**：双凤穴；患侧井穴。

注解：双凤穴对手足疼痛及麻木皆能治疗，患侧隔穴点刺；也可以于手指麻木之井穴或指尖刺血。

◎ **毫针治疗**：五虎一穴、五虎二穴；火菊穴配肾关穴；中九里穴；木斗穴、木留穴。

注解：五虎穴全息对应于四肢部位，五虎一穴对应于手指，对无论手指疼痛及麻木均具特效，余在临床治疗手指疾病以五虎一穴用之最多，与五虎二穴倒马针配用;火菊穴配肾关穴治疗手麻极具特效,可用于各种原因导致的手麻;中九里穴主要用于因颈椎病导致的手麻;木斗穴、木留穴主要用于无名指及中指麻木,本穴组在足的三、四趾间,与其相对应。

(二)手腕痛

● 治疗处方 ●

◎ **刺络放血**:水愈穴。

注解:水愈穴患侧取穴,要求以刺出黑血治疗手腕、手背痛,这说明所用是以此处之瘀络为用,且用于瘀血者。

◎ **毫针治疗**:侧三里穴、侧下三里穴;肾关穴、四肢穴;腕顺一穴、腕顺二穴;小节穴配五虎一穴。

注解:侧三里穴、侧下三里穴对整个上肢有治疗作用,包括肘、前臂、手腕及手皆能治疗,但尤以手腕痛最效;四肢对应于四肢部位,与人皇穴配用治疗手痛,与肾关穴配用治疗手腕及前臂痛;腕顺一穴、腕顺二穴用于治疗手太阳小肠经部位手腕疼痛;小节穴配五虎一穴治疗手腕及手指痛。

手腕疼痛可见于外伤、腕关节综合征等疾病,临床凡以手腕疼痛为主症皆可以按此方案治疗。

(三)肘痛

● 治疗处方 ●

◎ **刺络放血**:脚背瘀络;四花中穴瘀络。

注解:于患侧脚背瘀络刺血,对肿痛瘀血者效佳;四花中穴适用于慢性久病者。

◎ **毫针治疗**:侧三里穴、侧下三里穴;曲陵穴;火腑海穴配灵骨穴;心门穴配腕顺一穴;人宗穴。

注解:肘痛是以肘关节疼痛为主要表现的一类疾病,主要包括西医学中的肱骨外上髁炎(俗称网球肘)、肱骨内上髁炎(俗称高尔夫球肘),也即中医所言的肘劳。本类疾病针灸有较好的疗效,侧三里穴、侧下三里穴对整个上肢疾病皆有作用,无论网球肘还是高尔夫球肘皆可以治疗,网球肘可配用患侧的灵骨穴,高尔夫球肘配患侧的腕顺一穴;曲陵穴对网球肘效佳,取穴仍以对侧用穴;火腑海穴配灵骨穴主要用于网球肘的治疗,火腑海穴对侧用穴,灵骨穴为牵引针，患侧取穴，为加强疗效，也可以在健侧加配曲池与火腑海穴倒马针；心门穴配腕顺一穴主要治疗高尔夫球肘，心门穴对侧取穴，腕顺一穴为牵引针，患侧取穴。人宗穴可治疗肘臂肿痛，对肘关节肿痛者效佳，无论内上髁还是外上髁皆效。

传统针灸治疗本病多以等高对应及肘膝对应取穴为用，等高对应可取对侧的曲池（网球肘）或少海（高尔夫球肘），也常取用手三里，肘膝对应常取用犊鼻（网球肘）或内膝眼（高尔夫球肘）。余在临床常以火针配浮针治疗，一般3次内可愈。

（四）下臂痛（小臂痛）

● 治疗处方 ●

◎ **刺络放血**：双河穴。

注解：双河穴可治疗手臂及肩臂痛，患侧取穴，以华巢穴、六道穴、环巢穴为用即可。

◎ **毫针治疗**：火串穴；花骨二穴；侧三里穴、侧下三里穴；四肢穴配肾关穴。

注解：火串穴与传统针灸支沟相符，支沟为三焦之经穴，具通行诸气的作用，对臂痛及麻木皆效；花骨二穴在足底，按照全息理论对应，花骨二穴对应于上肢，可用于治疗手臂痛，但本穴在足底，角质层较厚，取穴不便，一般来说取穴较少；侧三里穴与侧下三里穴对整个上肢有治疗功效，是治疗上肢疾病的常用要穴；四肢穴治疗四肢疾病，与肾关穴配用对手腕以上的上肢部位疼痛极效。

下臂痛即小臂部位的疼痛，发生的原因较多，临床凡见以小臂疼痛为主要表现的疾病，皆可以按照以上治疗方案取穴。

（五）上臂痛（大臂痛）

● 治疗处方 ●

◎ **刺络放血**：水愈穴；四花中穴、四花外穴。

注解：水愈穴刺血可治疗手腕、手背及臂痛，患侧点刺，以瘀血者运用为佳；患侧四花中穴、四花外穴区域找瘀络点刺出血，对慢性臂痛也有很好的治疗作用。

◎ 毫针治疗：中九里穴、七里穴；侧三里穴、侧下三里穴；肩中穴；上三黄穴；外三关穴。

注解：中九里穴、七里穴与上三黄穴所用是基于手足顺对，两穴组均在大腿部，大腿对应上臂。中九里穴、七里穴主要针对上臂外侧部位疼痛，或牵及背痛患者；上三黄穴在大腿内侧，主要针对上臂内侧部位疼痛；侧三里穴、侧下三里穴与外三关穴在小腿部位，治疗上臂痛是基于手足逆对，小腿对应上臂。侧三里穴、侧下三里穴对整个上肢疼痛有很好的治疗作用；外三关穴对上臂牵及背痛效佳；肩中穴治疗上臂痛为等高对应取穴运用，左病治右，右病治左，对上臂牵及肩痛者尤佳。

上臂疼痛常牵及肩痛，或导致肩臂不能抬举，临床凡见以上臂疼痛为主要表现的患者，即可根据上述方案施以处理。

二、下肢部病证

（一）足趾痛、麻

1. 足趾痛

● 治疗处方 ●

◎ 刺络放血：双凤穴。

注解：双凤穴治疗脚痛、脚麻及手痛、手麻皆效，患侧隔穴点刺，交替运用。

◎ 毫针治疗：五虎三穴；四肢穴配人皇穴。

注解：五虎穴对应四肢关节，五虎三穴对应于脚趾，无论痛还是麻皆效，一般与五虎二穴倒马针配用加强疗效。

2. 足趾麻

● 治疗处方 ●

◎ 刺络放血：双凤穴；足趾尖。

注解：双凤穴患侧隔穴点刺出血，交替运用，脚趾麻木及疼痛皆效；手指麻可在患指尖点刺放血，脚趾麻可在患趾尖点刺。

◎ 毫针治疗：五虎三穴；下三皇穴。

注解：五虎三穴对应于脚趾，与五虎二穴倒马针配用治疗足趾麻极效；下三皇穴对脚趾麻及脚麻均效。

（二）脚痛及脚麻

1. 脚痛

·治疗处方·

◎ **刺络放血**：双凤穴。

注解：本穴对脚痛及脚麻皆效，患侧隔穴点刺，交替运用。

◎ **毫针治疗**：手五金穴、手千金穴；五虎三穴、五虎四穴；人宗穴；李白穴；火菊穴。

注解：治疗脚痛余在临床以五虎三穴、五虎四穴倒马针运用为最多，五虎三穴对应于脚趾，五虎四穴对应于脚踝、脚背，故二穴倒马针配用治疗脚痛尤效；手五金穴、手千金穴对脚痛、脚麻及小腿胀痛皆效，尤其对因坐骨神经痛而致者最具特效；人宗穴与李白穴治疗脚痛是基本主治之一，临床运用确有实效；火菊穴对脚痛、脚麻皆效。

2. 脚麻

·治疗处方·

◎ **刺络放血**：双凤穴。

注解：手指麻、手指痛及脚痛皆为本穴组的临床运用，双凤穴是手足的特效穴组，所用均是患侧隔穴点刺，交替用穴。

◎ **毫针治疗**：足五金穴、足千金穴；五虎三穴、五虎四穴；肩中穴。

注解：足五金穴、足千金穴对脚痛、脚麻及小腿胀痛皆效，尤其对因坐骨神经痛而致的脚麻为效；五虎三穴、五虎四穴对脚痛及脚麻极具特效，常是首选用穴。

（三）足跟痛

·治疗处方·

◎ **刺络放血**：委中穴。

注解：委中刺血除了治疗腰背腿疾病之外，还有较广泛的作用，在患侧点刺放血对足跟痛也有很好的疗效，尤其急性足跟痛用之极具特效。

◎ **毫针治疗**：五虎五穴；灵骨穴；火全穴；后会穴；小节穴。

注解：五虎穴分别对应于手足关节，五虎五穴对应于脚跟，治疗脚跟痛极效，与五虎四穴倒马针配用尤效；灵骨穴全息对应于足根部，治疗脚跟痛特效，治疗宜深刺；治疗脚跟痛是火金穴的基本主治之一，因本穴在大腿部位，针刺不方便，因此余在临床较少用之；后会穴是根据头足对应之原理，治疗足跟痛也极为有效，针刺较为方便，余在临床也常用；小节穴善治关节疾病，除了治疗踝关节疼痛特效外，还能治疗颈、肩、腰、背、手腕、足跟等部位疼痛。

足跟痛在临床甚为常见，一般治疗较为棘手，针灸具有较好的疗效，传统针灸一般多以局部取穴为主，余在临床仍以远端用穴为主，如大陵穴、下关穴、后顶穴等为常用，另外，余也常以火针运用，一般几次即愈。

（四）足踝痛

● 治疗处方 ●

◎ **刺络放血**：委中穴；阿是穴。

注解：委中穴主要用于外踝部位的扭伤，尤其关节肿胀明显的患者用之最为适宜；阿是穴刺血也十分有效，正如歌赋所言"跌打损伤破伤风，先于痛处下针攻"，踝关节损伤，可于肿胀处点刺出血，使瘀血尽出，可使疼痛立即缓解。

◎ **毫针治疗**：小节穴；五虎四穴、五虎五穴；中白穴、下白穴；解穴；驷马穴；上白穴。

注解：小节穴治疗踝关节扭伤具有特效，无论内、外踝，急、慢性损伤皆效，余在临床以本穴治疗上百例踝关节损伤患者，无不效者；五虎四穴、五虎五穴治疗踝关节扭伤也非常有效，内、外踝皆治；中白穴、下白穴与上白穴主要用于外踝扭伤；解穴用于急性扭伤，尤其对踝关节肿胀者最效，可有消肿止痛的作用；驷马穴治疗腰扭伤、大腿扭伤、腕关节扭伤及踝关节扭伤皆效。

踝关节损伤是所有关节损伤中最常见的，针灸具有优势作用，一般先于患处刺血，再针刺取穴，传统针灸多以同名经对应取穴为主。

（五）膝痛

● 治疗处方 ●

◎ **刺络放血**：三金穴；委中穴；阿是穴。

注解：三金穴对慢性膝痛极为特效，患侧点刺出血，一般5~7天刺血1次；委中穴主要用于急性痛，尤其伴有腘窝部位发紧、下蹲困难者最效；阿是穴最适宜外伤所致的患者。

◎ **毫针治疗**：肩中穴配火主穴；心门穴配火主穴；心膝穴；胆穴；木火穴、火膝穴。

注解：肩中穴治疗膝痛在董氏针灸中最为常用，配用患侧火主穴为牵引针极效，主要针对膝关节无力及膝关节屈伸困难；心门穴是治疗膝内侧痛的首选，也常配患侧的火主穴为牵引针；心膝穴与胆穴对膝关节增生治疗最具特效；木火穴与火膝穴主要针对膝盖冷痛。

膝痛是临床常见病，也是针灸优势疾病，具有用穴少、见效快的特点，传统针灸多从局部取穴为用，董氏针灸则是以远端用穴为主，不在局部取穴。董氏针灸非常重视膝痛的治疗，除了上述方案用穴，还有诸多的相关穴位。如大间穴、小间穴、中间穴；重仙穴；四花中穴、四花下穴（贴骨进针）；通山穴、通天穴等，皆能治疗膝痛，临床根据患者的主要症状特点选择适宜的穴位。

膝关节是全身关节中结构复杂、最大、所受杠杆作用最强、负重较多，但不太稳定的关节，因此膝痛为临床常见病。西医学一般治疗较为棘手，针灸具有优势作用，传统针灸常以局部取穴为主，余在临床常以远端用穴配合局部火针治疗为主的用穴方法，火针治疗膝痛极为理想，对顽固性患者可谓是必用之法，传统针灸取穴多以肘膝对应取穴为常用，如尺泽、曲池及内关等穴。

（六）小腿痛

● 治疗处方 ●

◎ **刺络放血**：精枝穴。
注解：患侧点刺出血，对小腿发胀及小腿疼痛皆效。

◎ **毫针治疗**：火腑海穴；肺心穴；手五金穴、手千金穴；次白穴；肩中穴。
注解：火腑海穴在前臂，对应于小腿，治疗小腿疼痛及无力均效，余在临床常用之，确具实效；肺心穴主要用于小腿胀痛；手五金穴、手千金穴也处于小臂上，与小腿相对应，对下肢治疗有较广泛的作用，可治疗坐骨神经痛、小腿胀痛，以及牵及脚痛、脚麻皆效，余治疗下肢疾病也常用本穴组；次白穴对小腿酸痛及胀痛皆效；肩中穴对下肢具有广泛的作用，是治疗下肢疾病的重要穴位。

（七）大腿痛

◈ 治疗处方 ◈

◎ **刺络放血**：金林穴；背面穴。

注解：金林穴点刺放血治疗血管硬化之坐骨神经痛及大腿痛极效，患侧点刺出血，一般3~5天刺血1次。

◎ **毫针治疗**：肩中穴；中九里穴、七里穴；三叉三穴；心门穴。

注解：肩中穴治疗大腿无力及大腿酸痛极效，是首选穴位；中九里穴、七里穴也是对侧用穴，所用是等高对应取穴，主要用于外侧的大腿疼痛；三叉三穴主要治疗大腿酸痛；心门穴也治疗大腿酸痛，尤其牵及腹股沟内侧痛者为首选。

（八）坐骨神经痛

◈ 治疗处方 ◈

◎ **刺络放血**：金林穴；四花外穴；委中穴。

注解：坐骨神经痛刺血治疗十分有效，尤其对根性坐骨神经痛极具特效。金林穴主要适用于老年人之坐骨神经痛；四花外穴适用于足少阳胆经坐骨神经痛；委中穴适用于太阳经坐骨神经痛。急性期可1~2天刺血1次，慢性患者每周刺血1~2次。

◎ **毫针治疗**：灵骨穴、大白穴；腕顺一穴、腕顺二穴；中白穴、下白穴；手五金穴、手千金穴；肩中穴；心门穴；花骨三穴、花骨四穴；鼻翼穴。

注解：灵骨穴、大白穴是董氏针灸常用的大穴组，临床运用十分广泛，对坐骨神经痛也具有特效，临床适用于肺气不足之坐骨神经痛，对肺气不足而致的坐骨神经痛为首选穴位，用之甚效；腕顺一穴、腕顺二穴主要适用于太阳经之坐骨神经痛，尤其对肾气亏虚而致者为首选用穴；中白穴、下白穴适用于少阳经之坐骨神经痛；手五金穴、手千金穴也是治疗坐骨神经痛常用的重要穴组，尤适宜于伴有脚痛、脚麻的情况，为首选用穴。以上穴组均是对侧（健侧）取穴，若再加配患侧病变经脉之输穴，其功效则将会倍增。肩中穴尤适宜于腿无力患者，心门穴适宜于大腿内侧疼痛患者，鼻翼穴对急性疼痛，尤其伴有臀部剧烈疼痛者为首选；花骨三穴、花骨四穴主要用于太阳经之坐骨神经痛，因本穴组在足底部，角质层较厚，针刺较为疼痛，取穴不方便，因此一般多是取用他穴疗效不佳时再用本穴。

坐骨神经痛为临床常见疾病，也是针灸之优势疾病，尤其董氏针灸取穴少而功效强，是临床优势之法。在临床根据患者的表现特点选择适宜的穴位。传统针灸取穴常以循经取穴为用，余在临床多以同名经取穴为用，如少阳经坐骨神经痛，常于健侧取用支沟、外关，太阳经坐骨神经痛常于健侧取用后溪、腕骨，再配患侧的输穴，另外也常配合首尾取穴法为用。

第四节 躯干部病证

一、胁肋部病证

（一）胁肋痛

• 治疗处方 •

◎ **刺络放血**：四花外穴。

注解：四花外穴在少阳经与阳明经之间，为两经夹经之穴，本穴点刺出血具有重要的作用，可有诸多的临床功效，是最常用的刺血用穴。胁肋处为肝胆经之分野，故在四花外穴找瘀络点刺放血有特效。

◎ **毫针治疗**：足驷马穴或指驷马穴；火串穴；七虎穴；侧三里穴、侧下三里穴。

注解：驷马穴作用于肺，且对胸部病证有效，尤其对伴有呼吸疼痛者效佳；火串穴与传统针灸支沟相符，支沟是历代治疗胁肋痛的要穴，古代有"胁痛肋痛"针飞虎（支沟又名飞虎）之说，今人有"胁肋支沟取"之用；七虎穴在足太阳经与足少阳经之间，临床主要用于治疗胸痛、肋痛；侧三里穴、侧下三里穴在足阳明胃经与足少阳胆经之间，可治疗一切侧身疾病，包括面瘫、面痛、偏头痛、胁肋痛等。

胁肋痛无论传统针灸还是董氏针灸皆有较好的作用，传统针灸常以少阳经用穴为主，常取用支沟、阳陵泉及丘墟透照海。

（二）胸连背痛

• 治疗处方 •

◎ **毫针治疗**：驷马穴；重子穴、重仙穴；上白穴。

注解：驷马穴作用于肺，肺主胸背，因此可治疗胸背痛，尤其对呼吸及咳嗽时累及到胸背疼痛，用之极效；重子穴、重仙穴在肺经上，治疗咳嗽、胸背痛，针之多能立效，尤其急性胸背痛者，用之最效，余在临床最常用；上白穴也能治疗胸背痛，本穴因针刺方便，针刺疼痛较轻，故也常用。

胸连背痛就是胸背痛，可因胸痛牵及背，也可由背痛牵及胸，在临床凡见胸背痛同时出现，就可以按照上述方案处理。

（三）胸闷、胸胀

● 治疗处方 ●

◎ **刺络放血**：曲陵穴；四花中穴。

注解：曲陵穴与尺泽穴相符，《内经》言"心肺有邪，其气留于两肘"，点刺出血，可通畅胸部之气血；也可于四花中穴区域找瘀络点刺出血，四花中穴点刺出血对心、肺、胃及胸腹疾病皆有效。

◎ **毫针治疗**：火陵穴、火山穴；重子穴、重仙穴；

注解：火陵穴与火山穴倒马针伍用，对胸闷、胸胀、胸痛皆效，疗效确切，取穴时当手抚胸取之，主要用于因心脏疾病而致的胸闷；重子穴、重仙穴可治疗胸痛、背痛及胸闷，主要用于因呼吸系统疾病而致的胸闷胸痛。

二、腰背部病证

（一）背痛

● 治疗处方 ●

◎ **毫针治疗**：指肾穴；通胃穴、通背穴；重子穴、重仙穴；正士穴、正宗穴；驷马穴；中九里穴、下九里穴。

注解：背痛临床十分常见，治疗常以慢性与急性区分，慢性背痛余常以指肾穴或通胃穴、通背穴运用；急性背痛余常以重子穴、重仙穴运用；若背痛范围较大，以正士穴、正宗穴为常用；若两边背痛，或痛牵及胸部，常以驷马穴为用。

背痛临床常见，慢性背痛多以慢性劳损而致，急性背痛多以外伤而致，临床凡见以背痛为主要表现的患者皆可按照以上方案施以处理。临床以此针对性用穴，每每用之皆效如桴鼓。

（二）急性腰扭伤（闪腰岔气）

• 治疗处方 •

◎ **刺络放血**：委中穴；顶柱穴；三江穴。

注解：委中穴刺血治疗急性腰扭伤可谓是最常用的方法，"腰背委中求"，急性腰扭伤委中点刺出血极效。委中又称为血郄，郄穴善治急症，"宛陈则除之"，故点刺出血而使瘀滞解；顶柱穴与三江穴在其区域内找压痛点或瘀络刺之。

◎ **毫针治疗**：二角明穴；马金水穴、马快水穴；水通穴、水金穴。

注解：二角明穴在中指背上，与督脉相应，因此二角明穴最适宜病痛在督脉上的患者；马金水穴、马快水穴及水通穴、水金穴肺肾同调，因此对习惯性腰扭伤或肾气亏虚而致者最为适宜。

腰扭伤在临床甚为常见，是针灸临床特效疾病，无论传统针灸还是董氏针灸均具有取穴少、见效快的特点，多数一般 1~3 次可愈。传统针灸取穴多是根据病痛点辨经取穴，如病在督脉常取人中、后溪，病在膀胱经常取用束骨、养老、后溪、腰痛点等穴。

（三）慢性腰痛

• 治疗处方 •

◎ **刺络放血**：委中穴。

注解：委中穴是急、慢性腰痛刺血最常用的有效穴位，慢性腰痛多有瘀血，因此用之疗效很好，重要的是要掌握好出血量的多少，一定根据患者病情虚实及体质而定。

◎ **毫针治疗**：水通穴、水金穴；腕顺一穴、腕顺二穴；中白穴；灵骨穴、大白穴。

注解：水通穴、水金穴为金水两性之穴，肺肾同调，急、慢性腰痛皆治，尤其慢性腰痛。在此部位之马金水穴、马快水穴，也是急、慢性腰痛皆治；腕顺一穴、腕顺二穴在董氏针灸之肾区，此区域既可诊断肾虚，又可以补肾。腕顺一穴与传统针灸后溪相符，后溪通于督脉，故能治疗督脉之腰痛，二穴在手太阳小肠经，手太阳与足太阳为同名经，同名经同气相求，故能治疗太阳经之腰痛；中白穴、下白穴既能治疗肾炎，又能治疗腰痛，对急、慢性腰痛均有很好的疗效；灵骨穴对腰痛有很好的作用，余在临床最为常用，若是腰与腿都痛，灵骨穴、大白穴配用。

慢性腰痛则是针对急性腰扭伤而言，凡是除了急性腰扭伤之腰痛，以反复之腰痛为主症者皆称之为慢性腰痛。腰痛是临床常见病，也是针灸之优势疾病，无论传统针灸还是董氏针灸皆有很好的治效，若治疗正确，一般多能立效，且有很好的治本作用。传统针灸取穴一般根据病变经脉及病性结合取穴，根据腰为肾之府，尤其重视补肾，对于病程已久者常配合刺血疗法。

（四）尾椎痛

● 治疗处方 ●

◎ **毫针治疗**：后会穴；心门穴；肺心穴。

注解：后会穴治疗尾椎痛则是根据头骶对应取穴原理运用，后会穴用之确有实效；心门穴用于治疗尾椎骨尖端疼痛；肺心穴治疗第 16 椎以下至尾骶骨痛有特效，这些用穴治疗简单且具实效。

尾椎骨疼痛多因跌挫伤所致，一般是指第 19 椎至第 21 椎部位的疼痛，凡见这一部位疼痛为主症者就可以按照以上方案处理，多能见立竿见影之效。

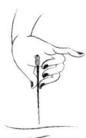

第四章
董氏针灸治疗常见病

第一节　内科病证

一、肺系病证

（一）咳嗽

● 治疗处方 ●

◎ **刺络放血**：曲陵穴；四花中穴、四花外穴。

注解：曲陵穴与尺泽穴相符，尺泽为肺经之合穴，"合主逆气而泄"，《内经》言"心肺有邪，其气留于两肘"，因此于此处点刺出血治疗急性咳喘甚效；四花中、外穴瘀络刺血对慢性咳喘效佳。

◎ **毫针治疗**：水金穴、水通穴；小间穴配心常穴；曲陵配土水穴；重子穴、重仙穴。

注解：水金穴与水通穴治疗急、慢性咳嗽均有佳效，余在临床治疗咳嗽病证，本穴组一般为首选穴，本穴组为金水相生，金是肺，主肃降，水是肾，主受纳，理气作用很好。穴位所在为足阳明胃经所行，又具有土之特性，含有土、金、水三性，由肺金之肃降，肾水之受纳，再由土在中焦之斡旋，从而完成了整个呼吸功能，因此本穴组治疗咳嗽极效；小间穴在手阳明大肠经，大肠与肺相表里，其位置在荥穴二间之范围，故有清热之效，针之具有清肺热的功能，用于咳吐黄痰甚效，与心常穴配合治疗老年人之咳，或有心脏病之咳用之最效；曲陵穴与传统针灸尺泽相符，尺泽为手太阴肺经之合穴，且又是本经之子穴，"合主逆气而泄"，又"实则泻其子"，因此本穴用于治疗实性咳喘极效。土水穴在肺经上，土水中穴与荥穴鱼际相符，"荥主身热"，鱼际对肺之虚热、实热皆治，因此曲陵穴与土水穴配用治疗急性咳喘具有特效；重子穴、重仙穴也在肺经荥穴鱼际之位置，因此二穴有泻热的作用，最宜用于发热咳嗽，痰黏稠不易咳出的情况，利于痰的咳出。

咳嗽即西医学中的急、慢性支气管炎，是临床常见病，尤其在儿童中更为常见，针灸治疗具有很好的功效，若能及时正确用穴，可有非常理想的治疗效果，临床凡见以咳嗽为主要表现的患者皆可参阅以上相关方案。西医学将其分为了外感咳嗽与内伤咳嗽两类，外感咳嗽多以肺经用穴为主，内伤咳嗽当以合理的辨证，明确病之虚实及病变脏腑，根据病之虚实及相关病变脏腑，取用相关穴位施以治疗。

（二）哮喘

● 治疗处方 ●

◎ **刺络放血：**十二猴穴；喉蛾九穴；金五穴；四花中穴、四花外穴；曲陵穴。

注解：十二猴穴、喉蛾九穴及金五穴皆是以刺血为用的穴位，三组穴位主要用于急性喘憋发作患者，运用时点刺挤捏出血数滴即可；四花中穴、四花外穴找瘀络点刺出血对急、慢性哮喘皆效，尤适宜于慢性喘憋患者。

◎ **毫针治疗：**曲陵穴配土水穴；重子穴、重仙穴；灵骨穴、大白穴；三士穴（人士穴、地士穴、天士穴）配小间穴、心常穴；足驷马穴（中驷马穴、上驷马穴、下驷马穴）；水通穴、水金穴；四花上穴。

注解：曲陵穴与传统针灸之合穴尺泽相符，土水穴也在肺经上，土水中穴与荥穴鱼际相符，二穴相配治疗急性咳喘皆甚效，是余在临床中常用的一组有效对穴；重子穴与重仙穴也在肺经上，二穴伍用对痰多不易咳出的咳喘为最效；灵骨穴、大白穴具有温阳补气的作用，治疗虚性喘为佳，临床可根据症状加配相关穴位，肾不纳气者可配水通穴、水金穴，心脏之喘可配三士穴、心常穴，肺脏而致者可加配足驷马穴；三士穴配小间穴、心常穴治疗肺心病而致的喘咳极效；水通穴、水金穴为金水相通，善治肾不纳气，治疗子盗母气之肾喘；四花上穴与足三里相近，足三里为土中之土，健脾胃功效强大，凡土不生金而致的咳喘，本穴为首选，用之培土生金，四花上穴贴骨进针，作用更强。

在临床中有"内不治喘，外不治癣"之说，说明喘证缠绵难愈。传统针灸治疗喘证也积累了较为丰富的经验，余在传统针灸中用穴也有一定的规律，治疗急性喘证多以肺经用穴为主，重在治标。如尺泽、鱼际、孔最等，另外定喘、天突、膻中穴也有很好的作用，对于慢性咳喘需要综合辨证取穴，重在治本。

（三）感冒

● 治疗处方 ●

◎ **刺络放血**：五岭穴；后心穴；七星穴；耳三穴。

注解：五岭穴在背部，总计 40 穴，治疗感冒时一般取用第一行 2、3 椎穴位，及第二行旁开 3 寸的第 2、3 椎穴位即可，对感冒之发热等有较好的作用；后心穴及七星穴皆在背部，一般用之较少；耳三穴治疗感冒也有较好的作用，尤其耳上穴最为常用，治疗发热疗效较佳。

◎ **毫针治疗**：曲陵穴配分金穴；三叉三穴配土水穴；感冒一穴、感冒二穴；木穴。

注解：曲陵穴与肺经合穴尺泽相符，分金穴在曲陵穴上 1.5 寸处，二穴倒马针伍用治疗感冒甚效，尤对感冒而致的咽喉疼痛最效；三叉三穴与传统针灸液门穴相符，液门穴为三焦经之荥穴，液门穴在传统针灸中被称为感冒"第一穴"，土水穴在肺经上，土水中穴与鱼际相同，鱼际为肺经之荥穴，二穴均为荥穴，"荥输治外经"，又"荥主身热"。因此二穴伍用治疗感冒极效，对感冒而致的头痛、咽痛、发热、咳嗽皆有很好的治疗作用；感冒一、二穴其穴名已表明了其作用，专治疗感冒，尤其对重感冒、高热、发冷、感冒头痛等，用之确有实效，但因本穴组在大腿根部，取穴不便，因此一般的感冒较少用之。

感冒是临床常见病，人的一生中基本上有过或轻或重的感冒史，针灸则有较好的作用，无论传统针灸还是董氏奇穴均有佳效。有些穴位对感冒所致的某个症状有特效，因此临床还要根据相关症状调加相应穴位，如若是感冒之流涕必加用木穴；若是咳吐黄痰者加用小间穴；若痰黏稠不易咳出者加用重子穴、重仙穴；高热者以刺血作用最快、最效。传统针灸施治辨风寒风热，风寒者以灸为最效，风热者以刺血为最佳。

（四）肺炎

● 治疗处方 ●

◎ **刺络放血**：曲陵穴；大白穴。

注解：曲陵穴与传统针灸尺泽相同，尺泽为肺经之合水穴，肺经之子穴，善于清泄肺热，刺络放血加强了泻热之功；大白穴在大肠经上，大肠与肺相表里，刺血对急性发热及咳嗽效佳。

◎ **毫针治疗**：重子穴、重仙穴配大白穴；曲陵穴、分金穴配土水穴；灵骨穴、大白穴配三士穴（人士穴、地士穴、天士穴）。

注解：重子穴、重仙穴在肺经上，具有清肺热的作用，对咳喘极具特效，尤其痰不易咳出者用之极效，大白穴在大肠经上，两组穴位伍用表里两经用穴，善清热止咳祛痰，故治疗急性肺炎效佳；曲陵穴、分金穴与土水穴皆在肺经上，曲陵穴与分金穴倒马针运用，清肺热、利咽喉，土水穴清肺热、止咳喘，因此两组穴位伍用治疗急性肺炎也具特效；灵骨穴、大白穴温补肺气，三士穴在心包与肺经上，治疗咳喘胸闷，两组穴位善治慢性肺炎。

肺炎属于西医学之疾病名称，一般发病多极具迅速，尤其小儿及老年人更为多发，针灸治疗也有较好的疗效，尤其在改善症状上可收到速效。

二、脾胃系病证

（一）急性胃痛

● 治疗处方 ●

◎ **刺络放血**：胃毛七穴；五岭穴；四花中穴、四花外穴。

注解：胃毛七穴在胃脘部，急性胃痛发作时在此处点刺出血，挤捏出血数滴黑血即可使疼痛而止；五岭穴一般取中间部分穴位点刺出血即可；四花中穴、四花外穴找瘀络点刺出血，对急、慢性胃痛皆效。

◎ **毫针治疗**：通关穴、通山穴、通天穴；通胃穴、通背穴；门金穴。

注解：通关穴、通山穴及通天穴任取两穴即可，本穴组即在足阳明胃经，用之自然而有效；通胃穴即直接通于胃，与通背穴倒马针治疗胃痛故有显著疗效；门金穴与陷谷相同，陷谷是胃经之输穴，输主疼痛，故门金穴治疗胃痛极效。

急性胃痛即急性胃痉挛，表现为突发性疼痛，发作迅速，疼痛严重，传统针灸常以梁丘、至阳最为特效，梁丘为足阳明胃经之郄穴，郄穴善治急症，阳经郄穴善治痛症，故用梁丘特效。至阳常是急性胃痛之反应点，若在此部位按压，以出现压痛反应为特效，针之则立效。

（二）慢性胃痛

● 治疗处方 ●

◎ **刺络放血**：四花中穴、四花外穴；解溪至门金区域瘀络。

注解： 四花中、外区域找瘀络点刺放血，对慢性胃病有很好的作用，若在这一区域瘀络不明显时，也可在四花上穴区域找瘀络，用之也有相同的功效；解溪至门金一带找瘀络刺血也有甚效。

◎ **毫针治疗：** 土水穴；四花上穴配门金穴；通关穴、通山穴、通天穴。

注解： 土水穴，董师言治疗胃炎及久年胃病，即指慢性胃病，本穴组在肺经，手太阴肺经"起于中焦，下络大肠，还循胃口……"，所以肺经与胃的关系密切，土水穴虽在肺经，故能治疗胃病；四花上穴与足三里相近，且四花上穴贴骨进针，作用更强，门金穴与陷谷相同，陷谷为输穴，故四花上穴与门金穴配用治疗胃痛极佳；通关、通山及通天三穴在足阳明胃经上，故能治疗胃病。

慢性胃痛即西医学所言的慢性胃炎、消化性溃疡一类疾病，临床十分常见，故在民间有"十人九胃病"之说，针灸治疗胃病有特效，传统针灸施治主要辨证处方，也有诸多特效方案，比如胃三针（中脘、内关、足三里）以及腹部穴位，如腹部上、中、下三脘穴及梁门等穴，治疗胃病均十分特效。

（三）呕吐

● 治疗处方 ●

◎ **刺络放血：** 总枢穴；曲陵穴；四花中穴、四花副穴。

注解： 总枢穴治疗呕吐十分特效，呕吐时可在这一区域点刺出血，呕吐多能立止，此区域治疗呕吐在民间也十分常用，小儿推拿中的天柱骨也是指这一部位，包括了总枢穴之内，也用于治疗呕吐，可见这一区域治疗呕吐是长期临床实践经验的总结；曲陵穴与传统针灸之尺泽相符，尺泽为手太阴肺经之合穴，"合主逆气而泄"，肺主气，手太阴肺经起于中焦，故点刺放血治疗呕吐也具特效，本穴取穴方便，余在临床治疗急性呕吐最常在曲陵穴瘀络点刺；四花中穴、四花副穴主要用于消化系统疾病而致的慢性胃脘部不适，感觉胃胀满、胃痛、吞酸嗳气之现象。

◎ **毫针治疗：** 通关穴、通山穴、通天穴；水金穴、水通穴；心门穴；天皇穴、肾关穴。

注解： 通关、通山、通天三穴治疗呕吐疗效较佳，包括妊娠之呕吐，治疗呕吐时两边六针皆用；水金、水通穴能降一切气逆，无论胸闷、腹胀、喘咳还是呃逆、恶心呕吐皆有疗效；心门穴治疗呕吐犹如传统针灸之内关，是治疗心脏病的重要穴位，也是治疗呕吐的常用穴位；天皇穴与肾关穴配用治疗胃酸过多及反胃极效，因此二穴可治疗因胃而致的反酸、恶心呕吐。

呕吐是诸多疾病的一种常见症状，针灸治疗呕吐效果良好，既有明显的止呕作用，又无不良反应，尤其对食入即吐、难以服药者针灸可发挥明显优势。但在治疗时要明确原发疾病，如脑源性呕吐及消化道严重梗阻等一类疾病要在治疗呕吐的同时，还要治疗原发疾病。传统针灸治疗呕吐主要通过辨证处方，最常用的穴位则是内关，临床有呕吐"第一穴"之称，另外金津、玉液、尺泽点刺放血等也具特效，基本组方仍以中脘、足三里、内关即"胃三针"为最常用基本组方。

（四）呃逆

● 治疗处方 ●

◎ **刺络放血**：总枢穴。

注解：总枢穴具有降逆之效，因此点刺出血治疗恶心、呕吐及呃逆皆效。

◎ **毫针治疗**：脾肿穴；水金穴、水通穴。

注解：脾肿穴治疗消化不良特效，对呃逆也有佳效，呃逆患者若见脾肿穴区颜色发青、出现瘀络，用之特效，也可在此瘀络点刺；水金穴、水通穴治疗一切气机上逆，如恶心、呕吐、打嗝及咳喘等所有脏腑而致的气机上逆。

呃逆是临床常见的病证，其病机是胃气上逆动膈而致。其病因较为复杂，病情轻重悬殊极大，针灸对呃逆有很好的疗效，尤其传统针灸治疗本病可有诸多特效穴位，如攒竹、翳风、膻中、膈俞、天突、中魁、内关等诸多穴位，若能正确用之则有特效，新病轻证患者多能立止，对于复杂性的呃逆需要正确辨证组方治疗。

（五）泄泻

● 治疗处方 ●

◎ **刺络放血**：四花中穴、四花外穴；三江穴；腑巢二十三穴。

注解：四花中、外穴瘀络点刺放血对急、慢性肠炎皆效；三江穴在下腰部，包括大肠俞、小肠俞，在此处点刺放血对急、慢性肠炎都有治效；腑巢二十三穴主要针对慢性肠炎，临床运用时主要选用以脐为中心周边几个穴位。

◎ **毫针治疗**：肠门穴、肝门穴、四花下穴、腑肠穴；门金穴；足五金穴、足千金穴；指五金穴、指千金穴。

注解：余在临床治疗急性肠炎最常用肠门穴、肝门穴、四花下穴、腑肠穴，具有很好的治疗作用，若有腹痛时再加配门金穴即可；余治疗慢性肠炎最常用足五金穴、足千金穴配门金穴。

泄泻即西医学之肠炎，分为急性肠炎与慢性肠炎，传统针灸对本病治疗非常重视艾灸疗法，尤其艾灸对慢性肠炎具有很好的作用，传统针灸治疗主要通过辨证施治，常用主要穴位是以大肠的募穴、下合穴、背俞穴为主。

（六）便秘

● 治疗处方 ●

◎ **毫针治疗**：火串穴；三其穴（其门穴、其角穴、其正穴）。

注解：火串穴与传统针灸支沟相同，支沟为三焦经之经穴，本穴自古为便秘之要穴。《玉龙歌》言"腹疼秘结支沟穴"。《杂病穴法歌》言"大便虚秘补支沟"。三焦调理气机，通行诸气，运行水液，经穴具有调畅气机之效，故对便秘极效；三其穴在大肠经上，本穴组对肛周疾病具有特效，可治疗痔疮、顽固性便秘等。

便秘为临床常见病，但一般方法治疗较为棘手，针灸治疗有较好的作用，尤其传统针灸治疗便秘十分特效，临床治疗常以大肠之募穴、下合穴、背俞穴为主，其次还有相关特效穴位，如支沟配照海，正如《玉龙歌》所言："大便闭结不能通，照海分明在足中，更把支沟来泻动，方知妙穴有神功。"

（七）脾肿大

● 治疗处方 ●

◎ **毫针治疗**：脾肿穴；木斗穴、木留穴；足三重穴。

注解：脾肿穴在手指上，因能治疗脾脏肿大故名为脾肿穴；木斗穴、木留穴其体在胃，其用在肝，尤善治疗肝脾疾病，因此本穴组治疗肝脾肿大皆效，对因肝病而致的脾大为首选穴位；足三重穴在足阳明经与足少阳经之间，阳明与少阳并治，对脾脏肿大也有特效。临床常以上述穴组交替配合运用，若是因肝脏疾病而致的脾大常配合上三黄穴运用。

脾脏肿大原因较为复杂，多为顽症痼疾而致，因此施治时应全面仔细地辨证诊断，合理处方。

三、心系病证

（一）心悸、怔忡

• 治疗处方 •

◎ **毫针治疗**：心常穴；心门穴；人士穴；火菊穴；通关穴、通山穴、通天穴。

注解：心常穴能使不正常的心跳恢复正常，对心悸是最常用的穴位；心门穴为心之门，应于心脏，治疗心脏病常用，对心悸、怔忡皆有较好的作用；人士穴在心包经，针深 1 寸可治疗心悸；若心悸兼有头晕、血压高可用火菊穴；有器质性心脏病伴有心悸、怔忡症状者以通关、通山、通天穴为首选穴位。

心悸即平时所言的心慌、心跳，多为功能性疾病，针灸治疗多能立竿见影，怔忡多因器质性心脏病而致，症状多较严重。传统针灸多以心包经用穴为主，如内关、大陵、郄门、神门等穴为常用。

（二）心绞痛

• 治疗处方 •

◎ **刺络放血**：火包穴；曲泽穴。

注解：火包穴与传统针灸经外奇穴独阴相符，传统针灸独阴也是治疗心脏病之要穴，此处点刺出血则甚效；曲泽为心包经之合穴，《内经》言"心肺有邪，其气留于两肘"，故在此处刺血治疗心脏病极为特效，包括冠心病用之也特效。

◎ **毫针治疗**：火包穴；地宗穴；火主穴；手解穴。

注解：火包穴点刺放血及针刺皆效；地宗穴能使阳证起死回生，治心脏病，本穴用之治疗急性心脏病具有特效；火主穴其体在肝足厥阴脉，其用在心手少阴脉，肝生心，故用之治疗急性心脏病极效；手解穴与少府穴相同，针刺泻之，可立解心脏不适。

心绞痛属于中医学之"胸痹""真心痛""厥心痛"之范畴，针灸治疗作用确切而迅速，传统针灸常以内关、中冲、曲泽、郄门为常用。

（三）冠心病

• 治疗处方 •

◎ **刺络放血**：四花中穴、四花外穴；曲泽穴。

注解：四花中、外穴瘀络刺血，能够瘀癥并治，点刺放血对高血压、高血脂、冠心病皆有很好的疗效，可与曲泽交替配用，在曲泽位置找瘀络点刺出血对各种瘀滞皆效。《内经》言"心肺有邪，其气留于两肘""宛陈则除之"，两个部位刺血对心脏病治疗具有标本兼治之功。

◎ **毫针治疗**：通关穴、通山穴、通天穴；心门穴配四花上穴；三士穴（人士穴、地士、天士穴）。

注解：通关、通山、通天一组穴位是治疗各种心脏病之主穴，临床运用确有佳效，本穴组其体在胃，其用在心，治疗发挥作用较快；心门乃心之门，作用于心，对胸闷、气短、心悸不安症状改善有特效，与四花上穴配用以达标本兼治，四花上穴针刺宜深，一般需2.5寸以上；三士穴在心包经与肺经之间，心肺能同调，因此本穴组主要治疗肺心病。

四、肝系病证

（一）黄疸

• 治疗处方 •

◎ **刺络放血**：上曲穴。

注解：黄疸病之因在湿邪，治疗当以利湿为主，上曲穴在小肠经上，小肠为分水之官，与脾通能利湿治黄疸。

◎ **毫针治疗**：眼黄穴、肝门穴、肠门穴；火枝穴、火全穴、其黄穴；上三黄穴（明黄穴、天黄穴、其黄穴）。

注解：眼黄穴与肝门穴配肠门穴倒马针配用治疗急性黄疸极效，一般1周可使急性黄疸明显或基本改善，是治疗急性黄疸首选用穴；火枝穴、火全穴配其黄穴倒马针或上三黄穴倒马针组合治疗慢性黄疸均效，因胆病而致者以火枝穴、火全穴配其黄穴为常用，若是因肝病所致则以上三黄穴为常用。

黄疸病主要因肝胆系统疾病而致，病因多复杂，其基本病机则是因湿浊阻滞，湿邪是主因。中医辨证当以辨阴黄和阳黄为主要，阳黄以湿热为主，阴黄以寒湿为主，其治疗以利湿为主，阳黄清热利湿，阴黄温中化湿。

（二）肝炎

• 治疗处方 •

◎ **刺络放血**：上曲穴。

注解：上曲穴在小肠经上，小肠为分水之官，与脾通能利湿治肝炎，一般刺血再毫针治疗，则有很好的疗效。

◎ **毫针治疗：**木炎穴、肝门穴、肠门穴；上三黄穴（明黄穴、其黄穴、天黄穴）、木穴。

注解：肝炎有急、慢性之分，急性肝炎则以木炎穴、肝门穴配肠门穴为主，也可配用眼黄穴，疗效非常好，一般1周即可达到满意疗效；慢性肝炎则以上三黄穴配木穴为主，也可以配肝门穴治疗，也是很有效的治疗方案。无论急、慢性肝炎先是在上曲穴刺血，再毫针针刺。

（三）肝硬化

· 治疗处方 ·

◎ **刺络放血：**上曲穴；四花中穴、四花外穴。

注解：上曲穴点刺放血治疗肝炎及肝硬化皆效，为治疗肝病之特效穴。四花中、外穴是董氏针灸最常用的刺血区域，在此区域瘀络刺血可治疗诸多的脏腑疾病，肝硬化在四花中、外瘀络刺出黑血也有较好的疗效。

◎ **毫针治疗：**上三黄穴（明黄穴、天黄穴、其黄穴）、足三重穴、木斗穴、木留穴。

注解：上三黄穴作用于肝，治疗急、慢性肝病皆效，尤其慢性肝病；木斗穴、木留穴肝脾皆治，其体在胃，其用在肝，对肝硬化及脾脏肿大皆效；足三重穴活血化瘀，用之有疏肝解郁、通滞化瘀之效。因此本穴组上述处方治疗肝硬化具有佳效。

肝硬化是复杂性疾病，治疗较为棘手，余在临床治疗本病常以上述方案为基本法，确具实效，尤其对早期肝硬化具有佳效，临床可以交替用穴，也可以同时用穴，对于病程已久的患者还要注重治肾，肝肾同源，若是已有腹水，亦需要利水等治疗。

（四）胆囊炎、胆石症

· 治疗处方 ·

◎ **毫针治疗：**火枝穴、火全穴、其黄穴；木枝穴、中白穴与下白穴、中九里穴配七里穴。

注解：火枝、火全穴作用于胆，与其黄穴大倒马针，对胆囊炎及胆石症皆有卓效，是最基本的治疗方案用穴；木枝穴作用于肝胆，木为肝，枝为分支，即胆，可治疗各种胆病，包括胆囊炎、胆结石均有卓效。中白穴与下白穴在三焦经上，手足少阳经相通，故能治疗足少阳之胆病。中九里穴与风市相符，其穴在胆经，与七里穴倒马针配合加强其治效。故以上几穴配用治疗胆囊炎或胆结石非常特效。一般胆囊炎常用第一组配穴为基本法，胆结石常用第二组配穴为基本法，两组穴位也可以相互配合运用。

胆囊炎常与胆结石并发，因此临床有胆囊炎胆石症之说，故治疗基本相同，但胆结石发病更为迅速，疼痛更重，需要及时缓解疼痛，传统针灸多以胆经用穴为主，常以胆的背俞穴、下合穴、腹募穴及经外奇穴胆囊穴为常用。

五、肾系病证

（一）肾炎

● 治疗处方 ●

◎ **刺络放血**：水愈穴；腑巢二十三穴。

注解：水愈穴针刺宜浅，以刺出黄水者治肾，若针刺过深治疗肾病就无效了；腑巢二十三穴运用时主要以肚脐为中心的周围穴位为主。

◎ **毫针治疗**：通肾穴、通胃穴、通背穴；下三皇穴（天皇穴、地皇穴、人皇穴）；水相穴、水通穴、水金穴、水腑穴。

注解：通肾、通胃、通背三穴作用于肾，故又称为肾三通穴，尤其以阴虚者为主；下三皇穴在脾经上，能健脾利水，用于偏于肾阳虚者；水相穴与传统针灸太溪相符，太溪为足少阴肾经之原穴，原穴为五脏六腑之原，五脏有疾应取之十二原。水腑穴与肾俞相同，肾俞为肾的背俞穴，背俞穴为五脏六腑之精气会聚于背部的俞穴。水通、水金穴作用于肾，与肾水有关，调补肾脏。以上诸穴相互配用，功效协同，作用倍增。

（二）肾结石

● 治疗处方 ●

◎ **刺络放血**：水愈穴。

注解：水愈穴以扎出黄水者为特效针，说明点刺宜浅，不可过深。本穴在肩胛骨下缘，腋后直上，对应于肾，可治疗肾病。

◎ **毫针治疗**：马金水穴、下白穴。

注解：马金水穴为治疗肾结石之特效针，一般要配下方的马快水穴倒马针加强其作用疗效。下白穴治疗肾结石、胆结石均甚效，本穴与马金水、马快水穴同用治疗肾结石多能立效，可使疼痛立止，并有排石之功。

肾结石属于中医之石淋，主要以为突发性绞痛为主症，针灸治疗不仅可迅速止痛，而且还有排石之功。针灸治疗以行气止痛，利尿排石为主。传统针灸常以肾俞、京门、太溪、气海为常用穴。

（三）膀胱结石

● **治疗处方** ●

◎ **毫针治疗**：马快水穴、下白穴；水腑穴、水中穴。

注解：马快水穴在马金水穴之下4分，马快水穴治疗膀胱结石特效，常与马金水穴倒马针配合加强疗效，是治疗膀胱结石特效用穴；水腑穴即肾俞、水中穴即三焦俞，二穴伍用治疗膀胱结石也效。

（四）尿道结石

● **治疗处方** ●

◎ **毫针治疗**：六快穴、七快穴。

注解：六快穴在人中穴旁开1.5寸左右，七快穴在嘴角旁边，与地仓穴相符。二穴对应于下焦，在马快水穴下，二穴倒马针伍用治疗尿道结石具有特效，可立止疼痛，且能排石。

（五）水肿

● **治疗处方** ●

◎ **毫针治疗**：下三皇穴（天皇穴、地皇穴、人皇穴）；肾三通穴（通肾穴、通胃穴、通背穴）；中白穴、水曲穴、水中穴、水腑穴。

注解：下三皇穴在脾经上，具有健脾利湿的作用，治疗水肿极效，天皇穴与阴陵泉相符，为土水穴，健脾利湿第一穴，利水作用极强，人皇穴与三阴交相符，肝脾肾皆治。脾主运化，肝主疏泄，肾主水，故治疗水肿特效；肾三通穴（通肾穴、通胃穴、通背穴）也在脾经上，相当于下三皇穴之延长线上，治疗水肿极效，被称为特效针，一般任取两穴交替运用，下三皇穴可与肾三通穴配用，也可交替运用；中白穴又名鬼门穴，中医言"开鬼门，洁净府"，以发汗利小便，能治水肿。水曲穴与足临泣相符，足临泣是历代治疗水肿之要穴，《玉龙歌》言："两足有水临泣泻。"《针方六集》载曰："足临泣针入3分，可出一身之水。"水中穴与三焦俞相符，三焦通利水道，运行水液。水腑穴即肾俞穴，肾主水，主持和调节水液代谢，故能治疗水肿。以上几穴配合运用，故利水消肿作用强。

水肿发生原因较为复杂，牵及脏腑较多，肺为水之上源，脾为水的运化之脏，肾主水，三焦为水液之通道，膀胱气化失常均与水肿有关。水为至阴，所以其本在肾；水化于气，所以其标在肺；水唯有畏土，故其治在脾，因此治疗多在脾经与肾经用穴。传统针灸治疗水肿以辨阳水、阴水为要，阳水者属实，重在肺脾两脏；阴水者属虚，重在脾肾两脏。

六、泌尿系病证

（一）尿道炎

● 治疗处方 ●

◎ **毫针治疗**：外间穴、浮间穴配云白穴、李白穴；火硬穴，六快穴、七快穴。

注解：五间穴对下焦疾病有特效，浮间穴、外间穴治疗膀胱炎、尿道炎、附睾炎及前列腺炎均有佳效。云白穴清下焦湿热，与李白穴倒马针作用协同。外间穴、浮间穴配云白穴、李白穴增强其疗效，若能及时治疗，一般一次可解决；火硬穴与肝经之荥穴行间相符，行间为足厥阴肝经之荥穴，足厥阴肝经循股阴，入毛中，环阴器，抵小腹，因此针刺可清下焦湿热。六快穴在人中旁开1.5寸左右，七快穴在嘴角旁边，与地仓相符，治疗尿道疾病特效，包括结石及炎症，故三穴伍用治疗尿道炎极具特效，疗效立竿见影。

尿道炎属于中医学之淋证范畴，主要表现为尿急、尿涩、尿痛，甚或出现尿血等，其病机主要为湿热蕴结下焦，其治疗以清下焦湿热为主。

（二）小便出血

● 治疗处方 ●

◎ **刺络放血**：分枝上穴、分枝下穴。

注解：分枝上、下穴为解毒之要穴，有很好的解毒作用，可以治疗小便痛、性病之淋病，以及血淋等小便异常问题。

◎ **毫针治疗**：火硬穴、六完穴；下三皇穴（天皇穴、地皇穴、人皇穴）。

注解：火硬穴与足厥阴肝经之荥穴行间相近，行间具有清热泻火的作用，可清下焦湿热；六完穴为止血之要穴，故二穴伍用对小便出血甚效；董师言地皇穴及人皇穴可治疗小便出血，下三皇穴在脾经上，脾主统血，三穴大倒马针配合故效佳。

小便出血属于中医学之血淋范畴，多为炎症或结石所致，针刺用之多能迅速见效。

（三）睾丸炎

● 治疗处方 ●

◎ **刺络放血**：内踝至三阴交一带瘀络。

注解：于内踝至三阴交一带找瘀络点刺出血，在此部位刺血可治疗多种男女生殖系统疾病，如治疗不孕不育、疝气等，皆甚效。

◎ **毫针治疗**：大间穴、小间穴、中间穴或外间穴、浮间穴。

注解：睾丸炎属于下焦之病，五间穴针对下焦之疾而有特效，一般将其分为两组穴位，交替运用。

（四）阳痿

● 治疗处方 ●

◎ **毫针治疗**：肾关穴、地皇穴、人皇穴、大敦穴。

注解：肾关穴为肾之关口，大补肾气，地皇穴、人皇穴，董师言可治疗阳痿、早泄、遗精、滑精等男科病，三穴倒马针配用增强补肾气的功效。大敦穴属足厥阴肝经，足厥阴肝经循股阴，环阴器，抵小腹，与生殖系统联系密切，大敦为井穴，井穴善开窍，生殖系统为七窍之一，足厥阴肝经主筋，男性生殖器属筋，肝主疏泄，因此用大敦治疗阳痿有多方面的作用原理，故用之特效。

（五）遗精、滑精、早泄

● 治疗处方 ●

◎ **毫针治疗**：肾关穴、地皇穴、人皇穴；肾三通穴（通肾穴、通胃穴、通肾穴）；水腑穴。

注解：本类疾病主要因肾失封藏，肾气不固而致，肾关穴、地皇穴、人皇穴与肾三通穴功专补肾，因此用之极效，两组穴位可交替运用，也可以同时运用。水腑穴即传统针灸之肾俞穴，肾俞穴为肾之背俞穴，背俞穴为脏腑之精气会聚于背部的腧穴，故可调补肾脏。传统针灸非常重视灸法，如常用灸关元、命门及肾俞等穴，有确切的作用。

（六）疝气

● 治疗处方 ●

◎ **刺络放血：**内踝至三阴交瘀络。

注解：于内踝至三阴交一带找瘀络点刺放血，以出黑血为佳。

◎ **毫针治疗：**大间穴、小间穴、中间穴、外间穴、浮间穴；火包穴、海豹穴、火硬穴。

注解：大间、小间、中间、外间及浮间穴为治疗疝气之特效穴，一般分为两组，交替用针，一般在此区域找发青发乌之反应点，若有反应则针之特效；火包穴与传统针灸经外奇穴独阴相近，治疗疝气特效。治疗疝气为海豹穴基本主治之一，火硬穴与肝经之荥穴行间相近，三穴相配治疗疝气也效佳。

中医学认为，本病病位在任脉和足厥阴肝经，故以任脉与肝经穴位为主，临床以大敦、关元、气海、蠡沟、三阴交等穴为常用，尤其与灸法配合运用更具特效。

（七）癃闭

● 治疗处方 ●

◎ **毫针治疗：**下三皇穴（天皇穴、地皇穴、人皇穴）、四花上穴；水腑穴。

注解：下三皇穴其体在脾，其用在肾，天皇穴与阴陵泉相符，阴陵泉具有健脾利湿的作用，人皇穴与三阴交相符，具有健脾、疏肝、补肾之功，因此下三皇穴能治疗癃闭。下三皇穴与四花上穴相配通利小便，故配用十分有效；水腑穴与肾俞穴相同，肾俞为肾的背俞穴，肾主前后二阴、司二便，故可治疗各种小便失常的问题。

癃闭是癃证与闭证的合称，癃证是以小便不利、点滴而出为特点；闭证是以小便完全不通为特点。中医学认为本病病机是膀胱气化功能失常，其治疗以调理膀胱、行气通闭为要。传统针灸治疗以膀胱之募穴中极为最效，尤以针灸并用，无论癃证还是闭证皆效。

七、其他病证

（一）面瘫（周围性面瘫）

· 治疗处方 ·

◎ **刺络放血**：患侧口腔内瘀络；患侧耳尖及耳背瘀络。

注解：一般先在患侧口腔瘀络或者口腔内反应线（有一条白色的反应线）点刺有较好的作用，这也是在民间广为运用的方法，具有特效。耳尖及耳背瘀络点刺出血对面瘫也有很好的治疗作用，二穴点可以联合运用，也可交替运用。

◎ **毫针治疗**：侧三里穴、侧下三里穴；四花上穴、中九里穴、肾关穴；足三重穴、灵骨穴。

注解：面瘫俗称为"口眼歪斜""吊斜风""吊线风"，西医学又称为面神经麻痹，是临床常见疾病，针灸治疗极有优势，若能及时正确治疗可有佳效。西医学根据发病原因分为亨特面瘫和贝尔面瘫。传统针灸治疗主要以局部用穴为主、配合远端用穴为辅的原则。而董氏针灸主要以远端用穴为主，较少取用局部穴位，余在临床多以董氏奇穴远端用穴为主，结合传统针灸局部用穴，即以远端用穴为主，并配以局部用穴为辅的原则。

董师非常注重对本病的治疗，为此设立了较多的相关穴位，如指三重穴，足三重穴，三泉穴（下泉穴、中泉穴、上泉穴），富顶穴、后枝穴，侧三里穴、侧下三里穴，七快穴，鼻翼穴，正会穴，四花外穴，驷马穴（驷马上穴、驷马中穴、驷马下穴），鼻翼穴，且董氏针灸治疗本病有极佳的疗效。余在临床根据疾病的早晚施以对应处方，早期主要以祛外邪为主；中期以祛外邪与扶正并举；后期以扶正为主。

（二）面肌痉挛

· 治疗处方 ·

◎ **毫针治疗**：三泉穴（下泉穴、中泉穴、上泉穴）；侧三里穴、侧下三里穴、中九里穴；驷马穴。

注解：面肌痉挛又称面肌抽搐，是以面肌阵发性、不规则的一侧面部肌肉不自主的抽搐为特点的疾病。这类疾病无论中西医皆是较为棘手的疾病，针灸治疗还是较为有效的方法，治疗当以舒筋通络、息风止抽为原则，传统针灸以局部用穴为主，配合循经远端取穴，远端用穴尤以开四关最为常用。董氏针灸主要以远端用穴为主，最常以三泉穴为主，本穴组主要作用功能就是以治疗面肌痉挛为特点，是面肌痉挛之特效穴。再就是侧三里穴及侧下三里穴的运用，侧三里穴、侧下三里穴对面瘫、面痛及本病皆效，是面部疾病常用效穴，可与三泉穴交替运用，配合中九里穴祛风定惊，有很好的疗效。

（三）颞颌关节功能紊乱

· 治疗处方 ·

◎ **刺络放血**：太阳穴。

注解：本病病程已久者刺血治疗更效，患侧太阳穴刺血具有疏风通络、祛邪散滞的作用，因此刺血治疗具有重要的作用。

◎ **毫针治疗**：灵骨穴、火主穴、门金穴。

注解：传统针灸治疗本病主要以局部用穴为主，如下关、听宫、颊车等穴为常用，尤其下关穴最为常用，配以艾灸也有很好的疗效。董氏针灸主要以远端用穴为主，灵骨穴在手阳明大肠经，手阳明经上于面部，多气多血，本穴具有温阳补气的作用，因此针刺本穴具有很好的疗效，尤其与火主穴配合其功效倍增，火主穴在足厥阴肝经，足厥阴肝经行于口腔内侧，足厥阴肝经"从目系下颊里，环唇内"，在面颊部内侧循行，肝主筋，因此二穴伍用功效协同。门金穴与陷谷穴相符，陷谷穴属足阳明胃经之输穴，足阳明胃经在面颊部外侧广泛循行，足厥阴经行于面颊内侧，足阳明经行于面颊外侧，二穴在面部一内一外，内外夹击面部，所以合用有很强的作用。

（四）癫痫

· 治疗处方 ·

◎ **毫针治疗**：火枝穴、火全穴、肾关穴、土水穴；心三通穴（通关穴、通山穴、通天穴）任取两穴配上三黄穴、正会穴；金前上穴、金前下穴。

注解：火枝穴、火全穴配肾关穴或火枝穴、火全穴配土水穴治疗癫痫均具特效，也可同用；心三通穴任取两穴配上三黄穴与正会穴治疗癫痫也具特效，临床也可与上组穴交替运用。

癫痫是难治性疾病，一般需要较长时间的治疗，初期治疗尽量连续针刺，之后根据病情的稳定情况可间断性治疗。传统针灸治疗主要以督脉用穴为主，如《素问·骨空论》载："督脉为病，脊强反折。"《难经·二十九难》言："督之为病，脊强而厥。"《脉经》记载："脊背强痛、不得俯仰，大人癫痫，小人风痫疾。"早期中医巨著均记载了以督脉治疗本病的临床运用。发作期以豁痰息风、醒神开窍为治，缓解期以化痰息风为要，传统针灸常用要穴有长强、腰奇、鸠尾、丰隆、大椎、身柱、百会等穴，临床根据辨证组方配穴。

（五）帕金森病

● 治疗处方 ●

◎ **毫针治疗**：正会穴、镇静穴、下三皇穴（肾关穴、地皇穴、人皇穴）；正会穴、镇静穴、上三黄穴（明黄穴、天黄穴、其黄穴）。

注解：帕金森病归属于中医学之"颤证"范畴，病位在脑，病变脏腑主要在肝，基本病机为肝风内动、筋脉失养。正会穴与镇静穴作用于脑，宁神定颤；上三黄穴作用于肝，息风震颤；下三皇穴作用于肾，肝肾同源，滋水涵木。两组穴位交替运用，作用协同，肝肾并治，柔肝息风，宁神定颤，故作用特佳。

（六）高血压

● 治疗处方 ●

◎ **刺络放血**：四花中穴、四花外穴；耳尖穴；太阳穴；委中穴。

注解：四花中、外穴瘀络刺血无论即时之效，还是远期疗效均理想；耳尖穴与太阳穴点刺出血即时之效非常明显，可迅速降低血压；委中穴对血压较高的情况最为理想。

◎ **毫针治疗**：富顶穴、后枝穴或支通穴、落通穴或下曲穴、上曲穴；正会穴、火菊穴、火硬穴。

注解：富顶穴、后枝穴与支通穴、落通穴及下曲穴、上曲穴皆为四四部位穴位，诸穴的运用很典型地表现出了董氏针灸区域性治疗功效，以上几穴对高血压有很好的调理作用；正会穴、火菊穴与火硬穴则为余在临床最常用的高血压用穴，疗效极为确切。正会穴与百会穴相符，在人之最高颠，火主穴与太冲相符，最下之脚上，与火菊穴同用，平肝潜阳，清利头目，调和气血。

高血压在中医学中并无完全一致的相关疾病名称，传统针灸施治主要以辨证为主，在临床中也发现了诸多影响血压的特效穴位，如人迎、曲池、太冲、丰隆等穴，对血压的调节作用良好。

（七）消渴病

● 治疗处方 ●

◎ **毫针治疗**：肾三通穴（通肾穴、通胃穴、通背穴）；下三皇穴、水相穴；水金穴、水通穴；指肾穴。

注解：肾三通穴是董师明确提及治疗本病的用穴，指肾穴、下三皇穴所用与肾三通穴作用原理一致，中医认为本病与肺、胃、肾有关，尤其与肾相关。水相穴与太溪相符，太溪为肾的原穴，肾脉之根，先天元气之所发，功专"滋阴"。指肾穴与通肾穴功效相近，尤其对口干患者可有佳效。水金穴、水通穴肺肾通调，上下焦并治，故对本病也有卓效。余在临床常以上述几组穴位交替运用，其临床疗效满意，但是一般需要较长的时间调理。

消渴病与西医学糖尿病完全相符，中医临床根据病变脏腑及临床表现分为上、中、下三消。上消为肺燥，治以清热润肺、生津止渴；中消属胃热，治以清胃泻火、和中养阴；下消治以益肾滋阴、增液润燥。在传统针灸临床中也有诸多特效用穴，如阳池、养老、胰俞（即胃脘下俞）等穴，对本病的调理十分特效。

（八）失眠

● 治疗处方 ●

◎ **刺络放血**：耳上穴。

注解：耳上穴与传统针灸之耳尖穴相符，耳尖穴刺血对失眠无论虚实皆效，虚证少出血，实证多出血，一般于下午刺血效佳。

◎ **毫针治疗**：正会穴、镇静穴；下三皇穴；中九里穴；上三黄穴。

注解：正会穴与百会穴相同，归属督脉，为手足三阳经与督脉之所会，督脉入脑，脑为髓之海，能清脑开窍，有宁神定志的作用，是治疗神志病证之要穴。镇静穴与印堂相符，印堂归属于督脉，故能通督而镇静安神。董师言正会穴与镇静穴合用功效协同，作用倍增。二穴伍用犹如安神之药，以达宁神定志之功，因此所有的失眠皆可运用；下三皇穴其体在脾，其用在肾，用之有健脾补肾的作用，人皇穴与三阴交相符，三阴交为脾肝肾三经之会，具有疏肝郁、补脾肾之功，因此本穴组可用于多种失眠的治疗；中九里穴与传统针灸之风市相同，风市为胆经之穴，《素问·六节藏象论》言："凡十一脏取决于胆。"在李梴《医学入门》及唐宗海《医经精义》中言"胆与心通"，心主神志，又十一脏取决于胆，故胆亦能主神志，因此治疗失眠功效好。著名针灸家吕景山老师曾报道以风市穴治疗失眠取得了显著疗效，为其临床之效验穴；上三黄穴作用于肝，无论实质性还是功能性与肝脏相关的疾病均有调节作用，因此针刺上三黄穴对肝郁而致的肝气郁结、精神紧张或是肝血亏虚所致的失眠均有调理作用。临床根据患者失眠特点合理地调配用穴就达到有效的治疗目的。

传统针灸治疗失眠仍以辨证用穴为基本原则，根据病证结合的特点组方简单而实效，根据其病以安神定志为基本用穴原则，安神定志常以四神聪、神庭、本神、神门为基本用穴，再根据辨证施以相关用穴，即可达到标本兼治的治疗目的。

（九）甲状腺肿大

● 治疗处方 ●

◎ **刺络放血**：四花中穴、四花外穴瘀络；足三重穴瘀络。

注解：于四花中、外穴或足三重穴区域找瘀络点刺出血，两穴组可交替用之，一般每周1次。

◎ **毫针治疗**：足三重穴；外三关穴；足千金穴、足五金穴。

注解：足三重穴与足千金穴、足五金穴均在少阳与阳明之间，少阳主风，阳明主痰，风痰并治。足三重穴以活血化瘀为要，足千金穴、足五金穴祛痰瘀、利咽喉，故两穴组所用疗效极佳，两穴组一般交替运用。外三关穴具有破血行气、消瘀散结的作用，因此有消瘿瘤之效。

（十）甲状腺功能亢进症

● 治疗处方 ●

◎ **刺络放血**：四花中穴、四花外穴瘀络；足三重穴瘀络。

注解：于四花中、外穴及足三重穴区域找瘀络点刺出血，以出黑血为特效，一般每周 1 次。

◎ **毫针治疗**：足千金穴、足五金穴；足三重穴；足驷马穴；心三通穴（通关穴、通山穴、通天穴）；上反穴。

注解：治疗甲状腺功能亢进症，在董氏针灸中可有诸多的相关穴位运用，每组穴位各有特点，根据每个患者的发病特点选择运用。足三重穴活血化瘀功效强大，因此对甲状腺明显突出者可用之；驷马穴对突眼性甲亢有特效；心三通穴作用于心，治疗甲亢伴有明显心悸的患者，即伴有心动过速者为首选；上反穴可针对甲状腺肿大不明显而有甲亢的患者；足千金穴、足五金穴可适用于各种类型的甲亢。

本病归属于中医学之瘿病范畴，中医认为本病病机是气（火）、痰、瘀互结于颈部而致，其治疗主要以理气化痰、消瘀散结为原则。

（十一）中风后遗症

● **治疗处方** ●

◎ **刺络放血**：五岭穴。

注解：五岭穴每次选择十余个穴点即可，可先用有反应点的穴位，交替运用，每周 1 次，点刺出血可以活血化瘀，改善气血循环。

◎ **毫针治疗**：木火穴、正会穴、灵骨穴、大白穴、肾关穴、足三重穴、中九里穴；重子穴、重仙穴；肩中穴；失音穴、水金穴、水通穴。

注解：余在临床以董氏针灸为主穴治疗几百例的中风后遗症患者，效果十分理想，若有下肢发凉或无力者首先取用健侧的木火穴，将木火穴取下后再针余穴，以针刺正会穴、后会穴改善脑部血液循环，开窍醒神。若是肌张力低下则取用健侧的灵骨穴、大白穴温阳补气，若是肌张力高的患者则将灵骨穴、大白穴调为健侧的重子穴、重仙穴，降低肌张力。无论取用灵骨穴、大白穴还是重子穴、重仙穴，配健侧的足三重穴以活血化瘀，双侧的肾关穴以增补肾气，这是常用的治法，肢体无力或肌肉萎缩者可加用肩中穴，失语或言语不清者可加用失音穴、水金穴、水通穴。

中风乃是西医学中的脑血管意外，包括了脑梗死、脑出血、脑血栓、脑栓塞等脑血管疾病，是目前发病率高、死亡率高、致残率高、复发率高的四高疾病，目前已呈现年轻化趋势，是影响人类健康的重要顽疾之一。针灸是目前治疗中风后遗症最为有效的方法，已得到了世界医学之公认，其中董氏针灸就发挥了重要的治疗作用，引起了针灸界的高度重视，值得临床推广运用。

（十二）贫血

◎ **毫针治疗**：火腑海穴；下三皇穴；上三黄穴；木斗穴、木留穴。

注解：董师言火腑海穴可治疗贫血，运用时以温针灸疗效为最佳；下三皇穴其体在脾，其用在肾，脾为气血生化之源，脾肾同治，先后天同调，故治疗贫血极效，针灸并用疗效更佳；上三黄穴作用于肝，肝主藏血，因此用上三黄穴也能治疗贫血；木斗穴、木留穴其体在胃，其用在肝，足阳明胃经多气多血，脾胃为后天之本、气血生化之源，故用之也能治疗贫血。

贫血属于中医学之血虚、虚劳、黄胖病等范畴，针灸治疗有较好的作用，尤其针灸并用其效最佳，传统针灸治疗主要以调脾胃为主，因为脾胃为后天之本、气血生化之源，临床常用脾俞、足三里、气海、悬钟等穴治疗。

（十三）白细胞过少、白细胞过多

◎ **毫针治疗**：木斗穴、木留穴；上三黄穴。

注解：董师言木留穴可治疗白细胞症，白细胞减少及白细胞过多皆属于本病之范畴。木斗穴、木留穴在足阳明胃经上，足阳明胃经多气多血，其用在肝，善治肝脾同病，脾统血，肝藏血，因此治疗血液循环系统疾病极效，对白细胞过少、过多可双向调节；上三黄穴在其主治中董师言治疗白血病特效，也具有双向调节作用。两组穴位可以交替用针，也可以联合运用。

第二节　妇科病证

一、月经病

（一）痛经

● **治疗处方** ●

◎ **毫针治疗**：妇科穴、还巢穴；火主穴、门金穴；木妇穴；灵骨穴。

注解：妇科穴、还巢穴可用于各种妇科病的治疗，对痛经也有卓效；火主穴与门金穴配用治疗痛经也有特效，对各种原因引起的痛经均有治疗作用，且效果立竿见影，余在临床常用之。木妇穴为妇科之圣穴，用于多种妇科病的治疗，可治疗炎症而致的痛经，尤其对带下证极具特效；灵骨穴也能治疗痛经，灵骨穴温阳补气，用于虚证之痛经。

针灸治疗痛经简单而实效，西医学根据其病因分为原发性痛经和继发性痛经两类，针灸主要针对原发性痛经，继发性痛经需要较长时间的治疗，需要治疗原发病，传统针灸治疗痛经主要通过辨证，临床分以虚实，根据其病因组方用穴，临床中也有诸多特效用穴，如十七椎、地机、三阴交、太冲、次髎等穴，均是治疗痛经之常用效验穴，用之十分特效，尤其在发作期间一针即可使疼痛消失。

（二）月经不调

· 治疗处方 ·

◎ **毫针治疗：**妇科穴、还巢穴、合谷、太冲；姐妹穴（姐妹一穴、姐妹二穴、姐妹三穴）；灵骨穴、大白穴；木妇穴；下三皇穴。

注解：月经不调有广义和狭义之区分，广义的月经不调包括月经周期、量、色、质等一切的失常；狭义的月经失调仅指月经周期的失常，临床上有月经先期、月经后期、月经先后不定期之区分，分别称之为经早、经迟及经乱。针灸治疗有简便易行的特点，妇科穴、还巢穴及姐妹穴皆是治疗妇科病之特效穴，可统治妇科诸疾，但妇科穴、还巢穴偏于治疗功能性月经失调，根据患者病因配用相关穴位，尤其与开四关（合谷、太冲）的伍用可谓是经典搭配。月经先期时主要是有热，配用前四关（三间、行间）以泻热；月经后期时主要因寒，配后四关（灵骨穴、火主穴）以温经散寒；月经先后不定期主要是因瘀，配四关（合谷、太冲）活血化瘀，因此妇科穴、还巢穴与四关穴的灵活搭配有卓效。姐妹穴偏于妇科炎性疾病之月经失调，特别是月经先后不定期的情况。灵骨穴、大白穴温阳补气，因此主要用于气虚一类月经失调，下三皇穴作用于肾，主要针对肾虚一类月经失调，木妇穴对妇科病有广泛的作用，主要针对炎性疾病而致的月经不调，尤其对伴有带下证者最效，常作为其他穴组之配穴运用。

（三）闭经

· 治疗处方 ·

◎ **刺络放血：**三江穴。

注解：一般可隔穴点刺，交替用针，一般每周 1~2 次。

◎ **毫针治疗**：妇科穴、还巢穴；姐妹穴；灵骨穴；下三皇穴；足三重穴；上三黄穴；木妇穴。

注解：闭经在西医学中根据其病因分为原发性闭经与继发性闭经，针灸主要针对原发性闭经。中医学根据其发病原因分为血枯经闭和血滞经闭，临床施治应根据其病因特点针对性用穴。妇科穴、还巢穴为妇科病基本用穴，也是治疗闭经之有效用穴，以妇科穴、还巢穴为主穴，再根据病因特点配穴，若是气虚者当配灵骨穴温阳补气，瘀血者当配足三重穴活血化瘀，下焦湿热者当配姐妹三穴或木妇穴清下焦湿热；气滞者配上三黄穴，余在临床以此用穴施治，简便可行，疗效确切。

（四）崩漏

● 治疗处方 ●

◎ **毫针治疗**：妇科穴、还巢穴、上白穴；六完穴。

注解：妇科穴与还巢穴为妇科病特效用穴，对调理妇科诸疾皆效，崩漏多属于功能性紊乱，针刺妇科穴、还巢穴调理妇科系统紊乱极具特效，因此用以治疗崩漏极为效验；上白穴与传统针灸之断红穴相符，本穴专用于妇科出血性疾病；六完穴为止血之要穴，可用于各种出血性疾病，对妇科类疾病出血也具特效。

传统针灸对崩漏的治疗也具特效，一般多主张针灸并用，在临床且有相关的特效用穴，如隐白、大敦、断红穴等，用之十分特效。隐白为脾经之井穴，大敦为肝经之井穴，脾为统血之脏，肝为藏血之脏，井穴善调理诸窍之疾，生殖为七窍之一，故崩漏用之极效。

二、带下病

● 治疗处方 ●

◎ **毫针治疗**：妇科穴、还巢穴；天宗穴、云白穴、李白穴；三其穴（其门穴、其角穴、其正穴）；木妇穴；姐妹穴；肾三通穴（通肾穴、通胃穴、通背穴）或下三皇穴（天皇穴、地皇穴、人皇穴）。

注解：董师十分重视带下病的治疗，因此对带下病设立了诸多的穴位，且皆有很好的治效，但每组穴位各有不同的特点，临床应当根据其病症特点选择相应的穴位。妇科穴与还巢穴仍是基本用穴组，在调治带下病方面具有特效；天宗、云白、李白穴及木妇穴、三其穴主要针对下焦湿热，出现黄带及赤带为其适应证，也即西医学所言的炎性一类疾病而致的带下；肾三通穴与下三皇穴主要针对脾虚或肾虚而致的带下病，两穴组其体在脾，其用在肾，故对脾肾之疾皆效。

传统针灸治疗本病首辨虚实，通过辨别带下的色、味、质为辨别本病虚实之基本点。本病的主要病理在湿，其治疗要点在利湿化浊、固摄止带，临床也有诸多的相关经验用穴，如常用的有白环俞、带脉、八髎、阴陵泉等穴。

三、不孕症

● 治疗处方 ●

◎ **刺络放血**：内踝至三阴交一带瘀络。

注解：于内踝至三阴交一带找瘀络点刺出血，一般 7~10 天刺血一次，尤其适用于病程已久的患者，以刺出黑血为佳。

◎ **毫针治疗**：妇科穴、还巢穴。

注解：妇科穴与还巢穴能治疗妇科诸疾，为妇科病的通治穴，可治疗多种妇科疾病，尤其对不孕症极具特效，临床有大量的运用经验，因此在董氏针灸中本穴组有"送子观音穴"之称。在临床运用时可根据患者病情加配相关穴位针对性调理。若有瘀血者加用足三重穴活血化瘀；若有肾气亏虚者加用下三皇穴或肾三通穴以补益肾气；肝郁气滞者加用上三黄穴疏肝通滞；湿热者加用木妇穴清下焦湿热，如此针对性处理，可有极佳的效验。

中医认为，本病的病机为肾气不足，冲任气血失调。因此余根据这一病机理论，通过董氏奇穴与传统针灸优势结合，以临床实践经验总结了一套行之有效的组方：妇科穴、还巢穴、水晶穴、关元、大赫、三阴交为基本方，再根据以上症状加配相关穴位，其临床疗效极高。

四、妊娠恶阻

● 治疗处方 ●

◎ **毫针治疗**：通关穴、通山穴、通天穴。

注解：妊娠之后就成为特殊性人群，此时用药及用针皆需要慎重处理，不

注解： 一般先在分枝上、下穴点刺出血，再毫针治疗，虚证以四花上穴配心三通穴用之极效。四花上穴与足三里相近，为足阳明胃经之穴，贴骨作用更强，足阳明胃经多气多血，为气血生化之源，乳汁为血所化生，足阳明胃经过乳房。心三通穴亦在足阳明胃经，作用于心，心主血脉，故四花上穴与心三通穴治疗虚证乳汁不足极效。足三重穴具有活血化瘀的作用，因此针刺足三重穴对气滞血瘀而致的乳汁不足有效。

在传统针灸中常用特效穴为少泽，虚证可在少泽艾灸，实证可于少泽点刺出血，或配用膻中及乳根、足三里等穴运用，主要以足阳明胃经用穴为主。

（二）回乳

● 治疗处方 ●

◎ **毫针治疗：** 指驷马穴。

注解： 指驷马穴回乳具有特效，董师有相关医案记载，对此在临床也有诸多相关运用报道。传统针灸常以光明、足临泣为常用，临床可以结合运用。

（三）乳腺增生

● 治疗处方 ●

◎ **刺络放血：** 四花中穴、四花外穴瘀络；足三重穴瘀络。

注解： 可于四花中、外穴与足三重穴区域找瘀络点刺出血，两穴组交替运用，对胸胁部疾病皆效。

◎ **毫针治疗：** 足驷马穴；指三重穴或足三重穴；心三通穴（通关穴、通山穴、通天穴）；门金穴。

注解： 足驷马穴其体在胃，作用于肺，为补气调气之要穴，不仅治疗肺脏病症，而且还为治疗与肺相连之胸、乳房及背部病症的特效穴，足阳明胃经直接过乳房，中医认为乳体属胃，因此足驷马穴治疗乳腺增生极效；指三重穴与足三重穴均能作用于乳房，且有很好的活血化瘀之效，故治疗乳腺增生甚效；心三通穴其体在胃，其用在心，具有通调气血的作用，足阳明胃经过乳房，且阳明经多气多血，故心三通穴善治乳部病变；门金穴与陷谷相符，陷谷为足阳明胃经之输穴，其用与心三通穴、足驷马穴原理相同，本穴更善于止痛，因此对乳腺增生疼痛者最效。

乳腺增生属于中医学之乳癖，是乳腺疾病中的高发疾病，占乳腺疾病的75%以上。本病属于非炎症非肿瘤良性增生性疾病，针灸治疗具有特效作用。

中医认为，本病病机是气滞痰凝，冲任失调。治疗主要以化痰散结、调理冲任为主，传统针灸最常取用足阳明经与足厥阴经穴位。临床常以局部用穴与远端用穴相结合的方法施治效果最为理想，局部常取乳根、期门、膻中等相关穴位，远端常取太冲、足三里、内关等穴。

第三节　儿科病证

一、小儿夜啼

● 治疗处方 ●

◎ **刺络放血**：胆穴。

注解：胆穴董师专用于小儿夜哭的治疗，其运用董师言三棱针扎出血，若见小儿夜哭时，在胆穴区域查看有无颜色变化，就其区域发青发乌变色处点刺出血即立效。

◎ **毫针治疗**：胆穴；木枝穴。

注解：胆穴既可点刺出血，也可毫针针刺，甚或仅仅指按即可，对于较小的患儿可仅在胆穴按压，本穴治疗小儿夜哭极效，故在临床有"夜哭穴"之称。木枝穴也能治疗小儿夜哭，木，肝之意，枝，同分支的意思，肝的分支胆也，用于胆虚而致的夜哭不安也极效。

二、小儿流涎

● 治疗处方 ●

◎ **毫针治疗**：止涎穴。

注解：小儿流涎即小儿流口水，这在小儿中甚为常见，但这要排除小儿生牙以及口舌生疮等而导致的继发性流口水，在平时若见小儿口水不止这就是一种病态，针刺止涎穴即可，本穴为专用穴，董师仅言用于小儿流口水的作用，用之极效。

三、小儿高热

● 治疗处方 ●

◎ **刺络放血**：七星穴；大白穴。

注解：七星穴在颈部，颈部是风邪易于侵袭之处，董师言七星穴刺血治疗小儿高热及小儿各种风证，运用时以总枢穴、分枢穴、时枢穴为主。大白穴与三间穴相符，三间具有清热散风的作用，因此董师言大白穴刺血治疗小儿气喘、高热及急性肺炎特效，确实如此，见小儿此证，可在这一区域颜色变化处点刺出血即可。

◎ **毫针治疗：**重仙穴。

注解：由于小儿体温调节中枢不够健全，因此小儿感受风寒之邪后易导致发热，尤其多为高热，针灸处理小儿发热既快又无不良反应，可谓是首选之法。余若见风寒感冒而致高热，一般多是先在大白穴找瘀络点刺出血，再针重仙穴，多数可在半小时左右就能退热。

传统针灸治疗发热也非常重视刺血疗法，常在大椎、耳尖、少商或各经之井穴及十宣等穴刺血，再针刺相关穴位，如曲池、合谷、列缺等穴，其效也甚佳。

四、小儿咳嗽、哮喘

● 治疗处方 ●

◎ **刺络放血：**大白穴。

注解：董师言在大白穴点刺出血对小儿气喘及高热有特效，临床运用确具实效，一般在大白穴区域找瘀络反应处点刺出血。

◎ **毫针治疗：**灵骨穴；重子穴；水金穴、水通穴。

注解：小儿咳嗽及哮喘是儿科常见疾病，且一般治疗较为棘手，无论传统针灸还是董氏针灸皆具有佳效，是值得推广的有效方法。灵骨穴具有温阳补气的作用，对气喘作用较好；重子穴治疗咳嗽、气喘皆效，尤其对小儿气喘最效；水金穴、水通穴治疗咳喘极效，尤其对反复发作者最效。

五、小儿麻痹后遗症

● 治疗处方 ●

◎ **毫针治疗：**肩中穴、云白穴、李白穴；肩中穴、下曲穴、上曲穴；木斗穴、木留穴。

注解：肩中、云白、李白及下曲、上曲穴都在肩部四四部位，肩部肌肉丰满，以肉应脾，能健脾，以肉治肉，故治疗肌肉麻痹、无力及肌肉萎缩非常有效；木斗穴、木留穴其体在足阳明，其用在足厥阴，阳明经多气多血，肝主筋，故对肌无力及肌肉萎缩极效。

小儿麻痹后遗症在既往属于常见病，老一辈医家曾经对治疗此病积累了非常丰富的临床经验，但目前本类疾病已经极为少见，以上用穴对各种原因引起的肌肉萎缩及肌无力亦有很好的作用。

六、小儿遗尿

◎ **毫针治疗**：肾关穴、人皇穴；水通穴、水金穴；水腑穴。

注解：遗尿是小儿常见病，中医认为，本病的发生主要是膀胱和肾的气化功能失调，膀胱约束无权而致。其治疗主要以益肾固摄为治。肾关穴大补肾气，人皇穴与三阴交相符，三阴交为足之三阴经之交会，可健脾益气，二穴伍用，培补元气，益肾固本而止遗；水通穴、水金穴，通于肺肾，益气固肾，增强膀胱气化、固摄功能；水腑穴与肾俞相同，肾俞为肾之背俞穴，背俞穴为脏腑之精气汇聚于背腰部之腧穴，针之益气固肾，补养先天。

小儿遗尿为儿科常见病，中医治疗具有极大的优势性，董氏针灸治疗有较好的作用，传统针灸也有较好的作用，临床常以关元、中极、肾俞、志室、三阴交等穴为常用。

七、新生儿黄疸

◎ **毫针治疗**：眼黄穴；肝门穴；火枝穴、其黄穴、火全穴。

注解：新生儿黄疸在中医学中名为胎黄，为新生儿高发疾病，临床以患儿皮肤、双目发黄为特征的新生儿病症。临床最早、最主要的表现为眼黄，眼黄穴因能治疗黄疸，故名眼黄，尤其对早期黄疸极效；肝门穴通于肝，主要治疗急性肝病，婴幼儿黄疸为急性发作，故用之甚效；火枝穴、火全穴治疗黄疸病，与其黄穴大倒马针治疗黄疸病、胆囊炎及胆结石均甚效。

八、小儿惊风

⊛ 治疗处方 ⊛

◎ **刺络放血**：七星穴。

注解：七星穴下为脑总神经，用之有醒脑开窍、镇静息风的作用。刺血时，用拇指及食指捏起此处的肌肉，扎出血即可。传统针灸多以十宣或十二井穴刺血。

◎ **毫针治疗**：正会穴、镇静穴。

注解：小儿惊风为儿科急症，俗称"抽风"，以抽搐伴神昏为特征。临床根据发病表现分为急惊风和慢惊风两类。传统针灸常用水沟、印堂、百会等穴为常用。董氏针灸以正会穴与镇静穴为主，正会穴与百会穴相同，镇静穴与印堂穴相符，二穴合用相辅相成，作用协同，具有镇静息风的作用。

九、小儿多动症、抽动症

• 治疗处方 •

◎ **毫针治疗**：正会穴、镇静穴、鼻翼穴、次白穴、肾关穴。

注解：小儿多动症、抽动症为时下儿科常见疾病，目前治疗较为棘手，针灸治疗疗效较为满意，传统针灸治疗多动症主要以平肝息风、调神止搐为主。多动症治疗当以调神定志为总则，治以育阴潜阳、安神定志。余在临床中根据上述原则以此组方，用以治疗多例患儿，临床疗效较为理想。

第四节　皮肤科病证

一、瘾疹

• 治疗处方 •

◎ **刺络放血**：耳尖、耳背瘀络。

注解：在双侧耳尖及耳背上 1/3 瘀络点刺放血治疗多种皮肤病均甚效。耳部为少阳经所过，少阳主风，因此在耳部点刺出血治疗皮肤病极佳。急性者也可在委中点刺出血，慢性者在膈俞点刺放血也极效，膈俞为八会之血会，根据"治风先治血"，故疗效满意。

◎ **毫针治疗**：足驷马穴、中九里穴、金前下穴、金前上穴。

注解：瘾疹属于西医学中的荨麻疹，俗称"风疹块""鬼风疙瘩"，临床根据发病症状分为急性荨麻疹和慢性荨麻疹。急性荨麻治疗及时、合理，可较快痊愈，慢性荨麻疹往往反复发作，病程漫长。传统针灸常用曲池、血海、膈俞、三阴交等穴，为临床常用要穴。对于慢性荨麻疹在神阙穴闪罐也具特效，神阙为先天之结蒂、后天之气舍，闪火罐法行气活血，祛风祛邪，补益正气，增强免疫力，邪不可干，则虚风而消。

董氏针灸以足驷马穴最为常用，足驷马穴作用于肺，肺主皮毛，故对各种皮肤病皆有卓效，对荨麻疹也有佳效；中九里穴与风市穴相符，风市为风邪之市，为祛风之要穴。此处肌肉丰厚，能走表分、阳分，故治皮肤病甚好；金前下穴、金前上穴也作用于肺，对皮肤敏感治疗极为有效。

二、手脱皮裂口

● 治疗处方 ●

◎ **刺络放血**：曲陵穴；委中穴。

注解：轻证者可在曲陵穴刺血，严重者，尤其伴有足部脱皮裂口者加用委中穴刺血。

◎ **毫针治疗**：木穴、指驷马穴。

注解：木穴可治皮肤病、手掌皮肤硬化及角化不全，配指驷马穴治疗掌指皮肤病极效，临床用之确具特效，患侧取穴，皮肤严重者可配灵骨穴、大白穴，其效更佳。

三、牛皮癣

● 治疗处方 ●

◎ **刺络放血**：耳尖及耳背瘀络刺血。

注解：耳尖、耳背瘀络刺血不仅仅治疗一般的皮肤病，而且对顽固性牛皮癣也有很好的作用，一般每周刺血一次。

◎ **毫针治疗**：足驷马穴、肩中穴、木穴；金前下穴、金前上穴；下三皇穴（天皇穴、地皇穴、人皇穴）。

注解：牛皮癣相当于西医学中的银屑病，本病发病原因较为复杂，治疗较为棘手，对于急性者若能及时正确治疗，可较快恢复，但是慢性者多反复发作，董氏针灸主要以足驷马为主穴治疗，疗效较为理想。同时配用木穴、肩中穴可提高治疗效果，对于皮肤增厚明显、干燥脱皮严重者加用下三皇穴，疗效较为理想。金前下穴与金前上穴可改变皮肤之敏感性，与驷马穴交替配用，能有效地提高临床疗效。

四、青春痘

• 治疗处方 •

◎ **刺络放血**：制污穴；耳尖及耳背；大椎穴。

注解：制污穴刺血主要适用于红肿脓疱型青春痘，耳尖及大椎穴用于一般的青春痘，每周1~2次点刺出血。

◎ **毫针治疗**：足驷马穴、肩中穴；手五金穴、手千金穴；外三关穴。

注解：一般的青春痘仅用足驷马穴即可，稍严重点的加用肩中穴，顽固者可配手五金穴、手千金穴。外三关穴主要用于红肿的脓疱型青春痘，可与制污穴点刺放血配合运用有很好的疗效。对青春痘留有痘印的情况针刺下三皇穴即可有效改善。

传统针灸治疗青春痘非常重视刺血运用，刺血治疗具有较好的作用，如大椎、肺俞、膈俞、耳尖等均以刺血治疗。毫针治疗主要以曲池、血海、迎香为常用。

五、颜面黑斑

• 治疗处方 •

◎ **毫针治疗**：指驷马穴或足驷马穴；上三黄穴。

注解：脸面黑斑董师言指驷马穴可治，当然足驷马穴也能治疗。颜面黑斑多为肝郁气滞所致，因此针刺上三黄穴有很好的疗效，可与驷马穴配合运用。余在临床以上三黄穴、三阴交、血海埋线治疗多例颜面黑斑患者，疗效极佳。

第五节　五官科病证

一、眼科病证

（一）目赤肿痛

• 治疗处方 •

◎ **刺络放血**：耳尖及耳背瘀络；太阳穴。

注解： 本病刺血有非常好的作用，通过刺血可速见奇效。在患侧耳尖、耳背瘀络及太阳穴刺血皆有卓效，可选用一穴或交替运用。

◎ **毫针治疗：** 上白穴；火硬穴；花骨一穴。

注解： 目赤肿痛、俗称"风热眼""天行赤眼""红眼病"等。相当于西医学中的急性结膜炎。刺血与毫针配合治疗有很好的效果。上白穴能治疗多种眼疾，对眼睛红肿有效，针刺时嘱患者闭眼，取针后睁眼疗效佳；火硬穴与行间穴相近，行间为肝经之荥穴，肝开窍于目，针刺能清肝火，故对眼睛红肿有效；花骨一穴在足底部，由4个点组成，为治疗眼疾之效穴，对眼睛发痒、发干及红肿皆有很好的功效。目赤肿痛基本病机是热毒蕴结目窍所致，其治疗主要以清热解毒、消肿止痛为要。

（二）麦粒肿

● **治疗处方** ●

◎ **刺络放血：** 耳尖及耳背瘀络；太阳穴；足中趾趾腹。

注解： 麦粒肿的病机是热邪结聚于胞睑，通过刺血，以达清热解毒、消肿散结之功，上眼睑麦粒肿最宜在患侧耳尖或太阳穴处刺血，可用一穴或几穴同用；若是下眼睑麦粒肿最宜在患侧足中趾趾腹点刺，点刺时宜偏在趾尖处点刺。刺血发挥作用最快，传统针灸非常重视刺血的运用，除了上述用穴，还常用厉兑、商阳、大椎及肩部反应点等刺血。

◎ **毫针治疗：** 灵骨穴。

注解： 治疗麦粒肿针刺灵骨穴最为有效，日本针灸医家将本穴又称之为"偷针眼穴"，可见本穴对麦粒肿的治疗具有特效性。

本病又俗称"偷针眼"，是临床常见病，尤其儿童更易高发，相当于西医学中的睑腺炎。针灸治疗既简便又作用快，可谓是治疗本病较优势之法，值得临床推广运用。

（三）眼睛干涩

● **治疗处方** ●

◎ **刺络放血：** 太阳穴；耳尖穴。

注解： 可于患侧太阳穴或耳尖穴刺血，二穴刺血有疏风清热、化瘀通络的作用，一般每周刺血1次。

◎ **毫针治疗**：木穴、光明穴；上三黄穴、肾关穴。

注解：木穴作用于肝，具有清肝明目的作用，光明穴与复溜穴相符，复溜为肾经之母穴，具有滋肾阴的作用，用之则有滋水涵木之效。二穴伍用清肝泻火、滋水涵木，故眼睛干涩而解；上三黄穴作用于肝，肝开窍于目，肝气通于目，肝受血而能视，针刺上三黄穴善调理肝之气血，而能治疗各种目疾。与大补肾气之肾关穴伍用，以滋补肝肾而养目，因此二穴伍用治疗干涩极具特效。

（四）迎风流泪

● 治疗处方 ●

◎ **刺络放血**：耳尖穴；太阳穴。

注解：耳尖穴与太阳穴对多种眼疾有治疗作用，二穴点刺出血祛风明目之效较强，故二穴刺血可对迎风流泪有效。

◎ **毫针治疗**：花骨一穴；木穴、光明穴；上白穴。

注解：迎风流泪是常见的一个临床表现，平时可无流泪的症状，但每当外出见风之后就引发流泪，这种情况应当与一般流泪相区别，无论见不见风都流泪，属于泪道或泪囊的问题，此种情况与迎风流泪不同，迎风流泪多为肝虚而致风寒入络发生。这种迎风流泪针灸治疗极为有效。花骨一穴是治疗眼疾特效穴，对迎风流泪就具特效，但本穴在脚底，针刺不便，一穴4个点，脚底角质层较厚，针刺比较疼，所以临床在一般情况下不用，多用于顽固性患者；木穴作用于肝，肝开窍于目，本穴对眼睛发干、迎风流泪皆有很好的作用，是治疗本类疾病常用的穴位，配光明穴更效；上白穴对多种眼疾有效，可治疗角膜炎、结膜炎、近视眼、散光、弱视及迎风流泪等多种眼疾，本穴对眼科疾病疗效较为突出。

（五）青光眼

● 治疗处方 ●

◎ **刺络放血**：太阳穴；耳尖及耳背瘀络。

注解：刺血可迅速降低眼压，有效地改善症状，太阳穴与耳尖、耳背之瘀络可交替运用，尤其在急性期，作用尤为明显。

◎ **毫针治疗**：光明穴、肾关穴、火主穴、火硬穴。

注解：青光眼是一组以视乳头萎缩及凹陷、视野缺损及视力下降为共同特征的疾病，相当于中医学中的五风内障。西医学根据其病因及房角、眼压描记情况将青光眼分为原发性青光眼、继发性青光眼和先天性青光眼三大类。原发性青光眼根据眼压升高时前房角的状态，又分为闭角型青光眼和开角型青光眼，针灸主要针对的是原发性开角型青光眼，原发性青光眼相当于中医学五风内障中的青风内障。

肝开窍于目，故治疗眼疾以肝经用穴为主，火主穴、火硬穴与传统针灸之太冲、行间基本相符，中医认为本病的发生与肝郁及肝火旺盛有重要的关系，太冲为肝经之原穴，重在疏肝解郁，行间为肝经之荥穴，清泻肝火，青光眼的眼压变化，也与情绪密切相关，所以针刺太冲、行间二穴为首选穴位。光明穴、肾关穴则是通过肝肾同源、滋水涵木理论用之，相协运用，疗效确切，确为治疗本病的有效方法。

传统针灸治疗眼疾首先少不了眼睛局部的用穴，如睛明、球后、承泣、攒竹、瞳子髎等穴，对于本病来说，传统针灸治疗本病也是少不了局部用穴，余在临床施治本病时一般也均适当配用局部穴位，以加强治疗效果。

（六）白内障

● 治疗处方 ●

◎ **毫针治疗：**光明穴、水相穴、肾关穴。

注解：白内障是以晶状体浑浊、视力缓慢减退至失明的一种慢性眼病，针灸治疗主要指的是老年性白内障。相当于中医学中的圆翳内障。中医认为，本病由于年老精气日衰，目失涵养，导致晶珠浑浊，视力下降。因此其治疗重在补肾。光明穴与传统针灸之复溜穴相符，复溜为肾经之母穴，"虚则补其母"，水相穴与太溪相符，太溪为肾之原穴，"五脏有疾应取之十二原"，可与水仙穴倒马针配用增强其疗效。肾关穴为肾之关口，大补肾气，故几穴相协运用，作用倍增，功效加强，疗效甚佳。余在临床施治多结合传统针灸局部穴位一同运用，以增强其疗效。

（七）视物模糊

● 治疗处方 ●

◎ **刺络放血：**耳尖及耳背瘀络。

注解：耳尖、耳背刺络放血，具有疏风散热、清头明目之效，因此在耳尖及耳背瘀络点刺放血，对视力模糊极效。

◎ **毫针治疗**：肾关穴、光明穴、火硬穴；下三皇穴；上三黄穴；上白穴。

注解：视物模糊相当于西医学所言的视疲劳症。表现为近距离用眼或视物稍久时感觉视物模糊，甚或出现复视，眼部困倦，或者眼睑沉重难以睁开，出现眼部酸胀、疼痛，或流泪、异物感、眼干涩等多种以眼睛不适为主要症状表现。在中医学称之为"目倦"，又名"肝劳"。当今由于电脑、手机等电子产品的普及运用，本病则呈明显上升趋势。

其治疗原则当以滋补肝肾，或清肝明目为主。肾关穴、光明穴及下三皇穴以滋水涵木为治，上三黄穴以养肝明目为用，火硬穴以清降肝火为用，临床根据患者的基本情况选择用穴。临床也可结合传统针灸局部用穴，如攒竹、球后、丝竹空等局部穴位，以增强其疗效。

（八）沙眼

● 治疗处方 ●

◎ **刺络放血**：眼睛周围反应点；太阳穴。

注解：本病往往在患侧眼睛周围有明显压痛及颜色变化，若有相关变化，刺之出血极效。也可在太阳穴处刺血，太阳穴刺血可对多种眼疾有效。刺血治疗能较快地改善症状，一般先刺血再毫针治疗。

◎ **毫针治疗**：花骨一穴、灵骨穴、三叉三穴。

注解：沙眼为眼科传染性疾病，属于中医学"椒疮"范畴。中医学认为本病是因脾胃积热，复感风热邪毒，内热与外邪相结，壅阻于眼睑，脉络受阻，气血失和而发病。

花骨一穴为首选穴位，其穴在脚底，清降泻火，三叉三穴清泻三焦火热，因此几穴伍用治疗本病疗效确切。

（九）散光

● 治疗处方 ●

◎ **毫针治疗**：肾关穴、光明穴、中白穴。

注解：散光是一种屈光不正性的眼部疾病，主要表现为远近视物均不清，视物疲劳、视力下降等。

传统针灸治疗散光以针刺眼睛局部穴位为主，如睛明、上明、球后、四白等穴为常用。董氏针灸治疗重在远端用穴，最常以肾关穴配光明穴运用，二穴相配可治疗诸多眼疾，董师在穴位主治中直接言明能治疗散光的穴位就有肾关、光明、中白三穴，三穴用之确有很好的实效，是治疗本病的好方法。

（十）近视

• 治疗处方 •

◎ **毫针治疗**：中白穴、下白穴；腕顺一穴、腕顺二穴；光明穴、肾关穴。

注解：近视眼为最常见的眼疾，属于屈光不正之范围。在中医学中还有"视近怯远""目不能远视"等疾病名称。目前由于电子用品的广泛普及，本病已呈明显的普遍性。董氏针灸中可有多组用穴治疗本病，余常以中白穴、下白穴配光明穴、肾关穴为常用一组要穴，或以腕顺一穴、腕顺二穴配光明穴、肾关穴为一组。两组穴位可交替用针，有很好的疗效。传统针灸治疗本病多以眼睛局部用穴为主，如攒竹、球后、睛明等穴，在施治时若远近合理配穴可明显地提高治疗疗效。

（十一）生理性飞蚊症

• 治疗处方 •

◎ **毫针治疗**：肾关穴、光明穴、上白穴。

注解：飞蚊症在中医学称之为云雾移睛，属于西医学中的玻璃体浑浊，根据其发病原因分为病理性与生理性两类，针灸治疗主要针对生理性飞蚊症，主要表现为眼前出现黑点，并且会随着眼球的转动而飞来飞去，好像飞蚊一般，其形状可呈圆形、椭圆形、点状、线状等。针灸治疗具有较好的作用，肾关穴配光明穴治疗生理性飞蚊症确具实效，余在临床常以肾关穴、光明穴、上白穴为用，疗效卓著。一般先扎肾关穴与光明穴，针刺后边行针边让患者不断活动眼球 1 分钟，然后再让患者闭眼针刺上白穴，疗效卓著。同时可适当配合眼睛局部穴位，则能明显提高临床疗效。

（十二）眼睑下垂

• 治疗处方 •

◎ **毫针治疗：** 三叉三穴、肾关穴、门金穴、火菊穴。

注解： 眼睑下垂是指上眼睑肌功能不全或丧失，或其他原因所致的上眼睑部分或全部不能提起，导致睁眼困难，遮挡部分或全部瞳孔，眼睑完全或部分难以睁开。其原因极为复杂，临床常见于眼肌型重症肌无力及神经性眼睑下垂。传统针灸治疗本病主要根据太阳为目上纲及跷脉司眼睑开阖之理论用穴。余在董氏针灸中以三叉三穴、肾关穴、火菊穴或门金穴为常用，针刺同时配合眼睑的抬举活动，且适当配合传统针灸眼睛局部穴位，以提高临床疗效。

（十三）眼球歪斜及斜视

• 治疗处方 •

◎ **刺络放血：** 太阳穴。

注解： 太阳穴刺血有较好的作用，一般每周刺血一次。

◎ **毫针治疗：** 肾关穴、光明穴、人皇穴。

注解： 眼球歪斜又有"对眼""斜白眼""斗鸡眼"之称，斜视就是平时所说的"重影""复视"，归属于中医学中的风牵偏视。在古代又有"睊目"之称。董氏针灸以肾关穴、光明穴、人皇穴配用治疗效果好，尤其眼球歪斜见效更快，对于斜视治疗一定要适当配合眼睛局部穴位以加强疗效。

二、耳部病证

（一）中耳炎

• 治疗处方 •

◎ **刺络放血：** 制污穴；外踝周围瘀络。

注解： 中耳炎即耳内化脓，有脓液出现，犹如污水之意，点刺制污穴可有效促进脓液吸收，尤其脓液稀薄而量多者极效，临床运用确有很好的实效性；外踝周围找瘀络点刺出血也有很好的作用，这一部位刺血对各种耳疾皆有作用，外踝位置属于足少阳经所行，足少阳经与耳朵联系密切，在此处点刺出血，可起到清泻少阳之火热的作用，所以对耳疾的治疗作用广泛。

◎ **毫针治疗**：外三关穴、灵骨穴、火硬穴。

注解：外三关穴具有清热解毒之效，灵骨穴通经活血，火硬穴与行间穴相近，针刺火硬穴清泻肝胆之火热。毫针治疗与刺络放血配用清热泻火，行气通窍，促进脓液吸收，加强愈合。

传统针灸治疗，以手足少阳经及耳区局部用穴相互配合运用，其治疗以清热泻火、通利少阳为治则。

（二）耳鸣、耳聋

• 治疗处方 •

◎ **刺络放血**：外踝周围瘀络。

注解：外踝区域属于少阳经之范畴，耳部属于少阳经，因此耳疾常在此区域出现瘀络反应，故点刺出血甚效。

◎ **毫针治疗**：足驷马穴；肾关穴、灵骨穴；中九里穴、中白穴、火硬穴。

注解：耳鸣、耳聋为耳鼻喉科常见疾病，病因较为复杂，西医学治疗较为棘手，目前尚无有效方法，针灸治疗可谓是较为理想的方法。耳鸣与耳聋均是患者自觉听觉异常的两种症状，其病机均是邪扰耳窍或耳窍失养而致，也即虚实二证。其治疗当根据患者之虚实运用相关穴位，虚证以肾虚为主，实证多以肝胆火旺为主。董氏针灸常以足驷马穴为基本用穴，虚证配以肾关穴、灵骨穴为主；实证配以中九里穴、中白穴、火硬穴为主。足驷马穴治疗耳疾是通过金生水的原理发挥治疗作用，足驷马穴作用于肺，肺属金，肾开窍于耳，肾属于水，肺金肾水，金生水，因此用驷马穴治疗耳疾就是通过金生水而达治疗目的，驷马穴能益气升阳，因此治疗耳鸣、耳聋有很好的作用。

传统针灸治疗耳鸣、耳聋重视局部与远端结合用穴，局部用穴以耳前及耳后穴位为主，如耳门、听宫、听会、翳风、完骨等穴为常用，然后根据虚实远端配穴。余在临床治疗耳疾一般均适当配合耳部前后用穴，以此提高临床治效。

（三）耳痛、耳内胀

• 治疗处方 •

◎ **刺络放血**：足三重穴瘀络；四花中穴、四花外穴瘀络。

注解：足三重穴区域瘀络及四花中、外穴瘀络对耳疾皆能治疗，包括耳鸣、耳聋、耳胀、耳痛及中耳炎，若是因耳疾发生，在以上相关区域有瘀络出现即可以运用。

◎ **毫针治疗：**木斗穴、木留穴；三叉三穴、火主穴；中九里穴、水曲穴；侧三里穴、侧下三里穴。

注解：木斗穴、木留穴其体在胃，其用在肝，具有肝脾同治、调气行血、祛风止痛的作用，因此可治疗属于少阳经之范畴的耳疾，尤其对耳内神经痛具有很好的疗效；侧三里穴、侧下三里穴在足阳明胃经与足少阳胆经之间，为夹经之用，具有祛风化痰之效，能消阳明、少阳之火，凡身体一侧之病皆可治疗，如偏头痛、面瘫、面痛、耳痛、偏身感觉障碍等，皆有确切的作用；耳胀，三叉三穴配火主穴或中九里穴配水曲穴皆有效，其治疗作用也主要是根据少阳经所行的原理而运用。

三、鼻部病证

（一）鼻衄

● **治疗处方** ●

◎ **毫针治疗：**肩中穴；博球穴；腕顺二穴；六完穴。

注解：董师对鼻出血设立了较多的穴位，肩中穴董师言治疗血管硬化之鼻出血，血管硬化主要见于老年人，因此肩中穴主要治疗老年人之鼻出血；博球穴也能治疗鼻出血，由于在小腿肚上，取穴不便，相对来说用之较少；腕顺二穴主治中也有鼻出血，此穴在手上，取穴较为方便，疗效也较为肯定，用之较多；六完穴不仅治疗鼻出血，还可治疗其他各种出血，可以配合运用。传统针灸常以局部穴位为用，最常用的当属上星、孔最、印堂几穴，尤其上星穴有很好的作用，余在临床多次用过，疗效确实非常好。

（二）酒渣鼻

● **治疗处方** ●

◎ **刺络放血：**正本穴。

注解：于正本穴与鼻子上出现的瘀络点刺，使其出血，尽量多出点血，点刺出血治疗本病疗效极佳，一般每周刺血1～2次即可。

◎ **毫针治疗**：灵骨穴；外三关穴。

注解：一般需要先点刺放血，刺血后可以单独针刺灵骨穴，或单针外三关穴，两组穴位也可一起配用，效果均非常好。

（三）过敏性鼻炎

◦ 治疗处方 ◦

◎ **刺络放血**：正本穴。

注解：本穴主治中言治疗敏感性鼻炎，敏感性鼻炎即指过敏性鼻炎。

◎ **毫针治疗**：足驷马穴、木穴、四花上穴。

注解：过敏性鼻炎在中医学中称之为鼻鼽，以突然和反复发作的鼻痒、打喷嚏、流清涕、鼻塞等为主要症状。本病目前呈上升趋势，西医学治疗尚不理想，针灸治疗具有确切疗效。传统针灸多以局部穴位为主，如迎香、印堂、鼻通穴等常用。在董氏针灸中余常以足驷马穴、木穴、四花上穴为主，适当配以局部穴位，临床疗效非常满意。足驷马穴作用于肺，肺开窍于鼻，治疗鼻病极具特效；木穴对流涕治疗可在顷刻之间，因为过敏性鼻炎主要表现为鼻塞、流涕，故用之甚佳；四花上穴在足阳明胃经上，近于足三里而贴骨，调理阳明气血作用强大。足阳明胃经与鼻子关系甚为密切，"足阳明之脉起于鼻，交频中，旁约太阳之脉，下循鼻外"，针刺四花上穴不仅调理阳明气血，而且能直接疏调鼻内之气血。故几穴合用治疗过敏性鼻炎疗效强大。

（四）鼻塞

◦ 治疗处方 ◦

◎ **毫针治疗**：木穴；足驷马穴；火腑海穴。

注解：鼻塞只是一个常见的临床症状，发生的原因很多，感冒也会引发鼻塞，各种鼻炎及鼻窦炎皆会引发鼻塞的症状，临床凡见以鼻塞为主要表现时就可以选择以上相关穴位。木穴对流涕及鼻塞均效；驷马穴对各种鼻炎引发的鼻塞为首选；火腑海穴对感冒引发的鼻塞效佳。

（五）鼻窦炎

◦ 治疗处方 ◦

◎ **毫针治疗**：曲陵穴、分金穴；四花上穴、驷马穴、灵骨穴、火主穴。

注解：鼻窦炎相当于中医学中的鼻渊，又有"鼻漏""脑砂"等名称。余在临床常以四花上穴、驷马穴、灵骨穴、火主穴为常用，若急性发作期可配用曲陵穴、分金穴。余以此方案治疗多例相关患者，临床疗效非常理想。

四、口、舌、齿、咽喉病证

（一）口舌生疮

● 治疗处方 ●

◎ **刺络放血**：上唇穴、下唇穴；四花中穴。

注解：上唇穴、下唇穴在膝盖上，在其区域内找瘀络点刺出血，对口舌生疮极效，且对反复发作的口舌生疮还有很好的预防作用。四花中穴点刺放血有清泻胃火的作用，用之也有很好的疗效。

◎ **毫针治疗**：上三黄穴（明黄穴、天黄穴、其黄穴）；四花上穴；手解穴；三叉三穴。

注解：董师言上三黄穴同时取用可治疗口舌生疮，针刺上三黄穴能补阴血，能治阴虚火旺口舌生疮；手解穴与少府穴相符，少府为手少阴心经之荥穴，"荥主身热"，能清泻心火，因此主要用于心火旺盛之口舌生疮；三叉三穴与液门穴相符，液门为三焦之荥穴，口舌生疮常因三焦火盛而致，故针刺之甚效。

（二）舌强难言

● 治疗处方 ●

◎ **刺络放血**：金津、玉液。

注解：金津、玉液在舌下系带两侧筋脉上，舌为心之苗，故点刺出血能清心火、泻胃热，用于治疗热毒瘀结之舌强舌肿。

◎ **毫针治疗**：三重穴、木斗穴、木留穴。

注解：三重穴与木斗穴、木留穴配用治疗舌强言语困难有良效。

（三）舌下肿、舌痛、舌紧

● 治疗处方 ●

◎ **刺络放血**：金津、玉液。

◎ **毫针治疗**：侧三里穴、侧下三里穴；鼻翼穴。

注解：侧三里穴、侧下三里穴治疗舌下肿有良效，也可以配合足三重穴治疗；鼻翼穴对舌下肿、舌痛及舌紧皆效。

（四）口干

◎ **毫针治疗**：指肾穴；通肾穴、通胃穴、通背穴。

注解：口干是经常以感觉口干舌燥为主要表现的症状，可由诸多原因所致，包括常见的消渴及干燥症等疾病，多属于中医之阴虚证，若临床见以口干为主要表现的情况就可以根据这一方案处理。指肾穴在手上，可治疗阴虚而致的口干。通肾、通胃、通背三穴治疗口干疗效更强，因作用强大，临床有"津液发动机"之称。传统针灸以廉泉、照海为常用。

（五）面麻

· 治疗处方 ·

◎ **刺络放血**：足三重穴区域瘀络。

注解：在患侧足三重穴区域找瘀络点刺出血，具有活血祛瘀、祛风行血的作用，故对麻木有很好的调理功效。

◎ **毫针治疗**：侧三里穴、侧下三里穴；木斗穴、木留穴；鼻翼穴、中九里穴、肾关穴。

注解：侧三里穴、侧下三里穴在足阳明胃经与足少阳胆经之间，具有祛风行血化痰之效，对偏身感觉障碍极有特效，是治疗偏身感觉障碍的首选穴；木斗穴、木留穴其体在胃，其用在肝，肝藏血，脾统血，因此有调节气血的作用，对解决身体麻木有很好的功效；严重者可用侧三里穴、侧下三里穴配鼻翼穴、中九里穴、肾关穴治疗，甚效。

（六）言语不清及失语

· 治疗处方 ·

◎ **刺络放血**：总枢穴；背面穴。

注解：总枢穴与背面穴治疗失语既可以刺血，也可以毫针刺，二穴均对言语不利均效。

◎ **毫针治疗**：失音穴；总枢穴；背面穴。

注解： 余在临床以针刺失音穴最为常用，本穴在膝盖内侧缘之中点及其下2寸各一穴，从脾经沿皮透向肾经，犹如夹着咽喉，治疗失语甚效，故名失音穴；总枢穴在风府与哑门之间，哑门穴专治失语，风府穴属督脉，督脉由此上行于脑，具有散风息风、醒神开窍的作用，因此对于中风后失语极效。

（七）牙痛

● 治疗处方 ●

◎ **刺络放血：** 四花外穴；陷谷至解溪区域瘀络；太阳穴。

注解： 四花外穴区域瘀络点刺出血具有祛风止痛的作用，用于治疗风火牙痛甚效；陷谷至解溪为足阳明胃经所行，施以点刺出血，具有舒经活络、祛风泻热的作用；太阳刺血可有泻热清热、消肿止痛的作用。

◎ **毫针治疗：** 侧三里穴、侧下三里穴；灵骨穴；三叉三穴；水相穴。

注解： 侧三里穴、侧下三里穴是董氏针灸治疗牙痛最常用的穴位，疗效极为肯定，无论上下痛皆效；灵骨穴也是治疗牙痛常用要穴，与侧三里穴、侧下三里穴合用其效倍增，故常配用；三叉三穴与液门穴相符，液门为三焦之荥穴，是治疗头面五官疾病之常用要穴，用之具有清泻三焦之火的作用，对牙痛也有特效；水相穴与太溪穴相符，太溪为足少阴肾经之原穴，故针刺水相穴治疗肾虚性牙痛。

牙痛是临床常见病之一，故有"牙疼不算病"之说，一个人一生中基本上会有过或轻或重的牙痛，因此日常十分常见，也就有不算病之说了。虽然说不算病但又"疼起来不要命"，牙痛发生后痛苦性极大，尚无很优势的治疗方法，因多种方法运用起来并不灵验，所以才有了"牙痛方一大筐"之说。但针灸方法极为灵验，不论传统针灸还是董氏针灸皆有特效。传统针灸治疗牙痛首先根据经络所行而用穴，上牙归属于足阳明经，下牙归属于手阳明经，再结合辨证用之就极具特效，根据风火、胃火及肾虚之不同施以对症治疗，一般均能速见奇效，在临床中有很多相关特效穴，如临床中常用合谷、三间、偏历、阳溪、内庭、太溪、颊车、下关、翳风等穴，可根据患者具体病因而运用。

（八）鱼刺鲠喉

● 治疗处方 ●

◎ **毫针治疗：** 指五金穴、指千金穴；足五金穴、足千金穴。

注解：治疗鱼刺鲠喉两组穴位皆可，余在临床常以指五金穴、指千金穴这一组穴位运用，确有实效。通过针刺本穴组可使咽喉部肌肉有效松弛，从而使鱼刺能够顺利咳出。

（九）咽喉肿痛

● 治疗处方 ●

◎ **刺络放血**：喉蛾九穴；少商、商阳。

注解：喉蛾九穴因治疗咽喉疾病而得名，此处刺血对咽喉疾病治疗甚效，一般仅取用喉结及其上下处穴位为用，严重者可加用喉结旁开穴位；少商为手太阴肺经之井穴，商阳为手阳明大肠经之井穴，一般轻证仅取用少商即可，对较严重的或有大便秘结者可加用商阳，用之极具特效，多能血出立效。本病刺血发挥作用最快，正如赖金雄医师所言："急性扁桃体炎，口不能开，非放血不可。"

◎ **毫针治疗**：曲陵穴、分金穴；足千金穴、足五金穴；土水穴、三叉三穴。

注解：曲陵穴与分金穴倒马针配用治疗急、慢性喉炎及咽炎均有很好的疗效；足千金穴、足五金穴作用于咽喉，可通治咽喉疾病，能治疗喉咙生疮、喉炎、扁桃体炎、鱼刺鲠喉等；土水穴在肺经上，土水中穴与鱼际穴相符，鱼际为手太阴肺经之荥穴，荥主身热，故针刺本穴对咽喉肿痛甚效；三叉三穴与液门穴相符，液门为三焦之荥穴，可清泻三焦之火热，与土水穴伍用对急性咽喉肿痛最效。

第六节　外科病证

一、丹毒

● 治疗处方 ●

◎ **刺络放血**：后心穴；阿是穴；四缝穴。

注解：后心穴有十三穴，用穴时在这一区域找反应点用之最效，而非单纯直接点刺穴位；阿是穴就是在丹毒区域找瘀络点刺；四缝穴属于经外奇穴，以点刺为用，主要用于小儿疳积，对丹毒也有很好的疗效。

◎ **毫针治疗**：通关穴、通山穴、通天穴；心门穴、灵骨穴；外三关穴。

注解：通关、通山、通天穴作用于心，心主血脉，针刺之可改善血液循环，一般针刺两穴即可，主要用于慢性患者；心门穴作用原理与通关、通山、通天穴相同，心门穴配用灵骨穴也有很好的作用；外三关穴具有清热解毒的作用，更适用于急性患者。

二、肠痈

● **治疗处方** ●

◎ **刺络放血**：四花中、外瘀络刺血。

注解：一般先在四花中、外找瘀络点刺放血，使黑血尽出，疗效极好。

◎ **毫针治疗**：四花下穴、腑肠穴、门金穴。

注解：四花下穴与腑肠穴在四花穴组对应于下焦之肠道，二穴倒马针伍用可调理一切肠道之疾。门金穴是治疗肠、胃疾病之特效穴，四花下穴、腑肠穴配门金穴对肠痈有较好的治疗效果。

肠痈即西医学之阑尾炎，属于外科高发疾病，西医临床一般以手术治疗为主，对单纯性阑尾炎针灸及时治疗可有很好的疗效，传统针灸治疗常以募穴、下合穴为常用。

三、疝气

● **治疗处方** ●

◎ **刺络放血**：内踝至三阴交瘀络。

注解：内踝至三阴交找瘀络点刺出血可治疗多种生殖系统疾病，尤其妇科类疾病，在这一区域点刺放血可有佳效。

◎ **毫针治疗**：五间穴（大间穴、小间穴、中间穴、外间穴、浮间穴）；火包穴；海豹穴；火主穴或火硬穴。

注解：董师言五间穴为治疗疝气之特效穴，董氏传人也多有临床验证，一般将五穴分为两组，交替运用，若在五穴区有发乌、发青之变化反应用之极效；火包穴与传统针灸独阴穴相符，是治疗疝气之效验穴；火主穴、火硬穴在足厥阴肝经之脉，火主穴与太冲穴相符，火硬穴近于行间穴。足厥阴肝经循股阴，入毛中，环阴器，抵小腹，因此用二穴治疗疝气有特效。传统针灸治疗也主要是以肝经用穴为主，最常用大敦穴，其次腹部用穴，尤其配合艾灸治疗，其效更强。

四、痔疮

· 治疗处方 ·

◎ **刺络放血**：委中穴至承山穴瘀络。

注解：委中穴至承山穴为足太阳经所行，足太阳经是治疗肛周疾病之主要经脉，因为足太阳经经别"下尻五寸，别入于肛"，所以在足太阳经上委中穴至承山穴点刺放血极为有效。

◎ **毫针治疗**：三其穴（其门穴、其角穴、其正穴）。

注解：三其穴在手阳明大肠经上，三穴为皮下针，一穴接着一穴针刺，三穴运用治疗痔疮、便秘及肛周疾病均效。传统针灸治疗最常取承山、二白、长强，具有特效。

五、脱肛

· 治疗处方 ·

◎ **刺络放血**：委中穴。

注解：可于委中穴点刺出血，以少量出血即可。

◎ **毫针治疗**：三其穴（其门穴、其角穴、其正穴）；灵骨穴、正会穴；门金穴。

注解：三其穴治疗所有肛周疾病（包括痔疮、便秘及脱肛）均特效；灵骨穴具有温阳补气的作用，正会穴与百会穴相符，具有补虚纳气之效，因此灵骨穴与正会穴合用可治疗气虚下陷之疾。中医学认为本病主要是因中气下陷，或湿热下注而致，因此其治疗原则主要是以升提固脱为主，故传统针灸常重视灸法的运用。

六、瘰疬

· 治疗处方 ·

◎ **刺络放血**：足三重周围瘀络。

注解：足三重处找瘀络点刺放血有很强的活血化瘀、行气通滞的作用。点刺放血后再施以毫针治疗，可明显提高疗效。

◎ **毫针治疗**：足三重穴、六完穴；外三关穴、灵骨穴。

注解：余常以两组穴位交替运用，足三重穴与六完穴以患侧用穴即可。外三关穴双侧取穴，灵骨穴患侧取穴即可，外三关穴具有清热解毒之效，配灵骨穴为牵引针加强治效。传统针灸治疗瘰疬可有诸多的特效用穴，如少海、天井、曲池透臂臑等穴，皆有卓效。

七、脂肪瘤

● 治疗处方 ●

◎ **毫针治疗**：外三关穴、灵骨穴；火串穴、中九里穴、七里穴。

注解：外三关穴可用于治疗各种瘤，包括良性瘤及恶性瘤。三针分居于小腿之上、中、下，分别对应三焦，用之理三焦、调气血、化瘀滞，以整体调理为用。

第七节　其他病证

一、高热

● 治疗处方 ●

◎ **刺络放血**：五岭穴；大白穴。

注解：五岭穴在背部，由 40 个点组成，用穴时并不是全部用之，治疗发热时一般用在上的 10 个左右穴位即可，点刺放血治疗高热甚效；大白穴区域瘀络点刺放血治疗发热也很有疗效，尤其是对小儿最效。

◎ **毫针治疗**：重仙穴、大白穴；三叉三穴；感冒一穴、感冒二穴。

注解：董师言重仙穴有退热的作用，可在大白穴点刺放血，再配重子穴针刺治疗发热较好，尤其对儿童感冒引发的发热极为效验；三叉三穴对感冒引发的头痛、咽痛及发热症状皆有很好的调治作用；感冒一穴、感冒二穴其主治中可治疗重感冒、高热、发冷，也就是本穴组对外感一类疾病引发的发热是极效的，无论风寒、风热皆可治之。

二、醉酒

● 治疗处方 ●

◎ **刺络放血**：正本穴。

注解：正本穴点刺出血有醒神的作用，因此点刺出血可解决醉酒后的精神错乱、头脑不清之症状。

◎ **毫针治疗**：耳环穴。

注解：针刺耳环穴对醉酒有很好的疗效，能有效地改善醉酒后所带来的不适，尤其醉酒后头痛、头晕症状，针刺时由外向里平刺。

三、疲劳

● 治疗处方 ●

◎ **刺络放血**：背面穴。

注解：背面穴与传统针灸肩髃穴相符，董师言三棱针用之可治疗全身之疲劳。

◎ **毫针治疗**：中白穴或三叉三穴；火腑海穴；解穴；鼻翼穴；水通穴；木留穴。

注解：董师非常注重疲劳的用穴，几乎在各个部位设立了治疗疲劳的用穴，董师直接说明能治疗疲劳的穴位有中白穴、腕顺一穴、火腑海穴、富顶穴、背面穴、支通穴、落通穴、木留穴、明黄穴、解穴、木耳穴、水通穴。所有穴位运用各有不同，余在临床主要用上述方案中的穴位，火腑海穴用于身体虚弱而致的疲劳，主张针灸并用，确有佳效；解穴主要用于疲劳过度而引发的疼痛；鼻翼穴用于精神萎靡不振、身体酸痛的情况；水通穴用于肾气不足而引发的疲劳。

四、晕针及针刺后不良反应

● 治疗处方 ●

◎ **毫针治疗**：手解穴；解穴。

注解：针刺导致晕针在临床并不少见，晕针的发生主要是因患者高度紧张、针刺不当或体位不合适等所致，在临床中有言"心不畏惧晕从何生"之说，晕针与患者情绪高度紧张密切相关，因此针刺时一定与患者深入交流，减少患者的紧张情绪；摆正好舒适体位，尤其以卧位可减少晕针发生；在针刺时掌握正确的针刺技巧、合理的手法运用，不可乱扎猛刺，以减少疼痛。若能正确地掌握以上内容，就可以有效地减少晕针或有效避免晕针，能够及时发现、及时终止患者晕针才是正确的，防止患者完全晕过去。若患者出现了晕针的情况，可以针刺手解穴或解穴，手解穴方便运用，因此最常用。

手解穴及解穴不仅治疗晕针特效，而且对针刺所引起的一切不良反应也具特效，如针刺后的疼痛、针后麻木、针后血肿及针刺后遗感等现象，用之皆能较快地解除症状。

五、眩晕

● 治疗处方 ●

◎ **毫针治疗**：火连穴或火菊穴；心三通穴（通关穴、通山穴、通天穴）；中九里穴；肾关穴、中白穴；火硬穴；火腑海穴；四花上穴；正会穴、后会穴。

注解：眩晕是"眩"与"晕"两个症状，眩即眼花，晕为头晕。眩晕发生可由诸多原因所致，是多种疾病的常见症状，病因极为复杂，主要病因可归纳为风（即无风不作眩）、痰（即无痰不作眩）、虚（即无虚不作眩）、火、瘀几种情况。对此董师对眩晕设立了较多用穴，几乎涉及了各个部位用穴，如一一部位之中间穴；二二部位之中白穴；三三部位之火腑海穴、肠门穴；四四部位之富顶穴、后枝穴、支通穴、落通穴；六六部位之火硬穴、火连穴、火菊穴、火散穴；七七部位之肾穴关、四花上穴、人皇穴；八八部位之通关穴、通山穴、通天穴、中九里穴；十十部位之后会穴、水通穴、水金穴、鼻翼穴；十一部位之水腑穴。这些用穴完全可以应对于不同之眩晕。

火连穴、火菊穴对高血压引起的头晕最效，为首选用穴；心三通穴作用于心，可用于心脏疾患及供血不足而引起的眩晕；中九里穴适用于"无风不作眩"的情况；肾关穴、中白穴适用于肾虚而致的眩晕；火硬穴适用于肝胆火旺而致的眩晕；火腑海穴适用于血虚而致的眩晕，即无虚不作眩的情况；四花上穴适用于气血不足而致的眩晕，也是无虚不作眩的运用；正会穴、后会穴适用于头部疾病而致的眩晕，如脑供血不足、梅尼埃病、脑血管痉挛、神经衰弱、中风等疾病伴随的症状。

六、伤口不愈合

• 治疗处方 •

◎ **刺络放血**：制污穴。

注解：制污穴专用于治疗伤口不愈合疾病，制污乃为制服血中之污染的意思。在患侧或两侧穴位上点刺放血，一般每周1次即可。本穴治疗伤口不愈合极具特效，有些患者经西医抗炎等治疗无效，针刺制污穴出血可很快使伤口痊愈，一般患者仅用本穴点刺放血即可治愈。

◎ **毫针治疗**：外三关穴。

注解：外三关穴具有清热解毒、化瘀消肿的作用，因此能对伤口感染不愈合有治疗功效，一般情况下仅在制污穴点刺放血即可，严重者配合外三关穴针刺。

七、肥胖症

• 治疗处方 •

◎ **毫针治疗**：土水穴、三其穴、水曲穴；火串穴、四花上穴、四花下穴、腑肠穴、门金穴。

注解：土水穴、三其穴、水曲穴对腹型肥胖、臀部及大腿肥胖皆效，尤其对腹型肥胖（将军肚）效果极佳，具有通腑安脏的作用；火串穴、四花上穴、四花下穴、腑肠穴、门金穴一组穴位运用可改善肠胃消化吸收，调整人体气血运行，具有整体调节的作用，且有双向调节功效，可谓是肠胃之"清道夫"。

八、狐臭

• 治疗处方 •

◎ **刺络放血**：分枝上穴、分枝下穴。

注解：分枝上、下穴具有解毒的作用，且治疗狐臭极效，狐臭时可在此部位找反应点，若能在此处找到小红点，将其点刺出血则极效，可谓是特效之法。

◎ **毫针治疗**：天宗穴、李白穴。

注解：天宗穴、李白穴为四四部位穴位，董师原著中均言二穴具有治疗狐臭的作用，一般可先在分枝上、下穴点刺出血，再针天宗穴、李白穴，对轻证患者极效。

九、解毒

● 治疗处方 ●

◎ **刺络放血**：分枝上穴、分枝下穴。

注解：分枝上、下穴在上臂出肩解的部位，为小肠经脉，小肠主液，有分清泌浊之功，通过利尿利湿之排泄发挥作用。可以刺血，也可以毫针刺，若有明显的反应点，将其点刺出血则极效。

◎ **毫针治疗**：分枝上穴、分枝下穴；骨关穴、木关穴；手解穴、解穴。

注解：解毒是指对各种药物中毒、食物中毒及各种虫毒咬伤等中毒性疾病的治疗，这是董氏针灸所特有的作用功能，临床中最常用的还是分枝上穴与分枝下穴，二穴解毒作用确具很强的实效性，因二穴具有增强免疫功能的作用。董氏传人对此有较多的相关临床验案报道。董师言本穴组有分泌神经，即有分清泌浊的功能，通过分清泌浊以达排毒、解毒之效。骨关穴、木关穴也有解毒作用，主要解尿酸毒、食物中毒及药物中毒，尤其对尿酸毒效佳；手解穴与解穴不仅有解晕针之效，而且也能解以上中毒，常作为分枝上、下穴的配针而用。

十、脑瘤、脑积水

● 治疗处方 ●

◎ **刺络放血**：足三重瘀络。

注解：于足三重区域找瘀络点刺出血，点刺出血可有活血化瘀、活脑部之气血的功效，因此可治疗脑内诸多疾病，包括脑瘤、脑积水、脑外伤等，不仅可以刺血治疗，也可以毫针针刺，其主治中可治疗脑瘤及脑膜炎，一般来说，刺血治疗一般7～10天刺血一次即可。

◎ **毫针治疗**：正会穴、前会穴、后会穴、州仑穴、州昆穴；火连穴、火菊穴、火散穴；上瘤穴；正筋穴、正宗穴。

注解：正会、前会、后会、州仑及州昆穴一组穴位均在头部，为局部取穴，针刺本组穴位直接疏调头部之气血，可与远端穴位结合运用以提高治疗效果；火连、火菊及火散穴是董师原著中倒马针组合运用，董师言三穴倒马针可治脑瘤及脑膜炎；上瘤穴及正筋、正宗穴均具有活脑部之气血的作用，可治疗脑内诸多疾病，对脑积水、脑瘤皆可治疗，可与头部穴位适当配用，以提高疗效。

十一、脑膜炎

● 治疗处方 ●

◎ **刺络放血**：四花中穴、四花外穴瘀络。

注解：四花中、外穴区域找瘀络点刺出血治疗脑膜炎有较好的疗效，以黑血尽出为度。

◎ **毫针治疗**：火连穴、火菊穴、火散穴；足三重穴；正筋穴、正宗穴。

注解：火连、火菊、火散穴及足三重穴，董师在原著中均言可治疗脑膜炎，这是两穴组的基本运用，足三重穴区域内可瘀络点刺出血，也可以毫针针刺治疗。正筋、正宗穴因也有很强的活脑部气血的功效，所以治疗脑膜炎也具甚效。

十二、脑震荡

● 治疗处方 ●

◎ **刺络放血**：然谷穴处瘀络。

注解：脑外伤时常会在然谷穴处出现明显的怒张的瘀络，然谷为足少阴肾经之荥穴，脑为肾之所施，因此针刺肾经穴位可治疗脑病。脑部外伤出现瘀血为实证，根据实证泻其子穴，应泻涌泉，但"泻井当泻荥"，所以在此处瘀络刺血治疗脑部外伤瘀血特效。

◎ **毫针治疗**：正筋、正宗穴；上瘤穴；足三重穴。

注解：上述三组穴位均有活脑部气血的作用，可改善脑部气血运行，尤其正筋、正宗穴作用极强，先在然谷穴瘀络刺血，再针刺正筋、正宗穴，严重者加配上瘤穴，对脑部外伤昏迷或头痛、头胀者多能立效。

十三、腮腺炎

● 治疗处方 ●

◎ **刺络放血**：四花外穴瘀络；足三重穴瘀络。

注解：四花外穴与足三重穴处找瘀络刺血，具有活血消肿、解毒消炎的作用。

◎ **毫针治疗**：外三关穴。

注解：外三关穴具有清热解毒之效，以治疗外科疾病为主，为治疗红肿热痛等一类疾病之首选穴，如扁桃体炎、喉炎、腮腺炎等，用之极效。

十四、各种出血

• 治疗处方 •

◎ **毫针治疗**：六完穴；花骨四穴。

注解：六完穴止血用途较为广泛，董师在其原著中言可用于各种止血，包括跌伤、刀伤或打针流血不止等皆可以治疗。花骨四穴，董师仅说能止血，说明对止血的作用也比较广泛，另外，肩中穴、博球穴，董师指出可用于鼻子出血。

十五、游走性疼痛

• 治疗处方 •

◎ **毫针治疗**：中九里穴；火串穴、手解穴；上三黄穴。

注解：中九里穴是治疗全身疼痛之要穴，本穴与风市相符，风市为风邪聚集之市，少阳主风，故针刺中九里穴治疗游走性疼痛极效；火串穴与支沟相同，手解穴与少府相同，支沟为三焦之经穴，三焦通行诸气。火串穴与手解相配治疗疼痛位置不固定，属于窜痛者特效；上三黄穴作用于肝，肝主风，风善行数变，故对游走性疼痛极效。

十六、面部美容

• 治疗处方 •

◎ **毫针治疗**：上三黄穴；指驷马穴、足驷马穴；下三皇穴（肾关穴、地皇穴、人皇穴）

注解：上三黄穴作用于肝，针之有疏肝解郁祛肝斑之效，尤其在本穴组埋线治疗特别有效；驷马穴作用于肺，肺主皮毛，因此针刺驷马穴对皮肤有很好的调理功效，可治疗各种皮肤病；下三皇穴针之可使皮肤变得细腻，白里透红。因此以上几穴可根据不同的情况运用，或者相互配合运用。

附

录

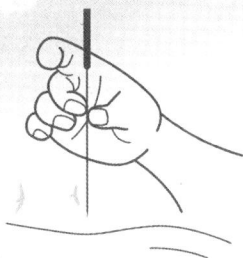

《董氏针灸正经奇穴学》原著中所有穴位

（总计 208 穴名，672 穴点）

第一部分：一一部位（共计 28 穴名，104 穴点）

大间穴（2），小间穴（2），浮间穴（2），外间穴（2），中间穴（2），还巢穴（2），指驷马穴（6），指五金、指千金穴（4），心膝穴（4），木火穴（2），肺心穴（4），二角明穴（4），胆穴（4），指三重穴（6），指肾穴（6），火膝穴（2），木穴（4），脾肿穴（4），心常穴（4），木炎穴（4），三眼穴（2），复原穴（6），眼黄穴（2），妇科穴（4），止涎穴（4），制污穴（6），五虎穴（10）。

第二部分：二二部位（共计 11 穴名，26 穴点）

重子穴（2），重仙穴（2），灵骨穴（2），大白穴（2），上白穴（2），中白穴（2），下白穴（2），腕顺一穴（2），腕顺二穴（2），手解穴（2），土水穴（6）。

第三部分：三三部位（共计 16 穴名，32 穴点）

其门穴（2），其角穴（2），其正穴（2），火串穴（2），火陵穴（2），火山穴（2），火腑海穴（2），手五金穴（2），手千金穴（2），肠门穴（2），肝门穴（2），心门穴（2），人士穴（2），地士穴（2），天士穴（2），曲陵穴（2）。

第四部分：四四部位（共计 17 穴名，34 穴点）

分金穴（2），后椎穴（2），首英穴（2），富顶穴（2），后枝穴（2），肩中穴（2），背面穴（2），人宗穴（2），地宗穴（2），天宗穴（2），云白穴（2），李白穴（2），支通穴（2），落通穴（2），下曲穴（2），上曲穴（2），水愈穴（2）。

第五部分：五五部位（共计 4 穴名，8 穴点）

火包穴（2），上瘤穴（2），海豹穴（2），木妇穴（2）。

第六部分：六六部位（共计 17 穴名，42 穴点）

火硬穴（2），火主穴（2），门金穴（2），木斗穴（2），木留穴（2），六完穴（2），水曲穴（2），火连穴（2），火菊穴（2），火散穴（2），水相穴（2），水仙穴（2），水晶穴（2），花骨一穴（8），花骨二穴（4），花骨三穴（2），花骨四穴（2）。

第七部分：七七部位（共计28穴名，64穴点）

正筋穴（2），正宗穴（2），正士穴（2），博球穴（2），一重穴（2），二重穴（2），三重穴（2），四花上穴（2），四花中穴（2），四花副穴（2），四花下穴（2），腑肠穴（2），四花里穴（2），四花外穴（2），上唇穴（2），下唇穴（2），天皇穴（2），肾关穴（2），地皇穴（2），四肢穴（2），人皇穴（2），侧三里穴（2），侧下三里穴（2），足千金穴（2），足五金穴（2），七虎穴（6），外三关穴（6），光明穴（2）。

第八部分：八八部位（共计32穴名，66穴点）

通关穴（2），通山穴（2），通天穴（2），姐妹一穴（2），姐妹二穴（2），姐妹三穴（2），感冒一穴（2），感冒二穴（2），通肾穴（2），通胃穴（2），通背穴（2），明黄穴（2）天黄穴（2），其黄穴（2），火枝穴（2），火全穴（2），驷马中穴（2），驷马上穴（2），驷马下穴（2），下泉穴（2），中泉穴（2），上泉穴（2），金前下穴（2），金前上穴（2），中九里穴（2），上九里穴（2），下九里穴（2），解穴（2），内通关穴（2），内通山穴（2），内通天穴（2），失音穴（4）。

第九部分：九九部位（共计8穴名，20穴点）

耳环穴（2），木耳穴（2），火耳穴（2），土耳穴（2），金耳穴（2），水耳穴（2），耳背穴（2），耳三穴（6）。

第十部分：十十部位（共计25穴名，44穴点）

正会穴（1），州圆穴（2），州昆穴（2），州仑穴（2），前会穴（1），后会穴（1），总枢穴（1），镇静穴（1）上里穴（2）四腑二穴（2），四腑一穴（2），正本穴（1），马金水穴（2），马快水穴（2），腑快穴（2），六快穴（2），七快穴（2），木枝穴（2），水通穴（2），水金穴（2），玉火穴（2），鼻翼穴（2），州火穴（2），州金穴（2），州水穴（2）。

第十一部分：十一部位（共计17穴名，176穴点）

分枝上穴（2），分枝下穴（2），七星穴（7），五岭穴（40），双凤穴（14），九猴穴（18），三金穴（6），精枝穴（4），金林穴（6），顶柱穴（22），后心穴（14），感冒三穴（3），水中穴（2），水腑穴（2），三江穴（19），双河穴（12），冲霄穴（3）。

　　第十二部分：十二部位（共计5穴名，56穴点）

　　喉蛾九穴（9），十二猴穴（12），金五穴（5），胃毛七穴（7），腑巢二十三穴（23）。

临床病案与注解

余在从事针灸工作以来，一直至今亲临临床第一线，每天坚持临床诊疗，平均每天治疗患者达30人次以上，因此曾记载了诸多的治疗病案，据余所记载搜集整理了一部分具有一定代表性的医案，这些医案多为临床常见病，治疗用穴少，临床疗效满意，均以董氏针灸用穴为主，对临床有所启示，以供大家临床参考。

1. 鱼刺鲠喉

鱼刺鲠喉首例病案是余自身之病例，余于某日中午午餐食用酸菜鱼时突然被鱼刺卡喉，立感咽喉极度不适，经多种方法未解，故方用指五金、指千金穴针刺治疗，针后3分钟左右后咳出3根黏在一起比发丝还细的鱼刺，顿觉咽喉舒适。在此之前，余在讲授董氏奇穴时，从未讲到指五金、指千金穴这一功效。余认为鱼刺鲠喉针刺穴位难以实现，不予采信，所以从未讲解。当本次意外发生时，经家人提醒而用，效如桴鼓，再次验证了董氏针灸的奇效，董师所言不虚。余后思考，当针刺本穴组后，可使咽喉肌肉松弛，故能使鱼刺轻松咳出。后又治疗2例病例，也均是立竿见影之效，本穴组此功效当值得临床重视，由此感念董师之无私贡献。

注：例举本病案有两个意思：一是对董氏针灸穴位作用功能有了进一步的认可。余在未尝试本穴组治疗鱼刺鲠喉时，并不认为本穴组能有这一实际功能，而当验证了这一实际功能时才恍然大悟，董师所言某穴的功能是具有确切作用的，所言不虚，临床应当进一步深入研究各穴的实际效能，这是进一步发展董氏针灸的重要内容之一；二是真正感受到了董氏针灸的神奇性，是值得推广的重要针法。余经亲自临证后，又以本穴组治疗2例鱼刺鲠喉者，而无不效者，均感受到了本穴组之神奇性，由此感叹董氏针灸的博大，感念董师的无私奉献。

2. 咽喉肿痛

周某，男,39岁。患者3天前因外感后出现咽喉疼痛，咳嗽，发热。检查：咽喉部红肿充血，扁桃体肿大充血，体温38℃，舌质红，苔薄黄，脉浮数。诊断为咽喉肿痛（喉蛾）。先于双侧少商穴点刺出血，再取用双侧曲陵穴、分金穴、曲池穴、三叉三穴，留针30分钟，起针后患者即感咽喉疼痛缓解，第二天复诊时体温正常，咽喉疼痛明显缓解，继续治疗 2 次，诸症消失，恢复正常。

注：咽喉肿痛是临床常见病，无论传统针灸还是董氏针灸皆有佳效，一般患者经两三次治疗即可达到满意疗效。但在临床中本病就诊患者不多，令人十分可惜，针灸从业者应当加大力度推广本类疾病在临床的运用。

3. 急性咽炎

江某，男，14 岁。咽喉双侧肿痛 3 天，感觉呼吸困难，进食受限。先于喉蛾九穴点刺 5 个点，再取用双侧三叉三穴、曲陵穴、土水中穴，留针 40 分钟，起针后疼痛即已明显缓解，次日又针刺三叉三穴、曲陵穴 1 次痊愈。

注：急性咽炎也属于中医学中的咽喉肿痛，西医学主要以抗生素治疗为主，针灸治疗简单实效，无任何副作用，尤其刺血运用十分重要，喉蛾九穴对咽喉疾病均具特效，一般 1 次即可见明显疗效，余在临床治疗近百例患者，通过针刺治疗皆疗效满意。

4. 耳鸣、耳聋

张某，男，34 岁。患者无明显诱因突发耳鸣、听力下降月余，来诊时患者自诉右耳持续鸣响，听力下降。曾于某院就诊，诊断为左耳传导障碍（原因未明），经治疗乏效来诊。取健侧中九里穴，患侧听宫穴、完骨穴，双侧三叉三穴、水曲穴，中九里穴针刺抵骨，并施以较强的力度持续捻转 3 分钟，完骨穴向耳部方向针刺 1 寸，听宫穴直刺 1 寸左右，三叉三穴针刺 1.5 寸深，留针 30 分钟，每 10 分钟行针 1 次，针后患者即感耳鸣减轻，听觉改善，经治疗 6 次后症状消失。

注：耳鸣、耳聋是耳鼻喉科常见病，也是针灸之优势病种，但是其疗效与治疗的时间早晚有重要的关系，若超过 3 个月以上其治疗疗效就会明显下降，治疗时间越早越好。传统针灸非常重视耳前、耳后的局部穴位，董氏针灸则完全远端用穴，余通过临床经验来看，以远端用穴为主，结合局部用穴为辅的治疗方案对本类疾病的治疗有极佳的疗效，通过这种奇正结合的方式治疗头面五官科疾病尤为重要。

5. 化脓性中耳炎

杨某，女，38 岁。已有中耳炎病史数年，本次又复发加重 2 个月余，发病后两耳有大量的清稀脓液，且感耳内胀闷瘙痒，曾分别就诊于 3 家医院（2

家是当地县级医院，一家为市级医院）检查并治疗，未效。先取制污穴与外踝周围瘀络交替点刺放血，每周2次，并针刺外三关穴、曲池穴、中九里穴、水曲穴为主穴，隔日治疗1次，经2次治疗后即感脓液量较前减少，共治疗10次，上述诸症基本消失，随访1年未见复发。

注： 化脓性中耳炎多反复发作，一般多以耳内用药为主，但难以根治，董氏针灸治疗十分理想，余在临床曾治疗几十例患者，均以董氏针灸为主，获效理想，可见董氏针灸治疗本病确具佳效，故以此病案以启示。

6. 酒渣鼻

杜某，男，31岁。患者鼻尖发红如樱桃，鼻梁布满红丝已有几个月，其症时轻时重，平时应酬较多，经常饮酒，喜食辛辣之物。舌质红，苔微黄，脉微数，诊断为酒渣鼻。取正本穴与血丝点刺出血，每周2次，共治疗6次，症状消失，随访半年未见复发。

注： 本病案就是单纯的以刺血为用，强调了董氏针灸刺血的重要性和刺血治疗的有效性，值得临床重视。

7. 神经性耳痛

于某，女，42岁。患者左耳内疼痛2年余，曾多次就诊，经检查后确诊为神经性耳痛，经多次治疗，服用中西药物疗效不明显，故来诊。检查：面色萎黄，舌质红偏干，苔少中间有裂纹，脉细弱微数。取用木斗穴、木留穴、水相穴、中九里穴、火硬穴。患者第2次复诊时症状较前有所改善，经6次治疗，耳痛消失，病情转愈。

注： 本病用传统针灸治疗效果多不理想，且多为局部取穴，董氏针灸远端用穴，疗效确切，见效迅速，因此很有必要大力推广董氏针灸的临床运用。

8. 牙痛

谭某，男，28岁。右侧上牙痛3天，逐渐加重，药物治疗未效，疼痛有增无减，故来诊。检查：患者右侧上第1、2磨牙处肿胀疼痛，舌质红，苔黄，脉弦浮大。先于患侧太阳穴刺血，再针刺健侧的侧三里穴、侧下三里穴、三叉三穴，双侧内庭穴，针后疼痛减轻，第2日复诊时肿胀消退，牙痛基本消失，继续针刺2次而痊愈。

注： 牙痛在临床十分常见，也是针灸之优势病种，无论传统针灸还是董氏针灸皆效，其治疗思路皆是通过经络与牙齿的联系及发病原因组方用穴。

9. 复视

魏某，女，65岁。视物重影5个月，就诊于某院眼科，经眼科检查未见异常，舌淡，苔白，脉弱。取用上白穴、三叉三穴、肾关穴、光明穴、睛明穴，留针40分钟，每日1次，治疗15次后明显好转，隔日1次，继续治疗7次，复视消失。

注： 复视一般治疗较为棘手，传统针灸多是以眼睛局部用穴为主，董氏针灸均是以远端用穴，余在临床结合二者之优势，以远端用穴为主，配以眼睛周围用穴为辅，更具实效性，有效地将董氏针灸与传统针灸结合是董氏针灸发展的重要方法。

10. 眼睑下垂

朱某，男，43岁。患者不明原因出现眼睑下垂半年余，视物模糊，睁眼困难，晨轻暮重，疲劳后加重。检查双眼睑下垂，舌质淡，苔薄白，脉细。先于太阳穴点刺放血，再取用三叉三穴、火菊穴、火主穴、申脉穴，每次留针40分钟，每日1次，10次后症状明显缓解，隔日1次，治疗6次后症状基本缓解，继续巩固治疗4次。半年后随访一切正常。

注： 近几年余通过针灸治疗了几十例眼睑下垂的相关患者，疗效较为满意，传统针灸治疗仍重视眼睛周围用穴，通过临床治疗经验来看，单独局部取穴治疗疗效不佳，远端用穴更具特效，这完全符合董氏针灸用穴思想。

11. 慢性背痛

孙某，男，42岁。在胸椎6、7、8区域（以后正中线与夹脊部位）感沉重疼痛近2年，时轻时重，反反复复发作，曾经数次推拿、膏药及药物等治疗，仅暂时缓解。来诊后针刺指肾穴、肺心穴、通背穴，每次留针30分钟，起针后即感明显缓解，共治疗7次（每次就诊时间不定，基本每周2次）而愈。

注： 慢性背痛的患者临床甚多，一般方法治疗较为棘手，传统针灸多以患处取穴，具有用穴多，且存在针刺安全风险，疗效多微乎其微，董氏针灸远端用穴十分特效，取穴少，针刺安全，不仅疗效立竿见影，而且能治本，可谓是良法。余在临床曾以董氏针灸治疗了多例背痛、肩背痛、腰背痛的患者，均十分特效。

12. 肩周炎

高某，女，53岁。右肩部疼痛已月余，夜间尤甚，曾贴服膏药、推拿及服用药物（药名不详）而未效，肩臂多处部位有压痛，手臂外展、内旋时疼痛加剧，上举及后伸严重受限。诊断为"五十肩"。取用健侧足五金、足千金穴，患侧的四花中穴、腕顺一穴、大白穴，针刺 10 分钟后即感疼痛缓解、抬举改善，留针 30 分钟，每 10 分钟行针 1 次，每次行针时嘱患者施以动气针法，1 次后疼痛缓解，第 2 次复诊时患者自我感觉良好，每天 1 次，4 次痊愈。

注：肩周炎为西医学之病名，在中医学中有"五十肩""漏肩风""肩凝症"等称谓，这些称谓多是从病因而来，"五十肩"的发生是由于阳明气血不足而致，且是各种肩周炎中最多见的原因；漏肩风的发生主要是因感受了风寒之邪气而致；肩凝症是因组织发生了粘连而致。本病是临床常见病，并是针灸之优势病种，针灸可谓是佳法，具有取穴少、见效快的特点。传统针灸常多以局部取穴为主，若能通过经络辨证结合病性远端取穴也有很好的作用，董氏针灸多以远端用穴为主，具有较好的作用，若辨证准确、用穴合理，一般疗效皆能立竿见影，且能够很快痊愈。

13. 急性腰痛

宋某，男，47 岁。患者于前一天下午突然发生腰痛，不能弯腰、起坐严重受限、穿衣困难，由家人搀扶而来。检查：右侧肾区腰肌僵硬、疼痛，余无异常。即取用中白穴，向腕部斜刺 1.2 寸左右，得气后让患者不同方向活动其腰部，5 分钟左右即感症状减轻，留针 30 分钟起针，弯腰活动基本恢复正常，腰肌压痛也明显缓解，次日同法施治 1 次而痊愈。

注：急性腰痛发病急骤迅速，一般症状多较严重，常导致活动受限，是针灸优势病种之一，无论传统针灸还是董氏针灸治疗皆有特效，在临床中有诸多用穴报道，且多为单穴用穴报道，若能准确辨证、合理用穴，一般用一穴即可获得显著疗效，常是彰显针灸神奇的疾病之一。

14. 腹股沟疼痛

李某，男，56 岁。患者于 1 个月前跳绳锻炼时感觉伤及大腿内侧，即感疼痛不适，之后疼痛逐渐加重，行走困难，于某市级医院检查，行 X 线拍片，腰椎及髋关节均无异常。来诊后取用健侧心门穴、三叉三穴与患侧门金穴，针 5 分钟后疼痛即有所缓解，留针 30 分钟，起针后行走已明显缓解，共治疗 3 次诸症消失。

注：腹股沟部位疼痛在临床中也常见，传统针灸治疗一般选择局部取穴，

效果多不理想，所以治疗较为棘手。董氏针灸治疗有较好的疗效，取穴少、见效快、疗效高，故举其病案以飨读者。

15.踝关节扭挫伤

李某，男，34岁。患者于前一天晚上下楼梯时踩空伤及左侧踝关节，即疼痛难忍，不能踩地，被人搀扶回家，贴敷膏药，第2天外侧踝关节大面积明显肿胀，疼痛剧烈，活动受限，左脚不能着地，经人介绍来诊。排除骨折脱位后先于肿胀处刺血，使瘀血尽出。取健侧小节穴、中白穴、下白穴，针刺5分钟后疼痛即可缓解，留针30分钟起针后，左脚能够着地行走，症状明显缓解，又经治疗2次，症状基本消失，仅感微微不适。

注：踝关节扭挫伤是发病率较高的关节疾病，董氏针灸治疗踝关节损伤可谓是特效之法，取穴少、见效迅速，余在临床治疗上百例患者，疗效均十分理想，尤其小节穴可谓是治疗本病的特效穴，常在施用数秒钟后即见显效，许多从事董氏针灸学习的爱好者，因感受到了小节穴的神奇而喜欢上了董氏针灸。

16.足跟痛

朱某，男，57岁。患者2年前不明原因出现左侧足跟痛，每于晨起落地时即感疼痛，行路时逐渐加重，曾于某院就诊，诊断为跟腱炎，曾用多种方法治疗而乏效，故来诊。检查：足底部有明显的压痛点，舌质淡红，少苔，脉沉细。诊断为足跟痛。先于患侧委中瘀络点刺放血，再于健侧取用五虎四穴、五虎五穴、灵骨穴，针后让患者不断行走，且不断用力活动其疼痛处，再于患侧取用束骨穴，每次留针30分钟，每10分钟行针1次，起针后即感疼痛较前有所减轻，之后每隔1天治疗1次，共治疗7次疼痛消失。

注：传统针灸治疗足跟痛，常以局部用穴为主，但具有取穴多、见效慢的不足之处，董氏针灸治疗足跟痛是以远端用穴，具有取穴少、见效快的优点，余以董氏针灸治疗多例相关患者，通过本病案以示启发，值得临床推广运用。

17.膝痛

宋某，女，65岁。患者于1年前无明显诱因出现右膝疼痛，行走过多后加重，休息后痛减。曾于当地县级医院就诊，X线检查见膝内侧关节间隙略窄，髌骨上下、胫骨髁棘、胫骨内外髁有轻度骨质增生，诊断为老年性骨性关节炎，经服用中西药物及外贴膏药等治疗，未效。检查：右膝髌骨周围及内侧关节间隙压痛。舌质红，少苔，脉沉细。先于右侧三金穴点刺放血，每周2次，再取用健侧胆穴、曲池穴、心门穴，患侧火主穴，每日1次，每次留针30分钟，每10分钟行针1次，首次起针后患者即感疼痛较前改善，7次后症状明显缓解，劳累后会有不适感，隔日治疗1次，又继续巩固治疗4次，诸症消失，恢复正常。

注： 膝关节疾病是发病率极高，又难以治疗的一类疾病。针灸治疗膝关节疾病有较好的疗效，传统针灸常以局部用穴为主，而董氏针灸却不在患处用针，且用穴极为丰富，作用极为迅速，多能立竿见影，故值得临床高度重视。余在临床曾以董氏针灸治疗几百例膝关节疾病患者，其疗效多较理想。余常以董氏针灸结合火针施治，其疗效十分满意。

18. 坐骨神经痛

杨某，男，39岁。患者于3个月前不明原因出现右侧腿痛，曾就诊于当地某市级医院，经检查诊断为根性坐骨神经痛，曾用中西药物治疗，疼痛缓解。但于半个月前劳累后症状较前明显加重，服用之前药物无效，又于某处推拿治疗3次，感症状又较前加重，故来诊。检查：大腿后侧、小腿外侧一直抽掣样疼痛，放射至足部，行走困难，坐卧均痛，当咳嗽时疼痛加重，遇热舒适，遇冷疼痛加重，右下肢直腿抬高试验阳性，臀部、右侧大腿后缘、小腿外缘及足部疼痛，屈伸困难，舌苔薄白，脉弦紧。诊断为腰腿痛（足太阳经、足少阳经合并型坐骨神经痛）。首先于患侧委中及四花外穴区域找瘀络点刺放血（每周1次），再于患侧取用肩中穴、手五金穴、手千金穴、中白穴、下白穴，患侧足临泣、束骨为主穴，每次留针30分钟，前3日连续针刺，3次后疼痛明显缓解，后隔日1次，又经4次治疗，诸症消失。3个月后随访未见复发。

注： 坐骨神经痛属于中医学中痹证之范畴，为临床常见病。本病为针灸疗法的适应证，可谓是本病之佳法，若手法得当、治疗及时，一般都可获得良效。传统针灸多在患侧用针，常以循经取穴为用，一般取穴多，见效也慢，而董氏针灸重在健侧用针，并且发挥出了诸多本病的特效用穴，若能正确合理地运用，治疗效果十分满意。余以董氏针灸用穴为主，治疗上百余例患者，一般均有立竿见影之效，且能很快达到临床治愈的目的，故举其例，供大家参考。

19. 慢性腰痛

冯某，男，48岁。腰痛已有四五年，时轻时重，劳累后或天气变凉后，疼痛加重，曾于多家医疗机构检查并治疗，未检查出任何器质性疾病，诊断为腰肌劳损，经中西医治疗，服药无效，近2个月来疼痛加重，影响日常活动，故来诊。诊见患者身体消瘦，面色暗淡无光，腰部无肿胀。舌质淡，苔薄白，脉沉紧。取用灵骨穴、腕顺一穴、中白穴、水通穴、水金穴，留针40分钟，每10分钟行针1次，第一次起针后即感症状缓解，隔日1次，治疗5次后症状基本消失，又继续巩固治疗3次。随访半年无复发。

注： 腰痛是常见症状之一，许多疾病都能引起腰痛，针灸治疗各种类型的腰痛，均有较好的效果。传统针灸治疗腰痛极为重视腰部穴位，远端用针常以膀胱经用穴为主。董氏针灸是通过远端取穴治疗，常根据"腰为肾之府"理论取用以补肾用穴为主。

20. 落枕

肖某，男，32岁。患者晨起后即感觉右侧颈部强直酸痛，牵及肩背，活动明显受限，左右回顾及前后功能受限。检查：颈部僵直，颈项部有多处压痛点。取用左侧重子穴、重仙穴及承浆穴，针刺5分钟后活动受限改善，疼痛缓解，留针30分钟，起针后即感觉颈部轻松自如，活动正常，第2日恢复，无不适感。

注： 落枕为常见病证，针灸可谓是首选用法，无论传统针灸还是董氏针灸皆有佳效，且皆取穴少、见效快，若能用穴得当，皆能有立竿见影之效。

21. 手腕痛

齐某，男，46岁。右侧手腕疼痛3个月余，于他处针灸及膏药贴敷治疗，未效而来诊。检查：于阳谷穴及阳溪穴处明显压痛，诊断为手腕痛。取用右侧侧三里穴、侧下三里穴、肾关穴、四肢穴，患侧腕顺一穴、灵骨穴，10分钟后即感疼痛缓解，留针30分钟，隔日1次，3次后明显缓解，阳谷穴处疼痛消失，阳溪穴处微痛，继续治疗2次症状消失。

注： 手腕痛以外伤或慢性损伤为常见，传统针灸治疗主要以局部用穴为主，董氏针灸仍通过远端取穴治疗。余在临床以董氏针灸为主，适当配合火针与浮针疗法治疗几十例患者，疗效甚为满意，一般平均在四五次即可达到理想治疗效果。

22. 妊娠恶阻

吴某，女，28岁。患者怀孕3个月余，恶心呕吐半个月，近3日呕吐剧烈，服用中药无效，食入即吐，严重时闻到异味也出现恶心呕吐，并呕吐胆汁，坐卧不安，舌淡红苔薄，脉细。诊断为妊娠恶阻。取用通关穴、通山穴、通天穴，留针30分钟，每10分钟行针1次，每日1次，治疗1次后患者即感症状明显减轻，并能少量进食后不再呕吐，共治疗3次症状基本缓解，饮食恢复正常。

注：针灸治疗妊娠恶阻简单实效，取穴少，见效快，一般三五次治疗即可达到满意疗效，是一种非常理想的方法。余在临床以董氏针灸治疗多例相关患者，均取效满意，值得临床推广运用。

23. 先兆流产

赵某，女，39岁。经检查确诊已妊娠2个多月，见阴道流血，腰腹坠胀1周。过去曾孕育一胎，并曾流产过3次。取用通肾穴、通胃穴与妇科穴、还巢穴（左右交替用针），每日1次，治疗4次后症状消失，又继续巩固治疗3次。之后未再出现相关症状，并顺利产下一女婴。

注：先兆流产在传统针灸治疗中报道较少，而董氏针灸可谓是特效之法，余在临床以董氏针灸用穴治疗了十余例先兆流产和习惯性流产患者，其疗效确实令人叹服，其主穴就是以上的妇科、还巢、通肾、通胃、通背之穴位。

24. 带下

冯某，女，47岁。患者患带下病已近10年，常年内裤不干净，有时伴有瘙痒，时轻时重。多方治疗不效，故选择针灸治疗。取用天宗穴、云白穴、木妇穴、蠡沟穴，治疗1次后白带明显减少，共治疗10次，瘙痒止、白带正常。3个月后随访未见复发。

注：带下病是妇科常见疾病，自古中医就极为重视，早在《内经》中就有诸多的论述，包括其病因及治疗皆有详细的论述。如《素问·骨空论》载："任脉为病……女子带下瘕聚……"《针灸甲乙经》载："白痢，上髎主之。女子赤白痢……次髎主之……赤淫时白……中髎主之。"这些论述一直指导着临床，有着确切的作用。董氏针灸也非常重视带下病的治疗，董师为此设立了一定数量的穴位，董师直接言明可治疗带下病的穴位有还巢穴、其门穴、其角穴、其正穴、天宗穴、云白穴、水晶穴、木妇穴、通肾穴、通胃穴、通背穴，可

见董师非常重视本病的治疗，这些用穴确有较好的疗效。

25.乳腺增生

沈某，女，45岁。患者双侧乳腺胀痛半年余，月经前或情绪不佳时呈明显加重，月经过后缓解，左侧为重，加重月余。检查两侧乳房压痛，左乳压痛明显，触及比栗子核大的肿块，质地中等，推之可动，表面光滑，颈部淋巴结不大。苔薄白，舌边略红，脉弦滑。取用足三重穴、内关穴、火主穴，月经前5天开始治疗，治到月经来潮为止，共治疗5次。随访半年诸症消失，未见复发。

注：乳腺增生相当于中医学中的乳癖，是乳腺发病率较高的疾病，其发病率占乳房疾病的75%，针灸治疗具有特效。传统针灸治疗以辨证论治为前提，从"气"着手，肝胃并治，兼调冲任，具有较好的作用。余在临床以董氏针灸与传统针灸结合施治，具有更好的作用，治疗疗程更为缩短，见效更快。其治疗要抓住时机，以月经前（即患者症状出现前）施治为佳，具有事半功倍之效。

26.不孕症

陈某，女，29岁。婚后3年未孕，曾就诊于某市级医院妇产科检查并治疗，经检查确诊为排卵障碍，服药治疗未效。舌质微红，苔薄白，脉弦。取用妇科穴、还巢穴、下三皇穴、水相穴、火主穴，每日1次，7次为1个疗程，每疗程休息3天，经治疗3个疗程后受孕，并跟踪至产后。

注：不孕症一直是中医的优势疾病，在针灸施治上也独具特色，余在临床也治疗了50多例的不孕症患者，确具显效，尤其余从事董氏针灸后，将董氏针灸与传统针灸的优势结合，其疗效倍增。

27.小儿夜啼

患儿，男，2个月。近1周来患儿夜间不眠，哭闹不安，白天睡眠时稍有响声即能被惊醒，吃奶较前减少，精神萎靡。查看胆穴有若隐若现之瘀络，即轻轻点刺出血少许，针后当晚哭闹未再发作，隔日再次轻点出血少许，诸症消失。

注：小儿夜啼为儿科特有疾病，主要见于婴儿，婴儿越小其发病率也就越高，一般治疗较为棘手，常用小儿推拿的方法施治，余通过用董氏针灸胆穴及木枝穴治疗，其效确切，均是一次而效，证实胆穴确为小儿夜啼之特效穴。

28. 小儿流涎

患儿，男，3岁。由母亲代诉，患儿出生后不久就出现明显的流涎至今，日夜均会出现，伴有纳差、消化不良。检查见患儿消瘦，发育差，口角流涎不止。取用止涎穴针刺，留针3分钟，按揉脾肿穴，按揉3~5分钟，隔日1次，4次后流涎消失，之后隔日治疗1次，共治疗10次，患儿食欲增加，面色改善。

注：小儿流涎可见于各年龄阶段，是婴幼儿时期常见病证，一般病情较轻，但一般治疗常难以速见奇效，通过董氏针灸用穴治疗，发挥了特效的作用，解决了传统针灸治疗缓慢的问题，止涎穴治疗小儿流涎确有立竿见影的功效，值得推广运用。

29. 眩晕

梁某，女，36岁。患者反反复复发作性头痛、眩晕、眼花症状已数年，严重时站立不稳，时伴恶心、呕吐，经多次检查未发现明显异常，多种方法治疗而未根治。本次发作而来诊，取正会穴透前顶穴、镇静穴，针后症状即可缓解，每日1次，共治疗7次，1年后随访未见复发。

注：眩晕是临床常见病，其病因极为复杂，余在临床曾以针灸治疗过多种原因引起的眩晕，包括椎基底动脉供血不足、前庭神经元炎、梅尼埃病、内耳性眩晕、颈性眩晕等疾病，所治患者多经过中西医方法施治而无效来诊，通过针灸调理均能获效，在其治疗的患者中不乏一次即可获得明显疗效者，且具有标本兼治的作用。

30. 偏头痛

许某，女，59岁。左侧偏头痛已有七八年之久，时轻时重，当感受风寒、劳累、熬夜及情绪不佳时就会发作或加重，头痛严重时伴恶心、呕吐，左耳常鸣不已，左耳上方头部均感不适，睡眠不佳。曾多次到多地医院检查并治疗，西医诊断为神经性头痛，中医诊断为偏头风，经中西药治疗，症状无缓解，经人介绍来诊，舌质红，苔略黄，脉弦紧。先于患侧太阳穴点刺放血（每周2次），再针刺健侧侧三里穴、侧下三里穴、中九里穴，患侧的丝竹空透率谷，针刺后3分钟，疼痛明显缓解，每次留针40分钟，每10分钟行针1次，隔日治疗1次，3次后诸症消失，后继续巩固治疗3次，随访1年未见复发，一切复常。

注：偏头痛是头痛的其中一种，归属于少阳经之头痛，为临床常见疾病

之一，传统针灸治疗头痛主要以辨经络为主，结合辨病性的方法施治。针灸治疗头痛，历代中医文献多有论述，已积累了丰富的经验。余在临床治疗常以董氏针灸与传统针灸相结合的方法施治，其功效倍增。

31. 咳嗽

徐某，女，52岁。3天前感冒，服用药物治疗后头痛、鼻塞、发热等症状消失，咳嗽、咽痛明显，频繁咳嗽，少量痰，咽红，舌质红，苔微黄，脉浮数。取用曲陵穴、分金穴、曲池穴、上水中穴、三叉三穴，第2次复诊时咽痛消失，咳嗽也缓解，继续治疗2次，症状消失。

注：咳嗽根据其发病原因分为外感咳嗽与内伤咳嗽两类，归属于西医学所言的支气管炎，外感咳嗽多属于急性支气管炎，内伤咳嗽属于慢性支气管炎。针灸治疗咳嗽有较好的作用，无论外感咳嗽与内伤咳嗽多能速见其效。本例患者属于外感咳嗽，余在临床治疗外感咳嗽多是董氏针灸配合传统针灸用穴，一般三五次皆能获得满意疗效。

32. 心悸、胸闷（心动过速）

李某，女，49岁。新型冠状病毒感染后出现心悸不安，曾多次到医院检查，心电图提示窦性心动过速，经服用多种药物治疗未效。取心常穴、心门穴、神门穴，针后立感舒适，心悸及胸闷均明显缓解，隔日1次，治疗5次愈。

新型冠状病毒感染后有诸多的相关就诊患者，余曾以心常穴、心门穴为主穴治疗多例患者，获效理想，多数患者首次治疗症状即明显缓解。

注：心悸、胸闷一类疾病在临床十分常见，既有功能性也有器质性，针灸治疗效果良好，无论传统针灸还是董氏针灸治疗均十分特效，多能速见其效。余在临床曾治疗上百例相关患者，获效满意，故记载此病案以示启发。

33. 肾绞痛

宋某，女，49岁。于某日清晨突发左侧腰腹部疼痛，呈阵发性绞痛，伴恶心呕吐，寒战发热，尿频、尿急。查体：面色苍白，左中下腹压痛明显，左肾区叩痛阳性。诊断为肾绞痛（左侧输尿管结石）。取水相穴、人皇穴、马金水穴、马快水穴，针2分钟后疼痛明显减轻，七八分钟后疼痛基本消失，仅感微微不适，之后未再发作。

注：肾绞痛的发生主要是因结石而致，属于中医淋证之范畴。发病急骤迅速，疼痛剧烈，给患者造成极大的痛苦，多需要迅速止痛，通过长期的针

灸临床来看，针灸是一种有效方法。近几年来不断有报道针灸治疗各类泌尿系统结石的资料，有着很好的治疗效果。余在近几年以董氏针灸治疗了十几例的泌尿系结石患者，均能速见其效，多在 10 分钟之内使疼痛立止，且有很好的排石作用，多数患者首次治疗就可使结石排出，是治疗结石的一个有效方法，值得临床深入研究与推广运用。

34. 慢性肾炎

刘某，男，36 岁。患者于 3 年前在某院诊断为肾炎，主要表现为口渴、乏力、腰酸腿软，多尿，经药物治疗，疗效不理想而来诊。检查：患者面色暗淡，眼睑轻度水肿；尿常规检查：蛋白（＋），红细胞（＋），白细胞（＋）；脉沉细，舌质淡红，苔厚白。诊断为慢性肾炎。取下三皇穴、通肾穴、水相穴、四花上穴，经治疗 5 次后，患者自觉乏力、腰酸等症状好转，隔日 1 次，治疗 12 次后，患者自觉症状基本消失，尿常规检查正常，又经治疗 5 次，患者无任何不适，一切正常。

注：肾炎为临床难治性疾病，各种方法治疗都较为棘手，病程多较缓慢，往往反复发作，在针灸临床中报道的资料也较少。余在近些年针灸临床中，以董氏针灸治疗为主，配合传统针灸治疗了 8 例相关患者，取效十分理想，无论是患者自我症状的改善，还是通过西医学指标的化验检测，均能得到满意的结果，因此余认为，董氏针灸对本病的治疗具有很大的前瞻性，值得临床关注。

35. 胆结石

杨某，男，51 岁。患者半年前曾突然上腹部疼痛，于某院就诊，诊断为胆结石，经治疗后疼痛消失。平时善饮酒，喜食肥甘，于某日上午右上腹突然疼痛，故急来治疗。可见患者双手按腹，额头大汗，疼痛难忍，面色发青，寒战发热，体温 38.5℃。取用中白穴、下白穴、木枝穴、胆囊穴、中九里穴、曲池穴，疼痛立止，继针 1 次巩固疗效而治愈。随访 1 年未见复发。

注：胆石症属于西医学外科病，西医学多用手术方法治疗。近些年，针灸有不少文献报道用于各种胆结石的治疗，取得了显著的治疗效果，胆结石用针灸治疗不仅有止痛之效，而且还有排石之功，因此针灸治疗胆结石疗效是可靠的。余在近几年研究了以董氏针灸为主，配合传统针灸用穴治疗胆石症，取得了显著疗效，针刺治疗不仅有止痛的作用，而且发挥了很好的排石作用，且排石作用极强，仅几次就可达到排石的功效。

36. 口苦

王某，女，75岁。患者反反复复口苦4年余，尤其以夜间和晨起为重，时轻时重，患者甚感痛苦，曾用多种方法治疗均未效。经人介绍来诊，患者平时纳差，便结，胃脘胀满不适，舌质红，苔腻，脉弦数。取木炎穴、阳陵泉、丘墟透照海，每次留针40分钟，1次治疗后即感口苦减轻，治疗5次后口苦消失，继续巩固治疗3次，随访半年正常。

注：口苦是临床常见的一个症状表现，其发病多因肝胆疾病所致，虽不是大病，但其治疗方法一般效果不理想，余在临床曾遇到多例反反复复口苦的患者，通过多种方法治疗而乏效。余以针灸治疗取效非常理想，尤其近几年，董氏针灸与传统针灸用穴结合治之，其效更为满意。

37. 急性肠胃炎

娄某，男，女，67岁。因食用不洁食物半小时后出现腹痛、呕吐、腹泻等症状。检查：患者呈痛苦面容，呕吐不消化食物，有酸味，大便呈水样，体温37.9℃，血压140/98mmHg，上腹部压痛，肠鸣音增加。先于委中、尺泽点刺放血，再针刺肠门穴、肝门穴、四花下穴、腑肠穴、门金穴，留针20分钟时肠鸣音及疼痛消失，留针50分钟后起针，患者感觉舒适，症状消失，起针后喝了2杯温开水，未再恶心、呕吐。

注：急性肠胃炎是日常极为常见的一个急性病证，属于中医学中的霍乱之范畴。发病多突然迅速，上吐下泻，常伴有不同程度的腹痛。针灸治疗本病有较好的作用，尤其刺血与毫针配合治疗极具特效，若能正确处理，针灸治疗可有速效的作用，止痛、止吐、止泻皆立效，非常可惜的是，在目前发生本病之后而选择针灸治疗的患者为数不多，多是选择西医学方法治疗，将其简单速效而无副作用的方法遗弃，甚为可惜。余通过针灸治疗了数例相关患者，多数1次可使症状消失。

38. 便秘

郑某，女，43岁。患者无明显诱因出现大便艰难2年余，一般3~5日1次，严重时7~8日方能排便1次，伴有腹胀纳差，便后有不尽之感。患者平时常服用导泻类药物以解大便，严重时需用开塞露以通便。来诊后取用火串穴、天枢、三其穴，每次留针40分钟，每日1次，第1次针后即顺利排便，4次治疗后感觉腹部通畅，共治疗10次，大便已趋于正常。

注：便秘为针灸疗法的适应证，历代文献都有记载，临床中积累了丰富的实践经验，余在临床以针灸方法治疗了 200 余例患者，疗效不佳者不超过 8 例，针灸治疗确为佳法，余近几年常用董氏针灸与传统针灸用穴结合的方法治疗，获效更为理想。

39. 高血压

刘某，女，56 岁。七八年来经常头晕、头痛，甚至恶心，伴有食欲不振，易怒，情绪不稳定，有时头颈部可出现震颤，时轻时重，血压波动不定，一般在 188～165/120～98mmHg，曾于县、市级医院检查，诊断为原发性高血压，服用多种降压药物治疗，但疗效一直不理想。先于太阳穴及四花中、外穴瘀络刺血，再取用正会穴、通关穴、通山穴、火主穴、火菊穴，1 次治疗后血压即较前降低，隔日 1 次，10 次治疗后血压维持在 142/82mmHg 左右，之后每周治疗 3 次，继续治疗 10 次，血压持续稳定。

注：高血压属于西医学疾病名称，在中医学中无与之完全相符的病名。本病为当今的高发疾病，是导致各种心脑血管疾病的重要因素，在西医学治疗中，一般为终身用药性疾病，难以根治。中医学认为，本病的发生主要在肝肾，其特点为上实下虚。通过长期的针灸临床来看，针灸对早中期轻中度的患者治疗较为理想，但一般需要坚持一定时间的治疗方能发挥疗效，通过观察发现，部分患者远期疗效不巩固，因此多需要巩固治疗。本病发病率高，危害大，针灸治疗不良反应小，因此进一步加大对针灸治疗高血压研究治疗具有重要的意义。

40. 癫痫

陈某，男，24 岁。曾于某日突发昏迷倒地，并出现四肢抽搐，口吐白沫，双目直视，接着连日发作，严重时一天发作三四次，近两年内频繁发作，几乎每一两天就会发作一次。来诊后取通关穴、通山穴、肾关穴、人中穴，治疗 1 周内仅发作 1 次（症状较前明显减轻），治疗 10 次后未再发作，共治疗半个月，诸症消失，随访半年内正常。

注：癫痫在中医文献中记载甚早，在针灸历代文献中也皆有记载，因此针灸临床积累了丰富的经验，其取穴多以督脉为纲，其他经脉为纪。如《素问·骨空论》载："督脉为病，脊强反折。"余用传统针灸取穴，也常以督脉用穴为主，其治疗疗效较为满意；亦常配合埋线法治疗，疗效较为满意。近些年

余又配合董氏针灸治疗，其疗效倍增，极大地提高了临床疗效。

41. 甲状腺功能亢进症

齐某，女，27岁。患者于3年前确诊为甲状腺功能亢进症，曾服用甲巯咪唑、盐酸普萘洛尔等及中药治疗，效果均不理想。现在仍感心慌，气短，头晕，前颈部堵胀，怕热，多汗，疲乏，易于急躁，故来就诊。检查：双眼外突，眼球发胀，心率120次/分，血压105/60mmHg，舌苔黄腻，舌质淡红，脉弦细数。治疗：通关穴、通山穴与驷马穴交替运用，心常穴、下三皇穴、火主穴，每周治疗3~4次，经治疗15次后心率正常，心率正常后通关穴、通山穴调为足三重穴，火主穴调为四花上穴，共治疗40次，诸症消失。

注： 甲状腺功能亢进症属于中医之瘿气瘿病范畴，尤其近些年来，本病呈明显上升趋势，成为临床常见病。西医学治疗常难以根治，反复发作，且很多患者经西医学方法治疗，由甲状腺功能亢进症转化成甲状腺功能减退症。针灸方法治疗就不会造成这一病理现象发生，因为穴位具有双向调节的作用，是以调整甲状腺作用功能为治。传统针灸治疗常重视局部用穴，董氏针灸治疗则主张远端用穴，治疗效果非常满意。余在临床以董氏针灸为主治疗了多例患者，包括一般性甲状腺功能亢进症和突眼性甲状腺功能亢进症，获效理想，因此主张临床推广运用。

42. 三叉神经痛

房某，男，54岁。患者于半个月前不明原因出现左侧面颊疼痛，连及左侧太阳穴，发作犹如闪电，呈刀割一般，反复发作，于当地县级人民医院诊断为三叉神经痛，口服卡马西平及谷维素等药物治疗，其症状未缓解，故来诊。患者舌红苔黄腻，脉细弦。先于患侧太阳穴、耳上穴刺血，再取用大白穴、门金穴、内庭穴，留针30分钟，1次治疗后其发作频率及疼痛程度均较前缓解，每日1次，共治疗12次诸症消失。

注： 三叉神经痛属于中医学之面痛，疼痛剧烈，痛苦性极大，西医学药物治疗不良反应较大，患者往往难以接受，针灸治疗可谓是佳法。传统针灸治疗常以局部用穴为主，远端用穴为辅，而董氏针灸主张远端用穴。余在临床通过治疗病案分析来看，主张远端用穴为主，以传统局部用穴为辅，局部施以弱刺激，适当延长留针时间，远端重刺激为主的治疗方法，以此方案治疗疗效理想。

43. 面瘫

袁某，女，65 岁。患者 2 天前感觉左耳区域疼痛，并牵及左侧头痛，未在意，2 天后渐出现左侧面部麻木不适，不能活动，口角漏水，嘴歪向右侧。家人急送医院就诊，经检查诊断为面瘫，陪同家人因是余的老患者，故从医院直接前来治疗。检查：患侧耳垂周围明显压痛，额纹消失，闭目露睛，角膜反射消失，不能皱眉、吹口哨，口角下垂，被牵向患侧，流涎，漏水漏气。首先于患侧口腔颊黏膜刺血（每周 2 次），再取用健侧侧三里穴、侧下三里穴、患侧合谷穴、双侧火主穴、患侧翳风穴为主穴，共治疗 13 次，诸症消失，完全恢复正常。

注： 面瘫属于中医学之"口角歪斜"或"口僻"。历代中医文献大都将其列入中风门中，为中风四大证候之一的"中络"。历代都极为重视本病，是针灸优势病种之一，若能及时正确治疗，针灸治疗确为佳法，因此本病在针灸临床中为常见病。传统针灸治疗主要以患侧的面部用穴为主、以远端用穴为辅，而董氏针灸则是以远端取穴，余在临床以远端用穴为主、以局部用穴为辅，治疗疗效理想，用穴少、见效快、疗效高，余以此方法治疗上百例患者，可谓是无不效者。

44. 银屑病

车某，女，19 岁。7 岁时曾在躯干部发生过鳞屑性红斑，经医院检查诊断并治疗痊愈。本次于 1 个月前突发全身红色点状丘疹，伴有轻微的瘙痒，于当地市级医院检查确诊为银屑病，用药治疗效不佳，故来诊。舌红，苔微黄，脉数。取用曲池、合谷、足驷马、血海、中九里、三阴交、内庭为主穴，每日 1 次，10 次为 1 个疗程，1 个疗程后其丘疹减少，每个疗程休息 3 ~ 5 天，又继续治疗 3 个疗程，皮疹全部消退。1 年后随访未见复发。

注： 银屑病在中医学中称之为松皮癣或白疕，也属于牛皮癣之范畴。属于难治性疾病，治疗较为棘手，近些年来针灸治疗本病的报道渐多，也积累了一定的经验。余在临床通过董氏针灸结合传统用穴，治疗了 30 多例患者，其疗效多数较为理想，尤其对链球菌感染新发病而致的患者，疗效非常满意，坚持治疗多能使患者痊愈，而对病程已久者治疗后多反复发作，难以根治。

45. 醉酒

杜某，男，中年男性。患者处于极度醉酒状态，完全丧失理智，剧烈呕

董氏针灸传承脉络

董氏针灸乃董师景昌先生在其家传数十代的基础上,通过长期的临床实践逐渐完善发展起来的一门独特的针灸体系。董景昌先生乃是董氏针灸的创始者。

董师景昌先生于1916年5月23日诞生于山东省平度县(现青岛市平度市),自幼随父学医,于1934年18岁时的董师在山东平度县设立针灸针所,名震四方,因当时年代动乱,而因义务参军,抗战胜利后,曾再次于山东青岛设立针灸诊所。1949年前往台湾,1953年37岁的董师蛰居于台北,并设立针灸诊所开业。共临床40余年,临诊40余万人次,活人无数。1968年油印《正经奇穴学》一书为入门拜师弟子内部资料。1971年55岁的董师为某国际友人治疗中风后遗症,并成功治愈,从此董师针法名扬世界。董师于1973年8月正式出版了《董氏针灸正经奇穴学》一书,由此打破传承常规,将董氏绝学公众于世,成为针灸医学之奇葩,正因为董师一书的问世使得董氏针灸发扬光大。董师于1975年11月7日(农历十月初五)仙逝,享年60岁。于同月15日卜葬于台北市阳明山佳城。

董师早期打破家族常规传承董氏针灸的方式就是以师带徒,董师摒弃了门户之见,打破了先祖不传外姓之陈规,广收门徒,董师一生开山授徒73人。其后来弟子分布于世界各地,为后来的董氏针灸传承发展奠定了坚实基础。

董氏针灸被公开的标志则为董师在1973年所著的《董氏针灸正经奇穴学》一书的问世,这是董师正式也是唯一的一本著作。由此董氏针灸被大力推广传承,之后所有面世的董氏针灸著作皆以本书为蓝本,犹如传统针灸的《黄帝内经》一样,《黄帝内经》之后的传统针灸著作皆离不开《黄帝内经》纲领性内容,目前所有问世的董氏针灸著作,皆为董师原著的临床实用发挥。目前除了董师之原著,还有大量的相关著作相继问世。董氏针灸在董师公开面世后,董氏针灸就得到了迅猛的发展,在针灸界大放异彩,并且迅速传播于世界各地,成了时下针灸重要组成部分。这一些成绩的取得离不开董氏针灸大量著作的相继问世,首先使得董氏针灸理论更加丰满成熟,其理论更为完整、条理更清晰、内容更充实,使董氏针灸走出了"只有实际效能,而无具体理论"的局面,从而也由过去的"董氏奇穴"之称谓变成了"董氏针灸",

由"术"而为"道"。

　　董氏针灸回归故里是董师生前之梦想，今天董氏针灸不仅仅回到了我国大陆之怀抱，而且更加争奇斗艳，繁花似锦。随着董氏针灸著作的不断问世，当前董氏针灸不断传承与发展，且被广泛推广运用于临床，相信未来将会有大量的董氏针灸相关著作问世，董氏针灸也将更好地展现于世界医学之林，为人类的健康做出更卓越的贡献。

董氏奇穴各部位总图

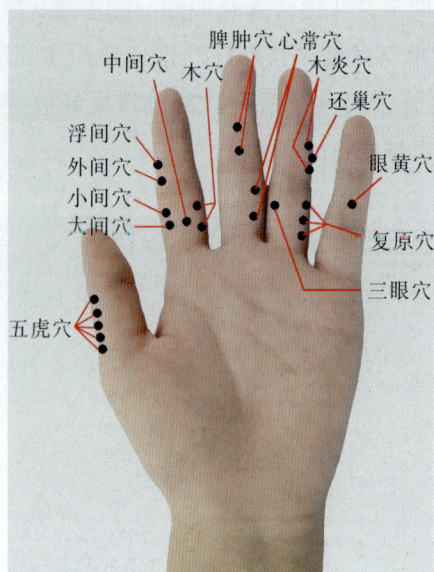

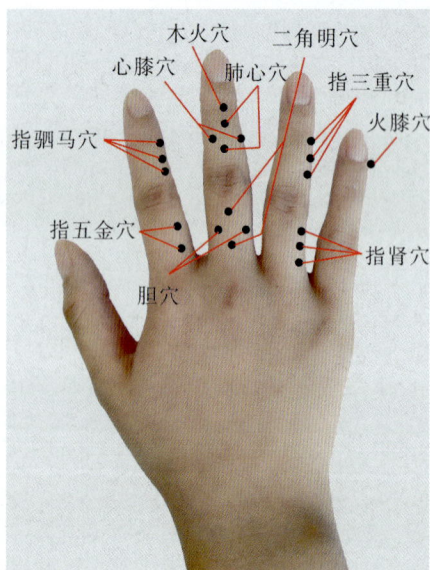

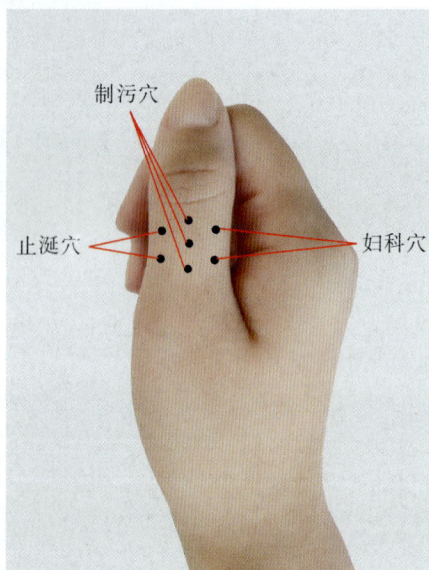

中间穴
脾肿穴 心常穴
木穴
木炎穴
还巢穴
浮间穴
外间穴
眼黄穴
小间穴
大间穴
复原穴
三眼穴
五虎穴

木火穴
二角明穴
心膝穴
肺心穴
指三重穴
火膝穴
指驷马穴
指五金穴
指肾穴
胆穴

制污穴
止涎穴
妇科穴

附图1　——部位总图

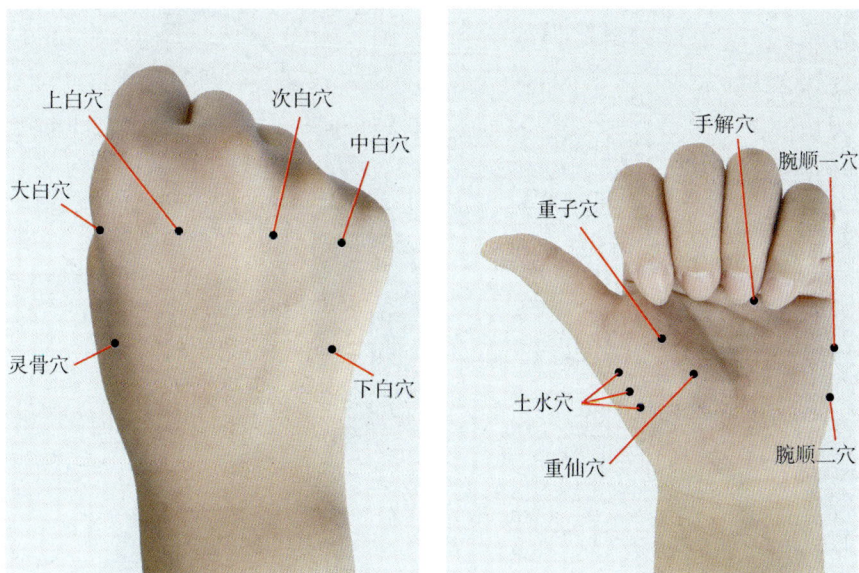

附图 2　二二部位总图

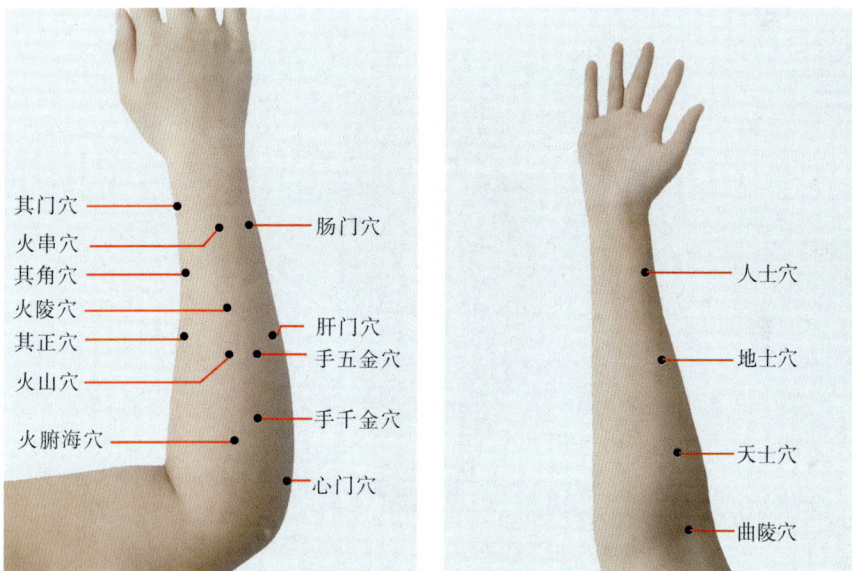

附图 3　三三部位总图

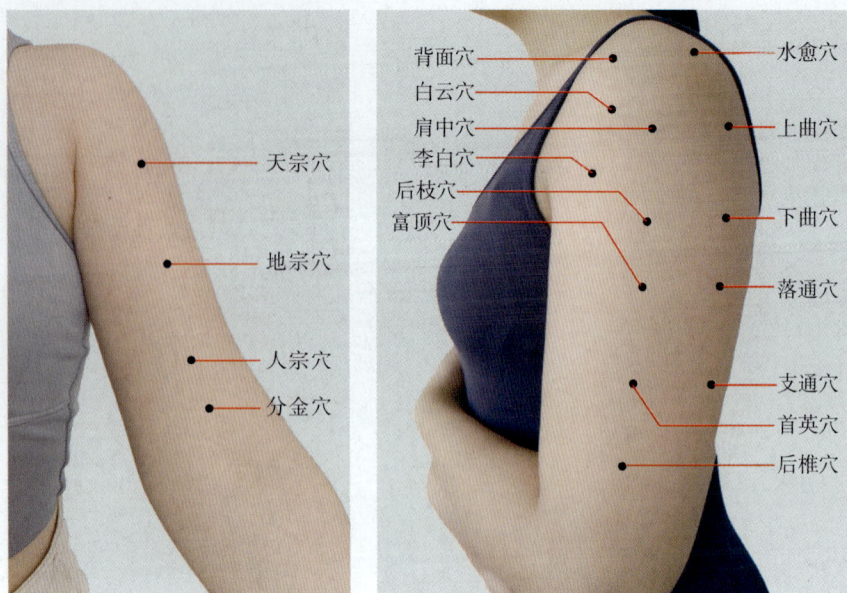

附图 4　四四部位总图

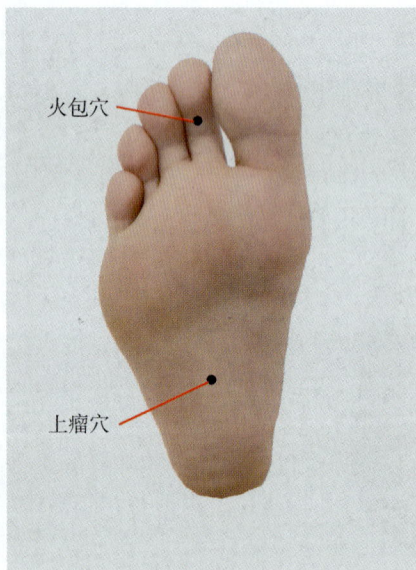

背面穴
白云穴
肩中穴
李白穴
后枝穴
富顶穴

水愈穴
上曲穴
下曲穴
落通穴
支通穴
首英穴
后椎穴

天宗穴
地宗穴
人宗穴
分金穴

火包穴

上瘤穴

海豹穴

木妇穴

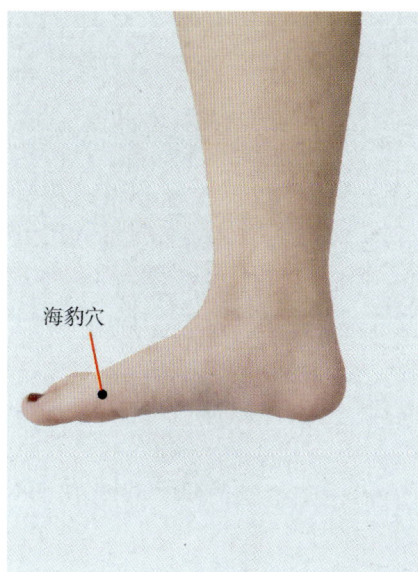

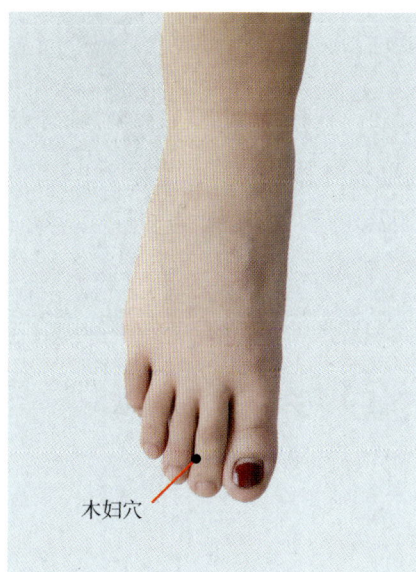

附图5　五五部位总图

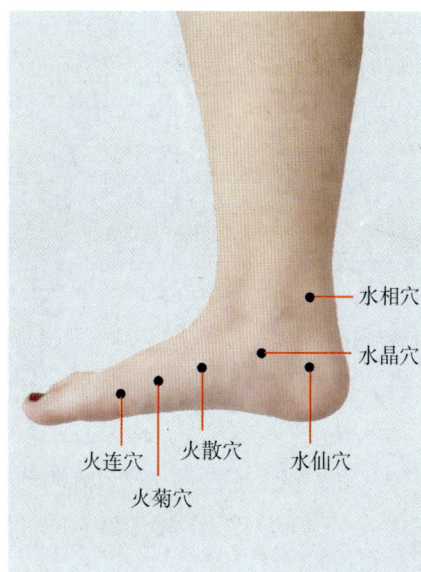

水相穴

水晶穴

水仙穴

火连穴

火菊穴

火散穴

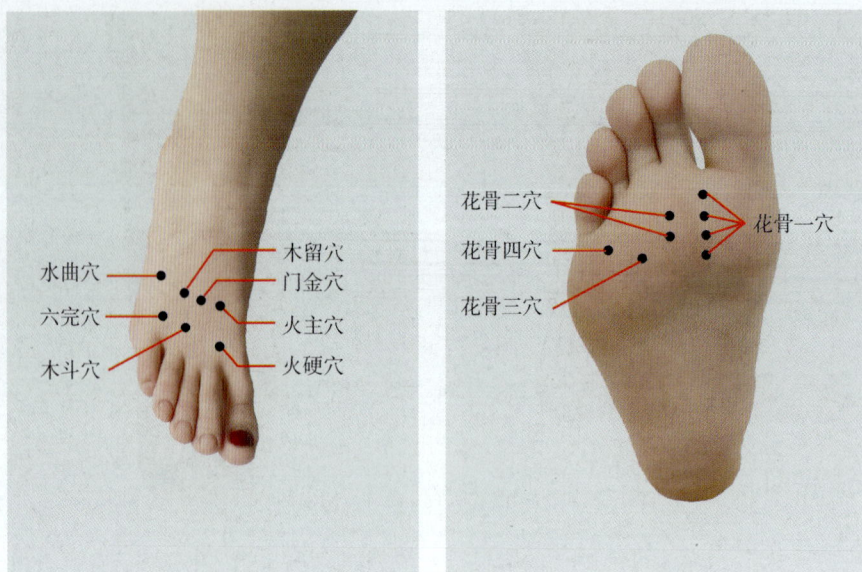

水曲穴
木留穴
门金穴
六完穴
火主穴
木斗穴
火硬穴

花骨二穴
花骨一穴
花骨四穴
花骨三穴

附图 6 六六部位总图

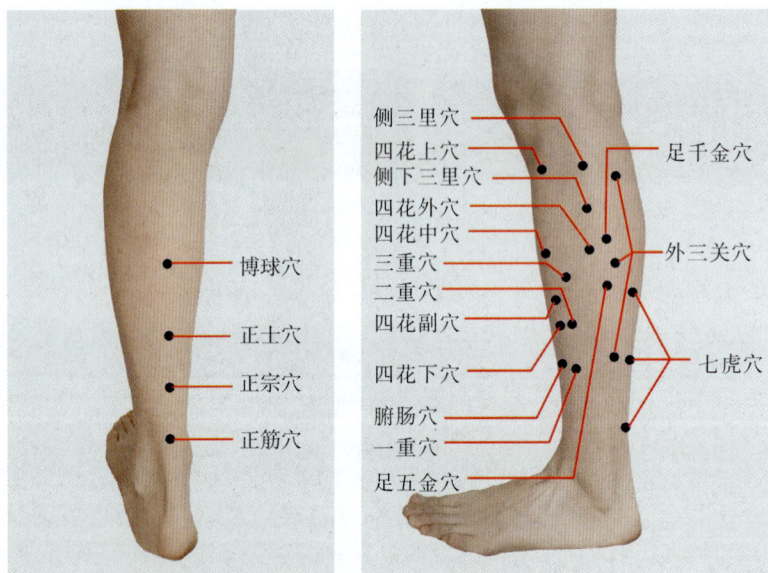

博球穴
正士穴
正宗穴
正筋穴

侧三里穴
四花上穴
足千金穴
侧下三里穴
四花外穴
四花中穴
外三关穴
三重穴
二重穴
四花副穴
四花下穴
七虎穴
腑肠穴
一重穴
足五金穴

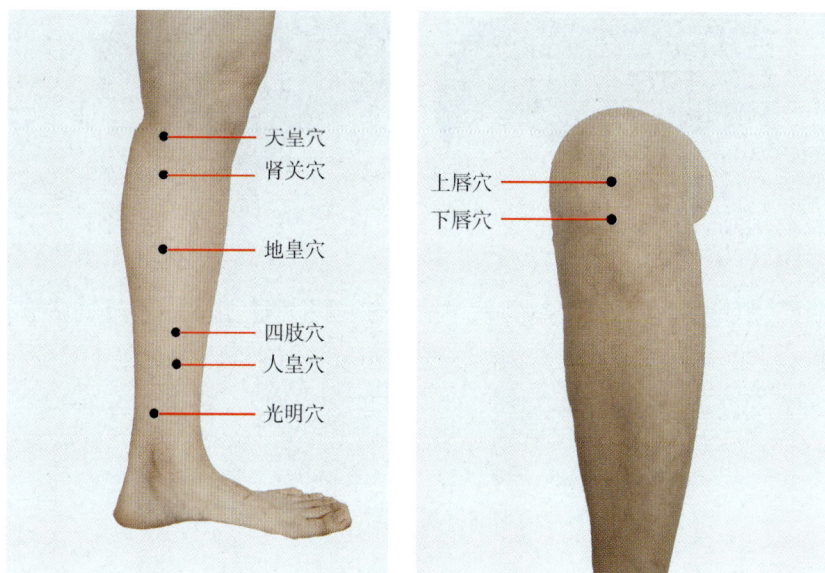

附图 7　七七部位总图

- 天皇穴
- 肾关穴
- 地皇穴
- 四肢穴
- 人皇穴
- 光明穴

- 上唇穴
- 下唇穴

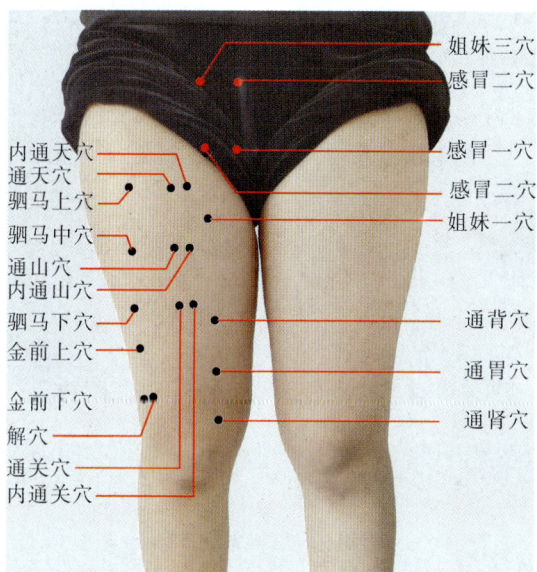

- 姐妹三穴
- 感冒二穴
- 感冒一穴
- 感冒二穴
- 姐妹一穴
- 内通天穴
- 通天穴
- 驷马上穴
- 驷马中穴
- 通山穴
- 内通山穴
- 驷马下穴
- 金前上穴
- 金前下穴
- 解穴
- 通关穴
- 内通关穴
- 通背穴
- 通胃穴
- 通肾穴

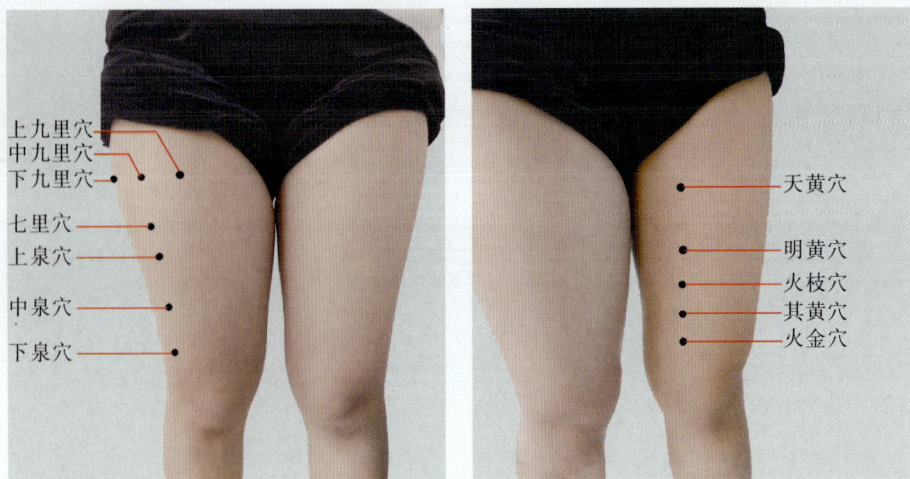

附图 8　八八部位总图

上九里穴
中九里穴
下九里穴
七里穴
上泉穴
中泉穴
下泉穴

天黄穴
明黄穴
火枝穴
其黄穴
火金穴

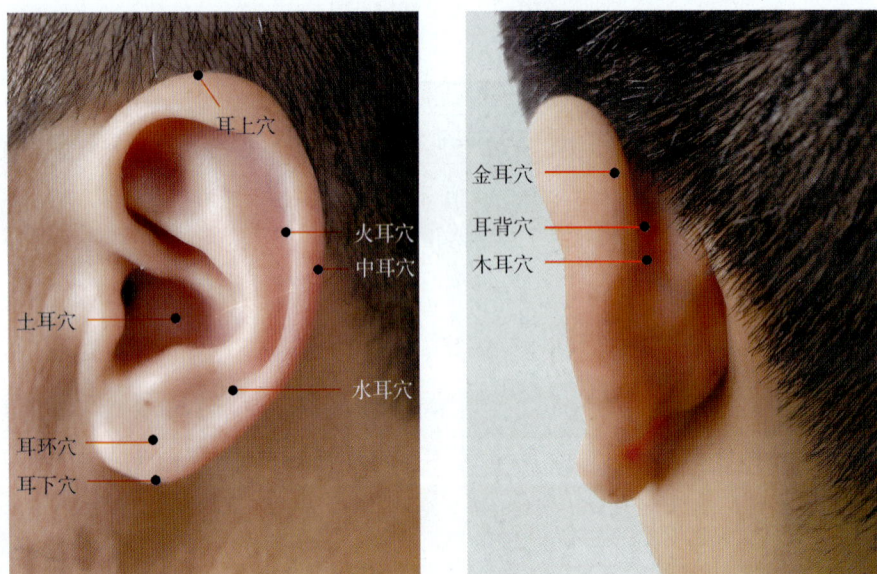

附图 9　九九部位总图

耳上穴
火耳穴
中耳穴
土耳穴
水耳穴
耳环穴
耳下穴

金耳穴
耳背穴
木耳穴

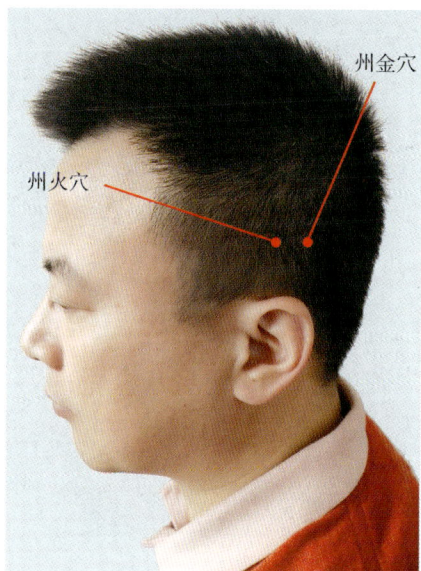

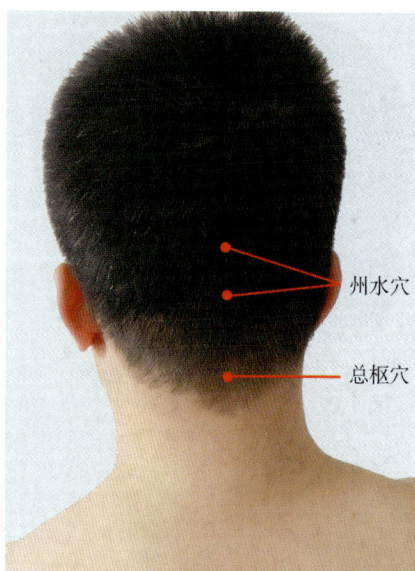

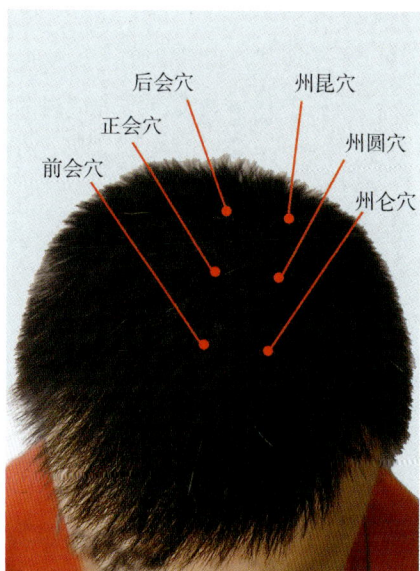

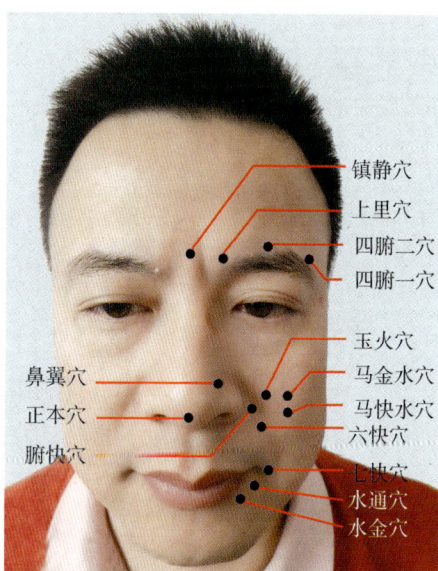

附图 10　十十部位总图

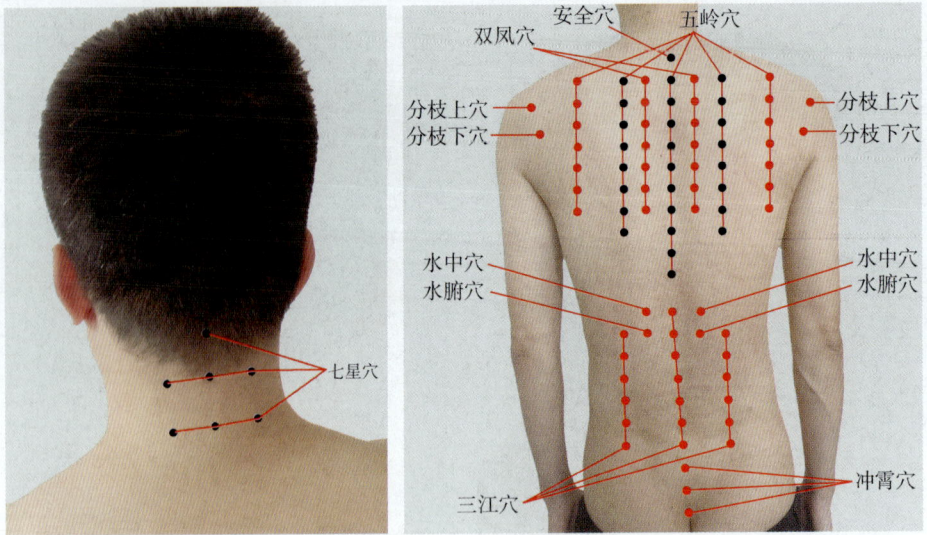

安全穴
五岭穴
双凤穴
分枝上穴
分枝下穴
分枝上穴
分枝下穴
水中穴
水腑穴
水中穴
水腑穴
七星穴
三江穴
冲霄穴

附图 11　十一部位总图

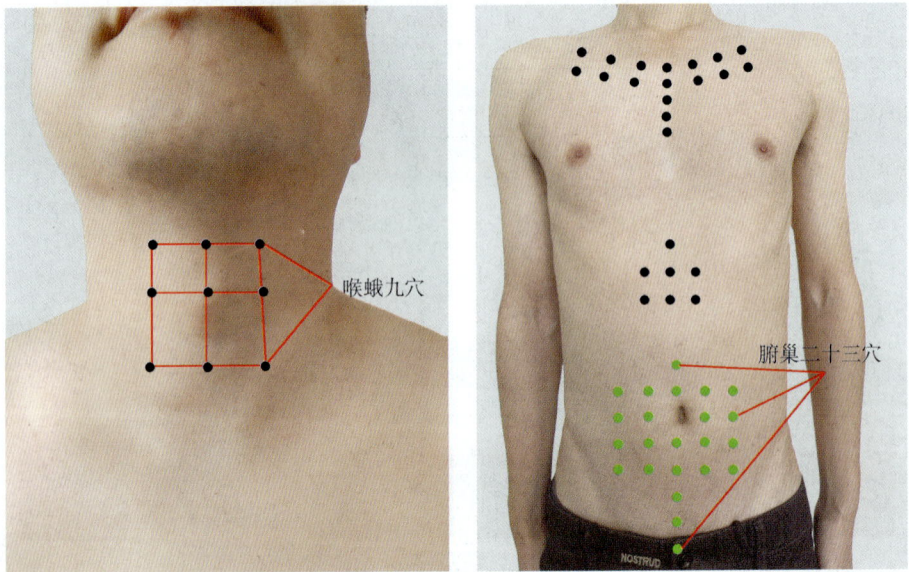

喉蛾九穴

腑巢二十三穴

附图 12　十二部位总图

董氏针灸穴名拼音索引

董氏针灸穴名笔画索引